中日友好医院名老中医学术传承系列

钱文燕临床经验集

钱文燕 陈曦 孟闰燕 主编

国家中西医结合医学中心 组织编写

副主编 张晓林 王磊 李锴 崔玉平 沙洁

编委（按姓氏笔画排序）
王磊 尹仲衡 曲保全 吕书影 刘伟超 李锴
沙洁 张凯辉 张佳璐 张晓林 张润田 陈曦
陈晔欣 林文君 孟闰燕 赵艺源子 姜文琦 桂玲
钱文燕 崔玉平 彭红叶 蒋宇琪

学术秘书 苏泽琦 刘琰

人民卫生出版社
·北京·

版权所有，侵权必究！

图书在版编目（CIP）数据

钱文燕临床经验集 / 钱文燕，陈曦，孟闫燕主编
. —北京：人民卫生出版社，2024.3
（中日友好医院名老中医学术传承系列）
ISBN 978-7-117-35952-8

I.①钱…　II.①钱…②陈…③孟…　III.①中医临
床 – 经验 – 中国 – 现代　IV.①R249.7

中国国家版本馆 CIP 数据核字（2024）第 018412 号

人卫智网	www.ipmph.com	医学教育、学术、考试、健康，购书智慧智能综合服务平台
人卫官网	www.pmph.com	人卫官方资讯发布平台

钱文燕临床经验集
Qian Wenyan Linchuang Jingyanji

主　　编：钱文燕　陈　曦　孟闫燕
出版发行：人民卫生出版社（中继线 010-59780011）
地　　址：北京市朝阳区潘家园南里 19 号
邮　　编：100021
E - mail：pmph @ pmph.com
购书热线：010-59787592　010-59787584　010-65264830
印　　刷：天津善印科技有限公司
经　　销：新华书店
开　　本：710×1000　1/16　印张：14.5　插页：2
字　　数：201 千字
版　　次：2024 年 3 月第 1 版
印　　次：2024 年 5 月第 1 次印刷
标准书号：ISBN 978-7-117-35952-8
定　　价：68.00 元

打击盗版举报电话：010-59787491　E-mail：WQ @ pmph.com
质量问题联系电话：010-59787234　E-mail：zhiliang @ pmph.com
数字融合服务电话：4001118166　E-mail：zengzhi @ pmph.com

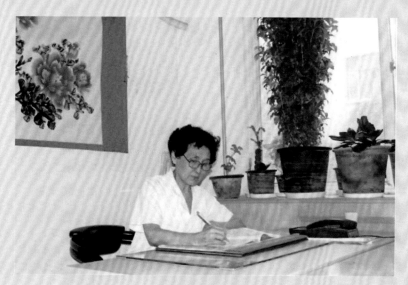

钱文燕总结医案

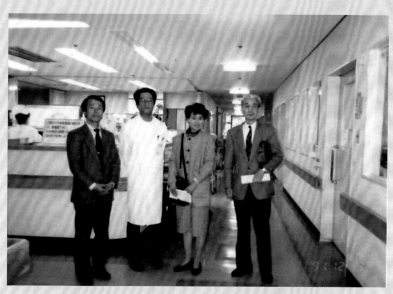

钱文燕（右二）参观日本岛根大学医学部

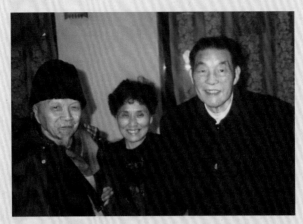

钱文燕与名老中医程莘农（左一）、董建华（右一）合影

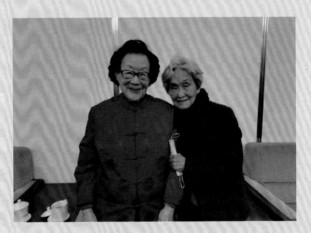

钱文燕和陈彤云教授合影

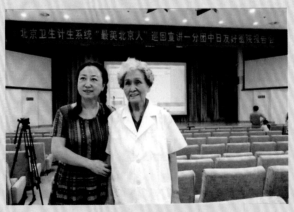

钱文燕被评为"最美北京人"

仝 序

　　中医上承岐轩，历久弥新，是中华文化的瑰宝，更是守护中华民族繁衍生息的仁术。数千年间，中医药领域涌现出了岐伯、黄帝、神农、扁鹊、华佗、张仲景、孙思邈等千古名医，正是他们持之以恒的守正和审时度势的发展，才延续了中医延绵而悠长的命脉。因此，传承前辈的临证心法和经验，是保证中医生命力的重要举措之一。

　　近现代以来，科学技术迅猛发展，以此为理论基础的西医学亦逐渐成为世界范围内的主流医学。西医学传入我国后，跟传统中医学发生了激烈的碰撞与交融，这对中医而言是前所未有的挑战，当然更是千载难逢的发展机遇。因为中医自古以来就不是保守的医学，中医文化精神中的"和"思想，会不断吸收时代中最为先进的理论认知和实践技能。中华人民共和国成立后，国家高度重视中医药事业的发展，制定了中西医并重的医疗卫生政策，近年国家又不断出台了更加有力的政策支持，这为中医药的发展提供了千载难逢的"天时"机遇；中医药是诞生于华夏大地的医学体系，这使我国拥有得天独厚的中医药资源，这为发展中医药事业提供了足够的"地利"条件；新冠病毒疫情过后，国人对中医药的肯定和信赖程度也越来越高，这为中医的发展带来可遇而不可求的"人和"条件。值此盛世，我们中医人当有自强不息之情怀，仁以为己任，海纳百川，从各自的位置推动中医药的发展。

　　中日友好医院是我早年工作的地方，它在建院之时，就以"现代化医院的示范，中西医结合的基地，对外交流的平台"为宗旨。中日友好医院是一个开放而包容的平台，我在那里十多年的工作经历给了我十足的提升，在那里我种下了汇通中西医的"种子"，积累了中医科研的经验，更经历了抗击 SARS 的战斗。2022 年中日友好医院正式获批成为我国首家国家中西医结合医学中心，聘任我担任中心主任，这使我能与中日友好医院再度携手、共谋中医发展。如今，中日友好医院承担起了引领中西医协同发展、推动中医药传承创新的新历史使命。我作为中心主任，亦将不遗余力，与医院共同承担起这项艰巨而非凡的历史使命。

中日友好医院在建院之初就汇聚了印会河、焦树德等多位国内知名中医大家，之后又涌现出许润三和晁恩祥两位国医大师，以及梁贻俊、张代钊、钱文燕、许枏、史载祥、阎小萍、李佩文、黄柳华、张铁忠、张洪春、李平、金明、贾立群、白彦萍等中医名家。现看到医院能为这些名老中医出版经验集，我甚为欢喜。这既是对中医的传承，亦是对前辈勤恳工作的肯定。希望中日友好医院能做出表率，将前辈们宝贵的临证经验传承下来，为中西医结合事业的发展蓄积能量。如今，该著作集即将出版，邀余作序，幸甚至哉。

中国科学院院士　仝小林

癸卯年小年腊月二十三日于知行斋

20 世纪 50 年代,新中国百废待兴,中医药踏上复兴之路。1956 年 9 月,我前往北京求学,在北京中医学院(现北京中医药大学)入学报到期间初识作为同届同学的钱文燕大夫。作为中华人民共和国成立后的首批也是北京中医学院的首届统招中医生,我们一代青年身处校园,共同经历了 6 年的中医求学时光。青年时期的钱大夫总是扎着两条长长的辫子,刻苦研读医学知识,诵读经典,又热爱文艺,喜欢运动,充满活力,是学校广播站有名的"金嗓子"。

毕业后,钱大夫被分配到首都医科大学附属北京中医医院,并跟师我国皮肤科泰斗赵炳南先生 20 余年,深得赵老亲传。1984 年中日友好医院建院,钱大夫从北京中医医院调任到中日友好医院,全面参与皮肤科的筹建工作。投身临床一线 60 年,钱大夫一如既往、孜孜不倦,接触过钱大夫的病患及家属无不对她肃然起敬。她始终恪守恩师赵炳南先生"医生最重要的职责就是为患者解除病痛"的教诲,不负医者之名,医者仁心!

耄耋之年,钱大夫依然精神矍铄、声音洪亮,思路非常清晰。她每天的日程安排得很满,除了出门诊,她每周还会到其他医疗机构会诊,并为一些不方便来京就诊的外地患者进行"远程问诊",还经常到社区给居民义诊、举办讲座。

自 2019 年开始,钱大夫花费两年多的时间完成了这本《钱文燕临床经验集》的编写工作。全书共含医家小传、学术思想、临床验案三部分,是对钱大夫从医 60 年人生感悟、中医学术思想和临床典型病案的高度总结。钱大夫注重整体观念，认为"皮肤病是脏腑、气血、阴阳失调的外在表现"，提出"和脏腑、调阴阳、扶正祛邪、活血化瘀"的皮肤病治疗方法；临证注重热邪与湿邪，治疗皮肤病注意"清热解毒、利湿、扶正祛邪"等方法的灵活运用，提出"清、利、扶"三法；临床用药灵活，注重内外兼治，常用清热利湿、调和脾胃之品；提倡"医者仁心"，视患者为亲人，重视医术，更加注重医德，主张和谐的医患关系，对待患者秉承"细致、耐心、尽心、尽责"原则。病案部分选取皮肤科的多发病、常见病和疑难杂症，翔实记录患者诊疗过程，体现了钱大夫的中医临证思维和用药特点。

　　本书所载内容，皆是钱大夫数十年运用于临床识证、组方遣药的鲜活经验，读后可于临床参考借鉴，以为更多病患解除疾病之苦，十分值得临床中医师用心研读，也可供广大中医爱好者参阅。

国医大师　晁恩祥
2022 年 1 月于北京樱花园

我的为学、为医、为师之路

感谢中日友好医院、中华中医药学会、北京中医药大学东直门医院的同仁们协助我将临床经验整理出版，我感到非常荣幸、高兴！付印在即，编辑老师与我不约而同想到：能否概括提炼"经验"让读者一目了然？编辑老师美其名曰"学术思想"，而我因年龄大，又一辈子主要做临床，仅能回顾一下我曾经走过的路而已。

1. 守一与多学并行 "不忘初心，方得始终"，今天我在出诊中还能帮助患者解决一些问题，很大程度上得益于向我的老师和同事们学习。1962年我从北京中医学院毕业，到北京中医医院跟随赵炳南教授学习、工作，赵老一开始就安排我跟王鸿士、宛海洪、关幼波等大家去学习，赵老认为皮外科大夫也得懂内、妇、儿等各科。受赵老影响，向前辈、同行学习就成了我的习惯，现在我见到患者拿来的其他大夫开的方子，不管中医、西医，名气大小，方法新旧，我都学，汲取好的经验。患者找我主要看皮肤问题，所以出方子的思路又要收回来，照顾其他科的病，更要集中处理皮肤问题，这样才能取得满意的效果。

2. 守正与调和并重 中医注重整体观，大夫治病要考虑患者的身心状态、家庭关系、经济条件等，时刻记住治疗对象是"人"。许多皮肤病的治疗是"持久战"，好好坏坏不"断根儿"，应该考虑患者的经济能力，尽量做到既治病也省钱。心疼患者、替患者着想是大夫的本分，大夫真心为患者好，患者就会配合，能忌口、能早睡，病就好得快。中医重视"和"，临床上有时也要教患者与病"和平共处"，有一位太原的白癜风患者隔段时间就来找我"调身体"，几年后白斑处的皮肤颜色竟然变深了。我常把这个案例分享给其他白癜风患者：不影响生活、不影响家庭、不影响工作，与它和平共处又何妨？大夫看病就是做"调和"，调和药味、调和情志、调和影响疾病的各种因素，帮助患者恢复其相对和谐的状态。

3. 守常与重剂并用 中医强调以常衡变、守常达变，如果让我总结一个"吃遍天"的"一招鲜"，我还真说不上来。我的经验也多是"常"法"常"药，皮肤病急性发作期见红、热、痒、渗出等，当然多用清热解毒、清热凉血之品；辨证有湿邪，且苔黄腻、小便黄少，自然加用清利给邪以出路；湿、毒、瘀久蕴，又见纳差、大便难等，固然以祛邪为主，却也要健脾和胃，鼓舞正气。法虽"常"法，一旦辨证精准，目标明确，用药就不必怕"狠"，金银花30g、蒲公英30g可大胆使用，全蝎、乌梢蛇等也可谨慎酌加。当病情好转，患者脏腑气血相对复"常"，就要预判病情发展趋势，调整药味和剂量，以维持"常态"为目标。

4. 守诚与包容并进 我除了长期承担首都医科大学和北京中医药大学的临床带教外，1985年北京中医学院还将我聘任为客座教授，为医疗系讲授中医皮肤病学。教学相长的过程让我认识到中医临床大夫最重要的品质之一应该是"诚实"：诚实地承认自己需要不断学习、终身学习，诚实地接受医学某些时候的无能为力，诚实地接受中医学还有广阔的创新发展空间，真诚乐观生活，务实努力工作，以谦逊、开放的心态接纳各种新理论和新技术，让自己不断进步、精益求精。

钱文燕

2023 年 3 月

前　言

　　本书系"首都国医名师"钱文燕教授集成之作。作为北京中医药大学首届毕业生，钱文燕教授 1962 年拜中医泰斗、全国著名皮外科专家赵炳南先生为师，跟随赵老系统学习皮肤病的"理、法、方、药"20 余年，习得中医治疗皮肤病之精髓。1984 年中日友好医院成立，钱教授调任到该医院，扎根于临床一线，始终记得赵炳南先生的谆谆教诲并努力践行。在钱教授从医 60 载的岁月里，她乐于助人、无私奉献的精神，兢兢业业、任劳任怨的品行，丹心仁术、精益求精的医德，艰苦朴素的生活作风，严谨真诚的做人态度，在业内深入人心。如今 85 岁高龄的钱教授依旧坚守临床一线，不断发展祖国医学，形成了独具特色的个人临证辨治风格及学术观点。

　　中医药的复兴源自传承和创新，传承是根基，创新是楼宇。钱教授延续赵老的治学特点，以师带徒的形式强化中医药的个性化诊疗方法。将学术思想及临床实践经验毫无保留地传授给弟子，并时常教导弟子要读经典、做临床、勤思悟、做科研、写文章，践行"大医精诚"之精神。

　　在继承和发扬中医药学术的过程中，钱文燕教授付出了辛勤与汗水，赢得业界的广泛赞誉，她带领团队共同编写了《钱文燕临床经验集》一书。本书从钱教授的成长历程、学术渊源、学术思想、临床医案等方面，系统而全面地总结了钱教授的学术特色和临床经验。综观全书，不仅能学到钱教授在皮肤病诊疗中重视中医整体观念，强调医者仁心、身心合一，坚持内外同调，顾护"后天之本"的学术思想和用药心得，还能体会到她对中医的热爱以及悬壶济世的艰辛历程。本书的出版，首先要感谢中日友好医院对名老中医学术经验传承的鼎力支持；感谢本书各位编委的辛勤付出；感谢中日友好医院和北京中医药大学东直门医院皮肤科同仁的鼎力相助。在本书的编写过程中，各位弟子也做了大量工作。

　　本书的编写虽经反复推敲，但疏漏不足之处在所难免。医学是一门实践性很强的学科，书中的某些临床经验仅供参考，有些理论观点如有不足之处，还请各位读者多提宝贵意见。

编者

2021 年 12 月

目录

医家小传

学术思想

临 床 验 案

医 家 小 传

一、书香门第耳濡目染 立志学医未敢懈怠

钱文燕的祖父钱子安自幼聪慧，家颇殷实。钱家素以耕读传家，文武兼修，旧学深厚。钱子安在家乡安东（后改为丹东）创办穆斯林小学和绿林书店。他办的小学，是一至四年级，属于初小。书店的命名源于鲁迅先生寓所书房的名字——"绿林书屋"，店面敞亮，格调高雅，上架图书种类繁多。钱子安有一子，名钱德贵，曾去日本留学读高中，学财会专业，回国后，先后在长春、丹东、沈阳等地的邮政局工作，任局长职务。其妻刘英杰，是一位普通的家庭妇女，家里大小事务都由她操持。钱文燕出生于 1936 年 6 月 30 日，她的降生，给生活在动荡年代的钱家，增添了许多欢乐。喜得千金的钱德贵，给女儿取名"文燕"，希望她温文尔雅，像小燕子一样活泼快乐。

钱文燕在祖父身边度过了少年时期非常幸福的一段时光。祖父对她的教育抓得很严，很小的时候就要求她背诵文言文，如果背不下来，祖父就不高兴，有时甚至不让她吃饭。很长时间她都不理解祖父为何要这样做，长大以后她才明白其中道理，读古代大家的文章可以炼字炼意，长久以往能大大提升自己的文化水平。另外，祖父还常带钱文燕到父亲开的书店感受文化氛围，她从这些书中汲取了丰富的文学营养，为以后学习中医打下了坚实基础。

钱文燕七岁时，母亲带她在外祖父家住了三年。她的外祖父名叫刘柱山，是丹东非常有名的老中医。他在二道桥附近开了一家名为"同心

堂"的药店，在当地影响很大，来看病的人络绎不绝。同心堂药店规模不小，前面是药房，后面是外祖父看病的诊室。药店门边的橱窗里摆了很多中药，药房里负责抓药的小姨、小舅，做事都非常认真。当时钱文燕就特别好奇，总是趴在药柜边仔细观察，外祖父给患者看完病都会开中药，每个人的药都是一个大纸包，大纸包里还分为一袋袋独立的小纸包。这些都给她留下了深刻印象。

刘柱山的患者主要来自丹东本地和朝鲜的新义州。丹东与朝鲜的新义州隔江相望，由于朝鲜当时医疗条件的限制，刘柱山多年来都有到新义州给患者和朋友看病的习惯。而很多在新义州的华侨，甚至朝鲜人，也会来丹东找他看病。刘柱山擅长妇、儿科疾病，如不孕症、月经不调、痛经、小儿消化不良、高热惊厥等。钱文燕经常坐在外祖父旁边，看他如何问诊、看舌苔、把脉、开处方。患者吃完药后效果都非常好，让当时的钱文燕觉得中医很神奇。她印象最深的是有一天晚上，大家都睡了，忽然听到药店有人敲门，她被吓醒了，怕出什么事。外祖父开门一看，原来是一个从新义州来的朝鲜人，说他的太太生病了，月经来了以后流血不止，快昏厥了。说完就立即把外祖父接到新义州，外祖父在那里待了一夜，给患者吃了药，当晚月经量就逐渐减少，后来经过精心调理，疾病痊愈，那位朝鲜人全家都非常感激。在外祖父身边的三年时光，让钱文燕深深觉得当一名能为人们解除疾苦的大夫是一项光荣的事业，她当时就有一个朦胧的想法，长大了也要当医生，做一名中医大夫。

抗日战争时期，由于时局动荡，钱德贵的工作地点时常变动，家人也随其辗转多地，四个子女分别出生在四座城市。1945年，钱文燕全家随父亲迁居北京。1950年，钱文燕小学毕业，将要报考初中。她选择北京市回民学校，该校包括初中和高中。这里可以住校，还免学费、住宿费。能给家里减轻不小的负担。钱文燕初中毕业时，家里的兄弟姐妹四人都在上学，经济负担较重。她就跟父亲商量："我初中毕业后不上高中，也不考大学，想考航空技校，学制四年，毕业后就可以工作，这样能减轻家庭负担。"父亲却语重心长地对她说："文燕，你必须要上大学，你不是说长大以后像外祖父一样当大夫吗？如果上中专的话，中专里没有医科。所以你必须要读高中，读了高中上了大学才有医科，才能正规学医。目前家里的困难，你不要操心，我希望你们都能多学点知识，将来做对社会有用的人。"听了父亲一席话，钱文燕触动很大。在父亲再三鼓励下，她上才了高中。

钱文燕初中时成绩优异，直接保送本校高中。在中学阶段，文艺活动、体育活动总少不了她的身影。她声音甜美，歌唱得十分好听；又很活跃，喜欢体育运动，她代表学校参加北京市中学生运动会，曾获得叠罗汉和接力赛冠军。现在有人问她："钱老，您如今八十岁高龄，为何身体还那么好？"钱文燕笑着回答："我的身体棒其实是有基础的，在初中、高中和大学时期，我就一直坚持参加体育活动，如今才能有一个好身体，没有好身体又怎么能努力学习和工作呢？"

高三时，钱文燕所在的学校开始分科上课，学校针对学生未来所报的不同学科，将大家分配到农医、理工和文史三个专科班，要求各科学生针对自己要报考的方向，重点加强学习。有一天，班主任来到她们农医专科班高兴地说："同学们，告诉大家一个好消息，国家今年要在北京、成都、上海、广州成立四所高等中医学院，这对你们来说是一个难得的学习中医的机会。"当时班主任还专门找了钱文燕谈话，建议她学习中医，她回家认真思考后决定报考北京中医学院。在后来的高考中，她以优异成绩考取了北京中医学院。班主任告诉她，在他们学校报考北京中医学院的六名学生中，她是唯一被该校录取的。听到这个消息，她高兴极了，心想："我终于可以在大学里学中医了，以后也能像外祖父那样为患者解除疾苦。"

二、矢志不渝衷中医　百折不挠向医行

北京中医学院成立之初，师资、教材、校舍条件极为简陋。学校就是一幢三层小楼，二楼是老师的办公场所和学生教室，三楼是大家的宿舍。

教室里没有课桌椅，学生一开始坐在小马扎上听课，后来条件好一点，换成坐在条凳上听课；上课时没有讲义，陈彤云老师组织同学们刻蜡版油印，常常在前一天印出第二天老师讲课的内容。学校条件虽然艰苦，但大部分同学的学习热情却十分高涨。随着学习的逐渐深入，师资、教材条件的不足逐渐暴露出来。钱文燕回忆，北中医首届学生成分相对比较复杂，有高考应届生，有在各地方已执业多年的中医师，还有在地方中医进修学校的老师，由于家庭、经济等各方面原因，有个别同学在学习的过程中退却了，没能够坚持完成学业。这一阶段她也曾动摇过，便把自己的想法跟父亲说了，父亲听后非常严厉地批评了她，并鼓励她一定要坚持下去。钱文燕说，在这件事上她非常感谢父亲，如果没有父亲当时的劝导，她很有可能已从事别的行业，也就没有现在的钱文燕医生了。

1958年10月，毛泽东主席对中医药做出重大批示，指出："中国医药学是一个伟大的宝库，应当努力发掘，加以提高。"因此，国家加快了高等中医院校的建设步伐，特从江苏省中医进修学校调来近30名老师到北京中医学院教书，其中包括许润三、王绵之、王玉川、董建华等数位德高望重的中医药专家，他们的理论知识和临床经验非常丰富。钱老回忆时常说："我们那时候做北中医的学生真是幸福，陈慎吾和刘渡舟为我们讲授伤寒论，秦伯未、方鸣谦、祝谌予、张志纯、钱达根等为我们讲中医内科，方鸣谦、栾志仁讲内经，任应秋讲各家学说，朱颜、谢海洲讲本草，马龙伯讲中医妇科。"本来枯燥深奥的中医知识，通过这些先生的讲解，变得栩栩如生，更激发起同学们学习中医药的热情，增强了大家的信心，同学们纷纷利用一切时间，补上之前的知识，让自己的中医功底变得更加扎实。在强化师资的同时，国务院还部署将北京中医学院的校舍搬到了东直门的海运仓。从此，学校的教学才逐渐步入正轨，科目齐全，师资力量强大。

在读大学期间，钱文燕在校园里十分活跃，她热爱体育运动，1958年代表学校参加北京市大学生运动会，并在女子1500米长跑比赛中获得第六名的好成绩。在课余时间还常常打篮球，虽然身材小巧，担任的却是中锋位置。钱文燕爱好音乐、播音，作为北京中医学院广播站的第一批播音员，她经常是刚刚下了篮球场，马上又跑到广播站播音，当年同学们都称她为"金嗓子"。

大二那年，她的一次亲身经历，让她对中医的神奇疗效有了进一步认识。那是1957年的冬天，天气很冷，她因晨跑后着凉患上急性化脓性扁桃体炎，虽然吃了两天西药，但仍然高烧39℃，嗓子疼得说不出话，浑身酸痛，只能躺在宿舍床上。于是，同学们请来程莘农老师为她治疗，她当时住的是上铺，程老因为个子不高，就让同学们将两个凳子并在一起，踩着凳子，站在床边为她诊治。诊脉后，程老即刻用三棱针在她的少商、十宣穴上点刺放血，第二天一早，高烧就退了下来。这次经历，让她真正见识到了中医学的魅力，更加坚定了她学好中医的决心。

1958年，在钱文燕大三的时候，学校要求他们理论和实践相结合，到当时位于门头沟的黑山医院进行临床见习。他们还跟着矿工下井，体验生活。当时带队的老师是伤寒大家刘渡舟先生，刘老带着他们给这些矿工看病。因矿工的职业病是硅肺，具体表现就是反复发作的咳嗽，又因井下温度特别低，非常潮湿，所以大多数矿工都有关节痛、呼吸困难伴咳痰的症状。刘老临证看诊时，会随时提问每位患者应予的处方，钱老说这个过程让他们获益良多。

三、遵慈师谆谆教诲　向大医砥砺奋进

1962年，经过6年充实的大学生活，钱文燕毕业了，被分配到北京中医医院。为了传承赵炳南老院长的学术思想，她被安排跟诊赵老，抄方学习。后来便一直留在赵老身边学习工作20余年。钱文燕常说："我能走到今天，和当年在赵老身边从医学习的经历有直接关系，他是我真正的中医皮科启蒙老师。"

赵炳南先生（1899—1984），原名赵德明，祖籍山东德州，是现代中医皮外科的奠基人与开拓者，从医60余年，对中医皮外科的理论和临床

做出了巨大贡献。钱文燕说，跟随赵老学习工作的经历，是她最宝贵的人生财富。在赵老身上，她学到了两件事：一是"医术"，二是"医德"。

钱文燕回忆初到北京中医医院时，她在跟随赵炳南先生抄方学习了半年后，赵老对她说："文燕，你要知道，想要做好一个皮外科医生，必须先做一个全科医生，因为皮外科的病是'病在外，但发于内'。皮科病的发生包括了内科、外科、妇科等各科问题，所以我想让你先到内科去轮转一年，跟关幼波、王鸿士、秦厚生、周志成等大夫学习。"于是，赵老把钱文燕推荐到内科轮转，这一年的内科轮转让她收获良多。她先后跟随关幼波先生看肝病、秦厚生先生看肿瘤、周志成先生看消化系统疾病。经过一年的系统学习，钱文燕要回中医外科了。赵老又对她说："文燕，你还要再去药房抓药一年。"钱文燕当时就问为什么还要去药房？赵老对她说："因为药房的药师能看到医院里各科大夫开的方子，全院的方子都会集中到他们那儿抓药，你通过在药房抓药这一过程，再好好学习一下各科方子的特点和组成。"于是在赵老的推荐下，钱文燕又到药房学习配方调剂。正是在赵老的建议下，在内科和药房学习的两年时间里，钱文燕借此机会补充了不足，为将来的皮科学习打下了良好基础。

钱文燕说，除了高超的医术外，她印象最深的还有赵老崇高的医德。赵老一生淡泊名利，对中医事业满怀热忱，将全部精力倾注于临床和教学工作，对待患者从无贵贱之分，上至达官显贵，下至平民百姓，均一视同仁。钱文燕至今仍记得赵老出诊时的一些细节。赵老对前来看病的患者都非常尊重，每当患者走进诊室，赵老自己先站起来，让患者请坐。问诊时，总是耐心聆听患者倾诉；给患者把脉时非常细心，尤其是对女性患者，总会在她们的手腕上垫一块手绢，再来搭脉。在给患者开完方子后，他还要细细嘱咐患者，一定要放宽心，要心情放松，这样病情才能好得更快。记得赵老对她说过："我们对待患者要像对待家人一样，如果你的家人生了病，那你要以什么情感来看病呢？我们做医生一定要想到患者的难处，尽量满足患者的要求。"赵老在临床诊疗中，"一切为了患者"的拳拳之心给钱文燕留下了极为深刻的印象。

　　钱文燕在北京中医医院外科病房做住院医师时，有位王女士，身患系统性红斑狼疮，不仅有皮肤症状，还有肾脏和神经系统损害，病情十分严重，出现高热不退的情况。当时患者用的是激素冲击疗法，激素用量很大，但是高热怎么也退不下来。赵老在查房时仔细看了她的舌象和脉象，舌极红，无苔，脉细数，说明长时间的高热把身体的津液都消耗了，是典型的阴虚内热证。赵老边开方子边说："我们一定要把她这个虚热给解了。"他开了方子，其中有三味药是槐花炭、地榆炭、生地炭。赵老过去很少开炭类药，皮科用药一般以清热解毒居多，但这次针对高热，赵老却开了这三味炭药。钱文燕问为什么，赵老说："炭药性凉，可以清虚热，我们要根据患者的病情辨证施治，她这个虚热内盛、阴液耗竭的情况，不能单纯用金银花、连翘、黄连等苦寒药，这时候越用苦寒，阴伤越重。"患者吃了赵老的方子，体温慢慢降了下来，从39℃降到38℃，最后降到37.5℃，大剂量的激素冲击都退不下来的高热，吃上中药以后竟然退了下来，真是太神奇了。热退下来以后，患者的精神状态也好很多，能自己下床走动；高热的时候，她本来是不能吃饭的，需要鼻饲，热退下来以后，就能自己喝水了，甚至还能吃一点稀饭，她就要求拔掉鼻饲管。后来赵老又去查房的时候，一进门，就听到王女士拉着他的手说："赵老，是您救了我，您是我的大恩人啊。"赵老笑着说："我是医生，这是我应该做的。"

　　还有一个患者，是一名小伙子，当时住在北京中医医院外科病房，钱文燕正是他的主管大夫。小伙子当年才19岁，从小失去父母，在奶奶身边长大。男孩身患脓疱型银屑病，全身弥漫潮红，遍布脓疱，反复发病，每次发病都是高烧39～40℃。从1964年到1966年，他每年复发都要来北京中医医院住院治疗。钱老做了他3年的主管医生，清楚记得他当时发病的情况，小伙子实在是太痛苦了，每次发病都高烧不退。每逢星期五，她随赵老一起查房时，赵老都会坐在这个患者床旁给他把脉。男孩说："赵老您快别摸我了，我这浑身都是脓疱。"赵老却说："没关系的，你这病又不传染，我必须给你把脉才能知道病情的进展，以便对症用药，你且放宽心。"当时这孩子眼里含着泪水说："我从小跟着奶奶长大，很少有人对我这么好，您跟我奶奶岁数相近，我就叫您赵爷爷吧。"
对此，赵老非常感动，后来每次查房后，都会买个西瓜放在护士站留给
男孩，他特别忙的时候，也会让护士帮忙买个西瓜，让男孩吃西瓜退烧。

　　还有一位红斑性肢痛症的患者令钱文燕印象深刻。那是 1963 年夏天，
有很多患者慕名来北京中医医院找赵老看病。当时有一位 11 岁的小男孩，
钱老还记得他进诊室的时候，手里提着一个小水桶，里面全是凉水。钱老
就奇怪地问他："你怎么还提着个桶呢？"他说："大夫您救救我，我实在
是太疼了。"这时赵老马上扶着他坐到椅子上，给他看病。原来，小男孩
得了红斑性肢痛症，双小腿和足部红肿灼痛得厉害，发病时皮肤烧灼疼痛
感十分强烈，需要把双下肢时时泡在凉水里才能缓解症状，故此他才一直
提着小桶。小男孩家住在新街口外，那个年代北京还没有那么多公交车，
更没有出租车，小男孩每次来中医院找赵老看病，都是家人给他雇一辆人
力三轮车送他来回，他这个情况确实很不方便。赵老在门诊给他看了几次
病后，就建议他不要这么每周往返地从新街口外跑中医院了。赵老嘱咐钱
文燕："文燕，你辛苦一下，每周或半个月到男孩家里一次给他看诊，把
他的情况反馈给我，再把我给他开的药顺便带过去，他这么严重的症状，
现在又正是三伏天，每次这样往返跑路更会加重病情。"钱文燕随访这个
孩子有 3 个多月，在赵老的精心调理下，男孩慢慢地康复了。

　　钱文燕说："赵老对待患者，永远是这样真诚而温暖。"她回忆起赵
老为自己母亲诊疗的情形。当时她的母亲中风偏瘫，长期卧床不起，一
直由父亲在身边悉心照料。因为长期卧床，翻身都很困难，尾椎处长了
一个很大的压疮，开始是鸡蛋大小，后来有烧饼那么大，最后溃烂，深
至骶骨，骨膜都变成了黑色，病情特别严重。赵老听说这个情况，对钱
文燕说："文燕，你带我去看看老人家吧。"当时没有出租车，钱文燕骑
自行车，赵老则坐了一辆人力脚蹬三轮车，一起去了她家。到了家里，
赵老帮钱文燕把她母亲的身子侧翻后，仔细检查了创面，对她说："太
难为你父亲了，这么大一个创面，竟然还护理得这么干净。"他还跟父亲
钱德贵说："您受累了。"赵老告诉钱文燕家人一些护理方法，如何换药、

消毒、护理、翻身等。他如此细心地指导换药，直至钱文燕母亲碗大的压疮完全长好，失语的母亲眼里充满感激的泪水。

治疗过程总是充满未知，有时患者难免会发脾气。赵老总是和大家说，医生要设身处地为患者着想，多换位思考，将患者看作自己的亲人，只要这样想，很多矛盾都会迎刃而解。

钱老说："我跟随赵老学习这二十多年，受益匪浅。正是赵老的言传身教，让我真正学到了如何关爱病人，如何辨证论治、准确用药。他让我明白，'医生不只是一个称号，更是一生的职责'。在我有生之年，只要有一口气，一定要多多弘扬和传承中医文化，多看几个病人。"

四、医患携手构建和谐　心系患者共促健康

1984 年中日友好医院成立，钱文燕教授从北京中医医院调任该院，参与皮肤科的筹建工作。在中日友好医院工作的日子里，钱文燕教授始终扎根于临床一线，她一直记得赵老的谆谆教诲并努力践行。她将医生当作一份高尚且光荣的事业，任劳任怨，认真对待每一位患者，努力让患者在每一次诊疗中都能感受到她的真诚与温暖，竭尽所能地用心诠释一名医务工作者的责任和担当。在钱老漫长的 60 载从医岁月里，她乐于助人、无私奉献的精神，兢兢业业、任劳任怨的品行，以及妙手回春、精益求精的医术，在业内都已深入人心，接触过钱文燕教授的病患及家属，都对她肃然起敬。

钱文燕教授的学生沙洁医生回忆，2014 年 8 月 17 日，钱老门诊来了一位中年男人和一位老妇人，他们焦急紧张，一见钱老就像抓到救命稻草一般激动地说："钱医生，您救救我们的孩子吧！"钱老关切地问："孩子怎么了？在哪儿呢？"中年男人说，他是孩子的叔叔，老人是孩子的奶奶，孩子因为病得太重，不能走路，来不了医院。中年男人边说边流眼泪，一旁的老奶奶更是泣不成声，悲痛不已。一看便知，孩子病得实在太重，四处奔波求医而不得治的历程已把他们折磨得痛苦不堪。中年人

接着说，他们四处求医都没治好，最近把孩子送到北京的一家三甲医院，治了快1个月，非但没有治好，病情还加重了。医院建议用生物制剂治疗，费用很贵，但也没有把握治好，只能说试试看。他们已经花了几万块钱，一点好转也没有，不敢再试了。于是自行要求出院，慕名来找钱文燕教授治疗。钱老先安抚住家长，耐心询问孩子病情的发生、发展和用药情况。孩子诊断为银屑病，因未见到病儿，故先开了3剂中药，嘱咐当天就给孩子吃上。然后对沙医生说："这个孩子的病很重，咱们把这两天的事安排一下，就去他们家看看孩子，这样我才放心。"当即便和男孩的家人商定了具体时间。

8月19日，钱老就和沙医生打车去了患者家。患者来自江西，为了给孩子治病临时在北京租住。他们家住五楼，没有电梯。钱文燕教授当时已接近80岁，她的到来让患者家属十分感动，患者家属想背钱老上楼，但钱老一定要坚持自己上楼。8月的北京天气非常闷热，上到五楼后，钱老已是气喘吁吁、汗流浃背了。沙医生回忆，当她和钱老走进卧室，只见一个浑身皮肤潮红、上面长满黑色痂皮神情忧郁的小伙子躺在床上，她还没见过病得这样重的银屑病患者，心里颇有些紧张。而钱老非常平静，她把孩子扶起，撩开背心，孩子的胸背暴露出来，全身90%以上都是大面积融合成片的红色皮疹，表面附有黑褐色鳞屑。在衣服掀起的过程中，不时有皮屑脱落。孩子的关节红肿，屈伸不利，疼痛异常。男孩的叔叔说，孩子的体温一直是38℃多，高热不退，十分痛苦。钱老的问诊极为细致，问诊过程中，也注意到小孩的情绪非常低落，就鼓励他树立信心，配合治疗，大家一起努力，一定能战胜病痛，恢复健康。钱老根据孩子的病情，以清热解毒、凉血活血、消肿散结为法，给他开了7剂中药，并仔细叮嘱饮食起居、护理注意事项。

8月27日，沙医生再次去患者家探望他的情况，患者体温恢复正常，全身皮损变薄，瘙痒明显减轻，关节肿胀也有所缓解，食欲增强。但睡眠很差，还伴有滑精现象。沙医生回到医院，将男孩情况给钱老做了详细汇报，钱老听了非常高兴，根据刻下症又给孩子开了14剂汤药。9月

10 日，沙医生再次上门复诊时，患者皮肤皮损已经变薄，体温正常，无滑精，已能下地行走，皮损结痂大部分脱落。之后，钱老随症加减，又给患者开了 14 剂汤药，患者服后至 10 月 5 日自行前来医院门诊复诊，皮肤已恢复正常，精神状态良好。如此危重的红皮病型伴关节型银屑病，钱老用 2 个月的中药就使患者痊愈。男孩的全家都非常高兴，感激和夸赞之声不绝于耳。男孩病愈以后，回到江西参加高考，顺利升入大学，身心健康，银屑病未再复发。

钱文燕教授不但医术高超，而且医德高尚。她说作为医生，对患者要有"三颗心"：一是责任心，二是耐心，三是爱心。在多年的行医生涯中，她诊治了上万名患者，时常说的一句话便是："没有爱，就当不了一名好医生，病患的身心都需要医生的关爱。"有一位掌跖脓疱病患者司女士，回忆她与钱老之间感人至深的故事。司女士与她的先生 2019 年 9 月结婚，婚后两人感情很好，非常幸福。可惜好景不长，2019 年 11 月中旬，她的手脚就开始出现水疱、脓疱，瘙痒剧烈，她以为只是普通的湿疹，没有太重视，就自己在药店里买了药膏外用，结果钱没少花，手脚的皮疹却越来越厉害。她随即到某医院就诊，被确诊为掌跖脓疱病，医生开了很多药物，她回来吃了一个星期，感觉副作用太大，就没有再吃，只是靠外用药物维持。只是每天看着手脚不停地起脓疱，脓疱破后又变成厚厚的角化、干裂，脱袜子时还会往下掉白渣，心情非常恼火。2020 年 5 月，她婚后仅 8 个月时，又查出肺癌，这一消息让她彻底崩溃。肺癌手术花费很大，只好把老家的房子卖掉。手术切除一个肺叶，令她的身体非常虚弱，更加重了掌跖脓疱病的病情。她在网上查到钱老是治疗皮肤病的权威，便和丈夫慕名来到钱老门诊看病。钱老耐心细致地询问病情，语气和蔼。她跟钱老说着说着，便哭诉起来："我受尽这一身病痛的折磨，简直不想活了。"钱老连忙安慰："你怎么能有这个想法呢？现在医学发达了，我们中西医结合治疗，这病是能好的。"在看诊的半个多小时里，钱老不但为她仔细诊病，还宽慰她，让她放下包袱，积极面对生活。看诊完毕，钱老还特地留下了她的先生，嘱咐道："你们是夫妻，你要尽量多关心她，让她心里觉得看病有医生，家里有亲人。让她感觉到生活的温暖，这样她的情绪就会好很多，心情好了，免疫功能自然会提高，脓疱病就会有明显改善。"后来钱老了解到她的经济情况，从第三次复诊开始，就再也不肯收她的挂号费，这样断断续续治疗了半年，她的病情得到明显缓解。

2021年6月，噩耗再次袭来，她又被查出了脑膜瘤和脑垂体瘤，上次的肺癌手术已经花光了家里积蓄。脑瘤病情确诊那天，她和先生坐在医院的台阶上看着彼此，默默流泪。后来，在7月份的一天，她突然接到了钱老电话，钱老非常惦记她的情况，问她怎么突然没了消息。司女士就把自己的情况告诉钱老，钱老听后心疼极了，对她说："小司啊，你千万别放弃，只要我活着，就一定尽力去帮你。"从那开始，钱老经常自费为她开具掌跖脓疱病的各种药物，还会给她带些吃的。钱老每次都是亲自为她开药，然后自己一个人把药背回家，再交给他们，非常辛苦。在钱老不间断的帮助和关心下，司女士目前的掌跖脓疱病已基本痊愈，身体状况也较平稳。她对我们说："我和钱老之间只是普通的医患关系，萍水相逢，一位如此德高望重的老教授，对我这样尽心尽力，在我一身病痛心情极度悲观的时候，给予我无微不至的关怀与温暖，钱阿姨对我真是恩重如山，千言万语也不能表达我对她的感激之情。"

看到患者逐渐好起来，钱老比任何人都开心，她说："作为一名医生，我每天的工作谈不上轰轰烈烈，平凡如水，但我愿意用自己的双手，让他们重获健康。"精益求精六十载，岐黄妙手为人民。从医60年，钱文燕教授从未离开临床一线，用她自己的话说，要是让她几天不给患者看病，她就浑身不舒服。钱文燕教授为人正直，对待患者真诚、热心、耐心、细心，工作严谨务实，勤勤恳恳，恪守作为一名医务工作者的职业操守。她常说："我们应根据社会变化，不断提高与发展中国的传统医学，使之更有效地为患者服务。"钱文燕教授始终把治病救人放在第一位，能给患者看好病是她一生最大的快乐。正是由于对中医这种强烈的热爱，使她在最平凡的岗位上做出了不平凡的成绩。

学 术 思 想

钱文燕教授行医六十余载，积累了丰富的临床经验，现将其学术思想总结如下。

一、医者仁心

孙思邈《大医精诚》："凡大医治病，必当安神定志，无欲无求，先发大慈恻隐之心，誓愿普救含灵之苦。若有疾厄来求救者，不得问其贵贱贫富，长幼妍媸，怨亲善友，华夷愚智，普同一等，皆如至亲之想，亦不得瞻前顾后，自虑吉凶，护惜身命。"钱文燕教授时常说，怎样做一名好医生，孙思邈早已给我们讲得很明白，那就是存"仁心"，苦患者之所苦，急患者之所急，不畏辛劳，不考虑自身得失，全心全意救护患者，把患者当作最亲近的人看待。

皮肤病患者的病情往往缠绵难愈，这给患者的心理、生理和经济生活等方面带来诸多影响。钱文燕教授视患者如亲人，无论患者贫富贵贱，总是悉心诊治。虽已至耄耋之年，却不顾辛劳，坚守在临床一线，设身处地地为患者考虑。有的患者因长期被疾病困扰而情绪不佳，她就让患者把心里所有的苦水都跟她倒一倒，有的患者甚至把工作、家里的烦心事也向她倾诉，她总是耐心倾听，恰如其分地开导，在治疗身体疾患的同时，也抚慰患者的心灵创伤。在门诊上，经常会有患者亲切地称呼她为"钱妈妈"。每当看到自己的患者病情好转，她总会露出欣慰的笑容。钱文燕教授淡泊名利，看病从不开大方、奇方，处方多用价廉效佳的常见药，她内心想着的，永远是如何减轻患者的经济负担。在临床上，对于需要长时间服药的顽固性皮肤病患者，为了减轻他们的经济负担，她在出诊时总是会做一件事，就是让助手为她打印一张中药材的价目表，她经常一边开方，一边对着价目表选择一些药效相近、但价格相对便宜的中药材，想尽一切办法让患者在获得同等疗效的基础上，花更少的钱。遇到经济上有困难的患者，她不仅免除挂号费，还常常自己掏钱为患者抓药。近两年来由于精力所限，钱文燕教授在门诊过程中也适当限号，但每次出诊时，如果遇到远道而来的外地患者请她加号，无论当天的号是否已经挂满，她都会尽量满足患者要求。她常挂在嘴边的一句话就是"远道而来的患者不容易，无论怎样我也要帮他解决困难呀"。这些举动，深深感动着每一位前来就诊的患者。

二、整体观念

整体观念作为中医学的核心思想，贯穿于临床辨证论治的整个过程。《丹溪心法》云："盖有诸内者形诸外。"钱文燕教授指出，多数皮肤疾病虽为外在皮肤损害的表现，但实则与体内阴阳平衡失调、气血营卫紊乱、脏腑经络功能障碍等有密切联系，故而在辨治皮肤病方面必须强调"整体观念"，这种"整体观念"主要体现在以下两方面：

第一，人与环境是一个有机整体。这里所说的环境既包括人类赖以生存的自然环境，也包括人所处的社会环境。人生活在大自然中，自然界的运动变化可以直接或间接地影响人体，使机体发生相应的生理或病理变化。正是在这种"天人合一"思想的指导下，钱文燕教授提出皮肤病的发病与治疗都与四时环境变化密切相关。人体之中，皮毛在外，最先受邪。春季风邪为患，常易患荨麻疹、过敏性皮炎；夏季暑热火毒之气盛，则湿疹、痈疖、癣疾多发；秋季干燥，易生手足皲裂；冬季寒冷，往往易生冻疮。而在治疗方面，钱文燕教授也强调顺应四时的重要性。如春季风邪盛，肝木主事，则在治疗中加重疏风、疏肝药物的应用；夏季热毒炽盛，治疗中加入清热解毒药物；长夏暑湿为害，易困阻脾气，治疗中应加入燥湿健脾药物；秋季肺金主事，燥邪为盛，治疗中宜加入补养肺阴药物；冬季阴寒为盛，阳气闭藏，治疗中宜加入通阳药物，等等。同时，人类还有社会属性，社会生态变迁与人的身心健康、疾病发生均有密切关系。当今社会，随着生活节奏的加快与生活成本的增高，现代人往往面临较大的社会压力，精神也常处于紧张状态，而这种较大的精神压力常会使一些受情志因素影响的皮肤病发生或加重，如银屑病、神经性皮炎、黄褐斑、脱发、白癜风等。故而，在上述疾病的辨证治疗过程中，应依据辨证情况适当辅以养心安神或疏肝解郁中药，方能达到事半功倍的效果。

第二，人体自身也是一个有机整体。人体正常的生理活动一方面依靠每个脏腑发挥各自功能，另一方面又要依靠脏腑之间的协同作用，这就是人体局部与整体的统一。故五脏六腑气血津液充足，运行和调，则皮肤荣润有光泽；五脏六腑气血阴阳失和，皮肤就会出现相应的病理表现。钱老指出，人体皮肤局部的病理变化，本质就是体内脏腑、气血、阴阳运行失调的外在表现。我们在临证过程中，往往是通过对患者面色、形体、舌象、脉象等外在变化的诊察，来了解和判断其内在的脏腑状态，以做出正确的诊断和治疗。因此，钱文燕教授指出，在治疗皮肤疾病时，要谨遵整体观念，将皮损辨证与整体辨证有机结合，详细了解患者的饮食、情绪、睡眠、二便等情况，以更好地指导临床治疗。

三、身心合一

所谓"身心合一"，即是医生在疾病治疗过程中，重视生理因素和心理因素的共同作用，强调"身""心"同治。中医理论中的"形神合一""情志与五脏相关"等学说蕴含着丰富的"身心合一"理论和思想，并体现在疾病的诊治与预防等各方面。

《素问·举痛论》云："余知百病生于气也。怒则气上，喜则气缓，悲则气消，恐则气下……惊则气乱……思则气结。"临床上，很多皮肤疾患均有慢性、反复发作的特点，且常伴有损容性伤害，故患者或多或少都会伴有焦虑、抑郁等不良心理障碍或疾病。这种不良情绪还会反过来引起脏腑、经络、气血运行紊乱，进而加重皮肤病的病情。因此，钱文燕教授在对皮肤病患者的治疗过程中，特别注重"身心合一"思想，常常通过耐心讲解，帮助患者建立正确认知，认识疾病的成因、发展、预后及转归，以及情绪、饮食、生活方式等因素对疾病的影响；又通过耐心聆听的方式，了解患者的心理状况及压力来源，尊重和理解患者，及时安慰，并给予适当的心理疏导，帮助其解除心理顾虑；嘱咐患者避免过度关注疾病，把注意力转移到工作、生活等方面，以减轻心理负担。在处方用药过程中，她还特别注意针对不同情况，配伍相应药物。如患者因病情反复导致情志抑郁，则在处方中配伍养心安神、疏肝解郁的中药，如柴胡、郁金、香附、川楝子等；如患者因担忧病情而焦虑失眠，则在处方中加入合欢花、百合、茯神、夜交藤等以养心安神助眠。钱文燕教授常说，健康的情绪可以促进气血的正常运行，从而提高患者抵抗力，加快疾病好转，对于皮肤病的治疗起到事半功倍的效果。

四、内外同调

《理瀹骈文》："外治之理，即内治之理；外治之药，亦即内治之药，所异者法耳。"在皮肤病的诊疗中，除运用内服中药汤剂外，钱老还非常重视中药外治的方法，临床疗效显著。钱老认为，中医外治法素有"简、便、验、廉"的特点，皮肤病生于肌表之上，直观可见，外用药直接作用于皮损上，经皮肤吸收，能更好地促进皮疹恢复，与内服药物相辅相成，提高临床疗效，起到"1+1>2"的作用。但是，重视外治不代表忽视内治，临床上应以内治为主，外治为辅。同时，外治过程中还需根据皮疹类型，选择不同的治疗方式及药物剂型。

这里简要介绍钱文燕教授治疗掌跖脓疱病的外洗方。掌跖脓疱病属于中医学"病疮"范畴，常呈周期性和反复性发作，给患者带来极大痛苦。外洗方中药如下：生大黄、土荆皮、拳参、苦参、黄柏、败酱草、蒲公英、马齿苋。其中，生大黄味苦性寒，归胃、大肠、肝、脾、心包经，本方钱老重点应用的是其清湿热、凉血、祛瘀、解毒功效，对于掌跖脓疱病，尤其是基底色红的皮损，此药功效尤为显著。土荆皮味辛性温，归肺、脾经，功能杀虫、止痒，本药在皮科外用药物中应用十分广泛，可治疗各种疥癣瘙痒类疾病，但因其有毒，只能作为外用药物而不能口服。拳参味苦、涩，性微寒，归肺、肝、大肠经，功能清热解毒、凉血止血，是治疗掌跖脓疱病的要药。苦参味苦、性寒，归心、肝、胃、大肠、膀胱经，功能清热燥湿，杀虫，利尿，内服外用对阴肿、阴痒、湿疮、皮肤瘙痒、疥癣疗效尤佳，在本方中钱老重点应用其除湿止痒功效，针对掌跖脓疱病皮损瘙痒较重者。黄柏味苦、性寒，归肾、膀胱经，功能清热、燥湿、解毒，针对渗出性皮损，疗效甚佳。败酱草味辛、苦，性微寒，归胃、大肠、肝经，功能清热解毒，祛瘀排脓；蒲公英味苦、甘，性寒，归肝、胃经，功能清热解毒，消肿散结，利尿通淋；钱老在此方中，重点应用两药解毒排脓功效，治疗脓疱性皮疹。马齿苋味酸、性寒，归肝、大肠经，清热解毒，凉血止血，钱老在临床中总是让患者用鲜马齿苋，单方剂量可达 40～60g，这里除了清热解毒，更是运用鲜马齿苋滑润的质地，针对掌跖脓疱病角化肥厚的皮疹，起到润肤作用。

五、重后天之本——脾胃

钱老在皮肤病的治疗中，非常重视对"后天之本"的调护。《素问·经脉别论》："饮入于胃，游溢精气，上输于脾。脾气散精，上归于肺，通调水道，下输膀胱。水精四布，五经并行，合于四时五脏阴阳，揆度以为常也。"由此可见，脾胃能运化水谷，化生气血，是人体气血生化之源。脾胃功能健运，气血旺盛，其他脏腑才能得到濡养，完成生理功能，维持机体健康。皮肤作为机体的重要组成部分，也需要气血的滋润。前文中还提到了脾与肺在输布精气过程中的密切关系，《医方集解》：

"脾者，万物之母也，肺者，气之母也，脾胃一虚，肺气先绝……脾主肌肉，故体瘦面黄，肺主皮毛，故皮聚毛落。"即是说脾为气血生化之源，脾失健运，气血生化乏源，影响肺的宣降功能，进而失去对皮毛的濡养润泽。

现代人多食肥甘厚腻，加重脾胃负担，助痰生湿；熬夜又会进一步损伤脾胃，致使湿邪内生，这些正是湿疹、带状疱疹、痤疮、掌跖脓疱病等发病的重要因素。因此，钱文燕教授在皮肤病的治疗中特别重视脾胃调理，遣方用药时善于平补脾胃，辅以理气药物，使补而不壅。临床常选用茯苓、白术、山药、白扁豆、莲子肉、薏苡仁等药食同源之品，安全而平和。其中，尤喜用茯苓、白术这一对药物，《本草纲目》云"茯苓气味淡而渗，其性上行，生津液，开腠理，滋水源而下降，利小便"；《本草汇言》云"白术，乃扶植脾胃，散湿除痹，消食去痞之要药也。脾虚不健，术能补之；胃虚不纳，术能助之"，乃补益脾胃要药，两者配伍使用，可加强健脾祛湿之效，蕴含四君子汤之意。此外，钱教授常加用对药"陈皮、厚朴"理气行气，动静结合，既能达到补气而不滞气，行气而不耗气之效；又蕴含"治湿须理气，气行湿自化"之巧，借以辛通开闭、除湿逐秽。除了在用药时对脾胃的调护，钱文燕教授还非常重视对患者日常生活的指导。如叮嘱患者改变饮食习惯，少食或不食用油腻、辛辣、海鲜等易加重病情的食物，倡导饮食规律、清淡，并加强锻炼，强调养成良好的生活习惯对疾病的康复有事半功倍之效。

钱文燕教授对"后天之本"的重视不仅体现在成人身上，更体现在小儿身上，这与小儿"脾常不足"的生理特点密切相关。皮肤病患儿常因饮食不节，起居不慎，脾虚失健致脾胃湿困，泛溢肌肤而发皮疹。故钱文燕教授在处方用药时，常予茯苓、白术、山药、莲子肉、焦三仙、鸡内金等药物，既可益气健脾除湿，又能清肠胃、消积滞，待脾气健运后，则湿邪可消。同时，钱文燕教授还强调小儿"脏腑娇嫩，形气未充"，在遣方用药时切勿过用苦寒攻伐药物，顾护"后天之本"，方能取得满意疗效。

六、常见皮肤病辨治经验

（一）痤疮

痤疮为一种累及毛囊皮脂腺的慢性炎症性皮肤病，为多基因遗传，好发于皮脂溢出部位。可表现为粉刺、丘疹、脓疱、结节、囊肿及瘢痕等皮损。愈后留有色素沉着，萎缩性瘢痕。常伴有皮脂分泌增多，可有轻度瘙痒，炎症性皮损伴有疼痛。病程长短不一，因人而异。

青春期的年轻人雄性激素分泌旺盛，雄激素支配皮脂腺发育，使得皮脂腺增大、皮脂分泌增多，加上毛囊口上皮角化异常，皮脂不易排出，淤积在毛囊口，形成粉刺。同时，毛囊内正常寄生的痤疮丙酸杆菌分解皮脂而产生游离脂肪酸，刺激毛囊引起炎症反应，从而出现丘疹、脓疱、囊肿等一系列变化。因其影响美观，常对患者的生活和工作造成较大困扰。

1. 中医辨证分型　中医认为该病与肺经血热密切相关，大致分为以下 4 种证型：

（1）肺胃蕴热证：症见颜面多发红色丘疹、粉刺，或有小脓疱，轻度瘙痒，伴口渴喜饮，大便秘结，小便短赤，舌红苔薄黄、脉滑数。脉滑数说明肺经有热、体内有湿。而热邪可由不健康的饮食习惯，如吸烟、过食热性食物等导致。治疗宜清解肺胃热毒，可选用枇杷清肺饮，该方组成有枇杷叶、桑白皮、黄连、黄柏等。方中枇杷叶和桑白皮清解肺热、黄连清中焦热邪、黄柏清利下焦湿热，对于肺胃蕴热型痤疮，尤为适宜。

（2）肠胃湿热证：症见颜面、胸背部皮肤油腻，皮疹红肿疼痛，间有脓疱及红色结节，伴口苦口臭，大便秘结，舌红苔黄腻，脉滑数。治宜清热除湿解毒，可用黄连解毒汤加减，方中黄芩清肺热、黄连清中焦热、黄柏清下焦热、栀子清泻三焦火热，全方上中下三焦兼顾。具体应用因人而异，随证加减。对于炎症、热象明显者，加清热解毒药，如金银花、蒲公英、紫花地丁等；食欲差者，加理气健脾药，如陈皮、厚朴等。

（3）肝郁血瘀证：症见暗红色丘疹、小脓疱、黑头粉刺、暗红色结节等，多发于颜面两侧及下颌部，伴心烦易怒，胁肋胀痛，女子月经色暗、有血块、痛经；或见经前期乳房胀痛、皮疹加重；舌质暗红，边尖有瘀点，脉弦涩或弦细。治宜疏肝解郁，活血化瘀，可选用柴胡疏肝散，以柴胡、白芍、陈皮、当归、桃仁等药加减。其中，柴胡疏肝解郁、白芍养血柔肝、陈皮健脾理气、当归养血活血，桃仁活血化瘀，全方配伍，共奏疏肝解郁活血之效。

（4）痰瘀互结证：症见皮疹颜色暗红，有粉刺、丘疹、脓疱、结节、囊肿、脓肿、瘢痕，经久难愈；伴胸闷、腹胀；舌质暗红，苔黄腻，脉弦滑。治宜祛湿化痰，活血散结，多用半夏、陈皮、茯苓、当归、白芍、桃仁、柴胡等药加减。其中，半夏、陈皮健脾燥湿化痰，茯苓健脾祛湿，当归、白芍养血活血，桃仁活血化瘀，柴胡疏肝解郁，全方可起到健脾祛湿化痰、活血化瘀疏肝之效。

在以上4种证型中，以痰瘀互结证最为难治，治疗周期最长。在选方用药时需注意兼顾患者脾胃，如大便稀、不成形者，苦寒药不能使用太多；纳呆痞满者，需加一些健脾和胃之药。因此，临证时问诊需细心，要有整体观念，依据每个患者的情况加减用药，不能一成不变。

2.西医分型，中医辨治 从西医角度而言，痤疮可分为寻常型和囊肿型。其中，寻常型最为常见，中学生多见，因为这个年龄段雄性激素分泌相对旺盛；囊肿型以男性多见。

（1）寻常型痤疮：颜面部可见毛囊性红色丘疹、黑头粉刺、白头粉刺，皮肤油脂多，伴有毛囊感染，口干渴、便秘，舌质红、苔白腻，脉滑。治疗宜清热解毒，可选用金银花、连翘、凌霄花等加减，辨证配伍。金银花味甘性寒，现代药理研究表明，具有抗菌作用；连翘性微寒，味苦，功能清热解毒、软坚散结；凌霄花性寒，味甘、酸，归肝、心包经，凉血清热，同时具有抗过敏作用。随症加减：便秘者，加枳壳、枳实、决明子等；咳嗽肺热者，加黄芩；小便黄者，加黄柏、泽泻等。同时根据皮疹部位选择用药，不同脏腑的热象，临床表现有所不同，如咳嗽有痰者多属肺热；口周皮疹、疱疹者，多为三焦经热盛。中成药可选择丹参酮胶囊、清肺抑火丸、皮肤病血毒丸等。外用药方面，可用黄芩、蒲公英等清热解毒之品，制作面膜外敷，具体用药因人而异，不可照搬。同时可根据皮损情况，适当加以莫匹罗星软膏、过氧苯甲酰凝胶等西药制剂。

（2）囊肿性痤疮：症见头面部、颈后、上胸部聚合型毛囊炎，呈囊肿型，深部有脓样分泌物。中医治疗宜以清热解毒、软坚散结为大法，可选用草河车、皂角刺、败酱草等药加减，辨证配伍。草河车具有清热解毒、抗菌作用；败酱草，苦寒，清热解毒杀虫；皂角刺软坚散结。外用药：可用蒲公英、苦参、生大黄等，煎水外洗，每日一次。方中蒲公英具有抗细菌、真菌、尘螨等作用；苦参清热燥湿、解毒杀虫；大黄可清热解毒、活血。外用中成药可选择如意金黄膏、复方化毒膏等。口服中成药：如清热散结胶囊、散结灵胶囊、连翘败毒丸等。西药口服：盐酸米诺环素（早晚各一次，每次50mg，随餐服用，以防伤胃）。

3. 食疗方　对于口服汤药有困难者，可选择食疗，下面主要介绍两个食疗方。

（1）绿豆薏米汤：绿豆、薏苡仁各25g，山楂10g，洗净，加清水500g，泡30分钟后煮开，沸几分钟后即停火，不要揭开锅盖，焖15分钟即可，当茶饮。每天3～5次，适用于油性皮肤。

（2）果茶绿豆饮：小白菜、芹菜、苦瓜、山楂、柠檬、苹果、绿豆各适量。先将绿豆煮30分钟，滤其汁，将小白菜、芹菜、苦瓜、山楂、苹果分别洗净切断或切块，绞汁，调入绿豆汁，滴入柠檬汁，加蜂蜜调味饮用。每日1～2次，具有清热解毒、杀菌功效。

因每人体质不同，食疗方应结合患者具体情况食用。

4. 色素沉着治疗方法　痤疮易遗留色素沉着，影响美观，可选用以下方法治疗。

（1）中药方剂：鸡冠花、玫瑰花、丹参等，辨证配伍。鸡冠花活血化瘀，改善皮肤循环；玫瑰花疏肝行气解郁、和血散瘀；丹参活血祛瘀，通经止痛，清心除烦，凉血消痈；上方配伍，有助于改善面部色素沉着。

（2）养颜黄精茶：黄精5g、百合5g、玫瑰花3g、三七花3g等，代茶饮。

（3）外敷：三七粉、茯苓、白芷等制作面膜。

（4）内服中成药：加味逍遥丸、知柏地黄丸。

（二）湿疹

1.病因病机　湿疹是由多种复杂的内外因素引起的一种表皮及真皮浅层的皮肤炎症性反应。一般认为与变态反应有一定关系。临床表现具有对称性、渗出性、瘙痒性、多形性和复发性等特点。可分为急性、亚急性和慢性三期。中医学将"湿疹"称为"浸淫疮""湿疡"或"湿疮"，该病病因多为外感风、湿、热邪，蕴于肌肤；或偏嗜肥甘厚腻，湿热内蕴，阻于肌肤；或素体脾阳不振，湿邪内生，肌肤失养或肾阳亏虚，蒸腾气化功能减退，致使水热蕴于肌肤而发病。

《素问·痹论》："饮食自倍，肠胃乃伤"，药王孙思邈曾言："安身之本，必资于食"，钱老认为湿疹发病与饮食不节、湿热内生，内不能清解，外不能宣透，郁于肌肤密切相关。《诸病源候论》曾言："湿热相搏，故头面身体皆生疮。"如现在临床小儿湿疹及特应性皮炎较为常见，《外科正宗·奶癣》及《证治准绳》对该病病因的认识较相似，"奶癣，儿在胎中，母食五辛，父餐炙煿，遗热与儿，生后头面遍身发为奶癣，流脂成片，睡卧不安，瘙痒不绝""胎毒疮疖，回禀胎热，或娠母饮食之毒，七情之火"，均指出小儿湿疹的发生与其母亲妊娠期间饮食不当，过度食用滋补、温热类食物等紧密相关。成年湿疹则多因偏嗜肥甘厚腻、辛辣炙煿之品；或加之情志失调，郁而化火所致。《诸病源候论》言："浸淫疮，是心家有风热，发于肌肤"，说明情志失调也是诱发湿疹的重要因素。

2. 辨证特点

（1）强调整体观念：皮肤疾病虽是外在的皮损表现，但实则是体内阴阳平衡失调、脏腑气血紊乱的结果。钱老在湿疹辨证方面强调中医的"整体观念"，注重患者的全身症状，如饮食、睡眠、二便、舌、脉等，女性则关注经带胎产史。如症见纳呆、腹胀，舌淡胖大、边齿痕、苔白腻等辨为脾虚湿盛证；症见牙龈肿痛、口臭、消谷善饥、大便秘结、脉洪数等辨为胃火炽盛证；症见女性月经量少或闭经、两眼干涩、舌淡、脉弦细等辨为肝血虚证；症见反复口腔溃疡、入睡难、眠浅、小便短赤等辨为心火炽盛证。据望闻问切四诊所得，综合辨证。另外，对于更年期女性伴发湿疹者，则注重补益肝肾。女子"七七，任脉虚，太冲脉衰少，天癸竭，地道不通，故形坏而无子也"（《素问·上古天真论》），更年期女性常存在肝肾阴虚，可见心烦不寐、潮热盗汗、月经紊乱等临床表现。在中医整体观念的指导下，钱老常加墨旱莲、女贞子、沙苑子等，以滋补肝肾、充盈天癸。

（2）辅以局部辨证：《灵枢·五色》言："五色各见其部，察其浮沉，以知浅深；察其泽夭，以观成败；察其散抟，以知远近；视色上下，以知病处。"对于皮肤类疾患，亦是如此，皮疹的部位、色泽、形态等对辨证具有重要的临床指导意义。钱老认为，皮损以上肢、头面部居多者，属湿热上蒸；以下肢居多者，属湿热下注。皮损色潮红或鲜红者，为血热或湿热较重；皮损色暗者，为血瘀；皮疹色淡红或同肤色者，为脾虚湿聚或气血亏虚。皮损以渗出明显者，属湿盛；以肥厚皲裂、脱屑明显者，属血虚血瘀。

3. 治则治法

（1）注重身心合一——养心安神、疏肝解郁：湿疹瘙痒剧烈、病情反复、缠绵难愈，严重影响患者的睡眠、工作和生活。据调查统计，超过60%的湿疹患者存在不同程度的抑郁和焦虑心理。不良的情绪变化可引起气机失调、脏腑功能紊乱、加重病情。湿疹患者常自述瘙痒剧烈，甚则影响睡眠，"诸痛痒疮，皆属于心"，故在治疗时钱老常予以患者心理宽慰及开导，并加用养心安神、疏肝解郁之药，讲求"身心合一"。如心神不安而失眠者，加茯神、合欢花、百合、夜交藤等养心安神；肝气郁结而焦虑者，加柴胡、郁金、香附等疏肝解郁。健康的情绪可提高患者抵抗力，加快疾病好转，此所谓"正气存内，邪不可干"。

（2）固护后天之本——健脾益气：脾胃为后天之本，气血生化之源，"脾胃内伤，百病由生"。脾运化失司，水液代谢紊乱，湿邪内生，阻于肌肤可发为湿疮。在湿疹治疗中，钱老注重固脾护胃，健脾益气。一则湿邪为湿疹发病第一要害，"诸湿肿满，皆属于脾"，健脾以祛湿，湿去则病无所依；二则因先天脾胃虚弱、素常饮食不当或其他因素，湿疹病程日久者常伴纳呆食少、脘腹胀满、舌边齿痕、苔白等脾胃亏虚表现；三则湿疹方中清热解毒、凉血活血等寒凉药物居多，健脾益气以防寒凉损伤脾胃，常用生黄芪、白术、苍术、茯苓等益气固脾护胃之品。

（3）注重患者教育——饮食调护：临床中，钱老发现湿疹患者多伴有不健康的生活习惯，如高热量饮食、精神紧张、熬夜等，日久则生痰生湿、郁而化火，加重病情。故除药物治疗外，钱老强调患者需改善生活习惯，勿服辣椒、胡椒、牛羊肉等辛辣刺激，巧克力、蛋糕等肥甘厚腻之物，即"谨和五味"；保持心情舒畅，避免紧张焦虑抑郁等不良情绪，即"和喜怒"；按时入睡，勿熬夜，子时乃胆经当令，"凡十一脏取决于胆"，子时前入睡有利于五脏六腑气机通顺，功能协调统一。健康的生活习惯对于湿疹乃至其他疾病的康复具有重要意义。

（4）疾病早期——清热解毒、凉血活血：湿疹急性与亚急性期常见皮肤潮红、斑疹、斑丘疹，从卫气营血理论出发，钱老认为此乃血分热毒所致。热入血分，破血妄行而成离经之血，可表现为斑疹、丘疹等。叶天士《温热论》言"入血就恐耗血动血，直须凉血散血"。钱老在治疗早期湿疹时，常配伍凉血活血类中药，同时加以清热解毒。善用生地、紫草、丹皮、丹参、地榆、赤芍等凉血活血；双花、连翘、半枝莲、白花蛇舌草等清热解毒。临床中，常将丹皮、丹参作为一组对药，据现代药理研究发现，丹皮 - 丹参配伍给药后，可显著促进机体对丹参素的吸收，延长体内作用时间，从而增强凉血清热、活血散瘀之效。

（5）疾病后期——活血化瘀：湿疹病程较长、缠绵难愈，《素问·痹论》曰："病久入深，营卫之行涩，经络时疏，故不通"，湿疹后期，因病程日久，患者多存在气血瘀结、经络瘀滞。皮损以苔藓样变、色素沉着或减退为主，治疗上遵循"结者散之、坚者削之"的原则，拟用活血化瘀通络、软坚散结法，常用药为三棱、莪术、水蛭等。现代药理研究阐明：上述三者具有抗血小板聚集、抗血栓、抗炎、镇痛等作用。此外，有学者进行临床试验统计，表明：应用活血化瘀中药治疗慢性湿疹，可有效促进皮损消退，减轻患者瘙痒症状。因此，湿疹后期应注重活血化瘀药物的应用。

（6）祛除湿邪贯穿始终：湿邪为"湿疹"发病第一要害。湿疹急性期皮肤渗出明显，以中医象形思维考虑，此乃湿邪为患。著名皮肤科专家朱仁康教授亦曾提出：湿疹发病虽为风湿热三邪相合为病，但对于以大量渗出为主要表现者，为湿邪主病，其他病邪相间；而慢性期皮肤干燥肥厚者，此乃水湿不化，津液输布障碍，肌肤失养所致，故祛湿法应贯穿于湿疹治疗全程。湿邪重浊黏滞，难以祛除，在临床中钱老常将淡渗利湿、健脾燥湿、清热利湿法配伍使用，惯用泽泻、猪苓、六一散、车前子淡渗利湿；茯苓、苍术、白术、薏苡米健脾燥湿；黄芩、胆草、炒栀子、木通、通草清热利湿。"治湿不利小便，非其治也"，泽泻、车前子、木通、通草具有利尿通淋的功效，可使湿邪从小便而走，给邪以出路。

（7）辅以祛风止痒：《医宗金鉴》中关于浸淫疮有如下描述："此证初生如疥，瘙痒无时，蔓延不止，搔津黄水，浸淫成片"，湿疹患者大都具有瘙痒症状。风为百病之长，"无风不作痒"，五行中"风"与肝"木"相对应，对于瘙痒剧烈者，常配伍入肝经、具有祛风止痒类功效的药物，如白鲜皮、白蒺藜、地肤子等。同时针对病程日久、瘙痒剧甚者，钱老善用虫类药，如水蛭、全蝎、蜈蚣等。三药主入肝经，一乃入肝经血分而活血通络；二则入肝木而息风止痒。

4. 遣方用药

（1）常用方药：湿疹急性期皮损颜色潮红、渗出明显，色潮红为血热，渗出属湿，辨证多为湿热证（热重于湿），治法以清热凉血、解毒祛湿为主，辅以健脾，常用龙胆泻肝汤或解毒清营汤加减。亚急性期皮损颜色潮红程度和渗出倾向较急性期减轻，可伴有局部干燥肥厚。辨证属湿热证（湿重于热），宜健脾祛湿，辅以清热凉血，常用除湿止痒汤加减。慢性期患处皮肤粗糙增厚、浸润或伴皲裂，遗留有色素沉着，辨证属血虚风燥证，治以养血活血、健脾祛湿为主，辅以清热解毒，常用健脾润肤汤加减。

（2）随症加减

1）结合皮疹部位选择用药：皮损以头面部、颈周为主者，属湿热上蒸，多加金银花、凌霄花、生槐花等，取花叶类药物，轻清上浮，上达头面之意；发于躯干、胸腹部者，属湿阻中焦，常加茯苓、白术、苍术等健运中焦、祛除湿邪；发于下肢者，多责之于湿热下注，蕴阻肌肤，"其下者，引而竭之"，多配伍苍术、盐黄柏，取二妙丸之意清热利湿。

2）结合皮疹浸润程度选择用药：湿疹初期皮肤浸润较轻，以表浅之红斑丘疹、渗出、糜烂为主，多选用双花、连翘、泽泻、车前子等清热解毒、利湿；后期皮损浸润肥厚，干燥明显，重者可触及硬结，多加蛇莓、白英、半枝莲清热解毒、活血散结，炙鳖甲、夏枯草、贝母软坚散结。蛇莓、白英为钱老治疗肥厚性皮损的常用对药，据现代药理研究，两者具有促进细胞凋亡，抑制细胞有丝分裂和血管新生的作用。

3）结合全身症状选择用药：症见口苦、口舌生疮、心烦失眠、小便短赤、大便干燥者，加黄连、莲子心、泽泻等清热泻火；症见口苦咽干、胁肋不适、心情郁结者，加柴胡、香附疏肝理气；症见女性月经量少、血块多，舌质紫暗伴瘀斑者，加益母草、丹参活血调经；症见口干咽燥、舌红苔少或剥脱，脉细数者，加天花粉、芦根清热滋阴生津。

5. 外用选择　中医外治法"简、便、廉、验"，且中药外洗可直接作用于皮肤患处，经皮吸收，提高临床疗效。因此，钱老在内服汤药治疗湿疹的基础上常辅以中药外用，以清热解毒、燥湿止痒为基本法则，常用方药：生大黄、土荆皮、生百部、苦参、半枝莲、蒲公英、马齿苋、菝葜。其中，生大黄清热解毒、活血化瘀，土荆皮、生百部、苦参祛湿、杀虫止痒，半枝莲、蒲公英、马齿苋凉血、清热解毒，菝葜利湿去浊、解毒散瘀。诸药配伍，可奏清热解毒、凉血祛湿止痒之功，临床疗效可观。现代药理研究认为，生大黄、土荆皮、生百部具有抗病原微生物（细菌、真菌等）、抗炎、调节免疫作用，菝葜具有抗炎、抗菌等作用。

皮炎湿疹的发生发展除与内分泌紊乱、不良神经精神因素、先天遗传等内因相关外，还与细菌、真菌感染等外部因素关系密切，有学者研究发现，皮炎湿疹患者皮损处真菌检出率高达68.3%，真菌感染可加重湿疹。上述外洗中药即可起到抑制真菌等病原微生物生长，从而预防湿疹复发或继发感染的作用。

6. 临证医案 王某某，女，49岁，2018年12月22日初诊，主诉双足弥漫性红斑、丘疹、皲裂、脱屑伴瘙痒13年，加重1个月。曾于外院就诊，予中成药口服及外用药治疗（具体不详），效果不佳遂来就诊。自述口干，眠差，大便偏稀，症见：双足弥漫性暗红色斑片、丘疹、糜烂、渗出、皲裂，皮肤浸润肥厚、脱屑，瘙痒剧烈。平素月经规律，色稍暗。舌质暗红、苔黄腻，脉沉细滑。

诊断：慢性湿疹，湿热内蕴证。治以清热解毒，凉血利湿。内服处方：半枝莲、白花蛇舌草、菝葜、连翘各20g，苦丁茶10g，蛇莓、白英、夏枯草、生地、赤芍、紫草、丹参、苦参、土茯苓、盐黄柏、天花粉、路路通各15g，乌蛇10g。水煎服，早晚饭后各一次。外洗处方：土荆皮、苦参、生百部、半枝莲、蒲公英、生大黄、生黄柏、路路通各30g。每日温水泡洗2次，每次30分钟。嘱患者饮食清淡，避免搔抓、烫洗。

2019年4月20日二诊：双足皮损颜色变淡、浸润变薄、渗出减少，皲裂及脱屑较前好转，瘙痒减轻。口干缓解，眠差，二便同前。舌质暗红，苔中黄腻边剥脱，脉沉细无力。中药内服方调整如下：半枝莲20g，连翘、菝葜、莪术、乌蛇、生地、丹参、蛇莓、白英、夏枯草、炙鳖甲、路路通、苦参、泽泻各 15g，皂角刺 12g。外洗方改为：土荆皮、苦参、生大黄、半枝莲、蒲公英、马齿苋、菝葜各 30g。

三诊：皮损浸润变薄，无明显渗出。舌质暗红、边齿痕，苔白，脉沉细。在二诊方基础上新加茯苓、炒白术等健脾祛湿药，继续治疗 1 个月。

按语：该患者初诊时皮损潮红伴少量渗出，属慢性湿疹急性表现。血分有热则皮损潮红；湿邪为患则皮损伴渗出；热伤阴液则口干；湿热下注则大便稀溏；舌质暗红、苔黄腻、脉沉细滑为湿热蕴阻之表现。综合患者症状及舌脉，辨证为湿热内蕴证，治疗以清热解毒、凉血活血为主，辅以祛湿止痒。以半枝莲、白花蛇舌草、菝葜、连翘、苦丁茶清热解毒；生地、赤芍、紫草、丹参活血凉血；蛇莓、白英、夏枯草软坚散结、软化皮肤角质层；苦参、土茯苓、盐黄柏清热祛湿；路路通、乌蛇活血通络、息风止痒；天花粉生津止渴。同时结合中药外洗加强清热解毒、祛风除湿、杀虫止痒功效。

二诊时，皮损较前明显好转，瘙痒减轻，以皮肤肥厚、干燥皲裂为主，属慢性湿疹表现，湿热较前减轻，但伴血瘀。故内服方在初诊基础上去白花蛇舌草、苦丁茶、赤芍、紫草、土茯苓、盐黄柏、天花粉等；新加莪术、皂角刺活血通络；炙鳖甲滋阴软坚散结；泽泻清热利尿。外洗方去生百部、生黄柏、路路通，加菝葜、马齿苋增强清热解毒之效。

三诊时，湿热之邪基本已尽，但脾胃渐伤，故新加茯苓、炒白术等健脾护胃药以巩固治疗。

7.总结 湿疹是皮肤科常见疾病之一，瘙痒剧烈、病程长、缠绵难愈，严重影响患者身心健康。钱教授在治疗湿疹方面颇有心得，有以下独特之处：一是强调身心合一的整体观，治病与治心相协调；二是注重后天之本，固脾与护胃相呼应；三是注重患者教育，强调健康生活习惯的重要性；四是善用中药外洗，内治与外治相结合。在遣方用药上，内治方用药灵活、思路清晰、配伍巧妙而精到；外治方药简效廉。

（三）银屑病

银屑病是一种慢性、复发性、炎症性皮肤病，其诱发因素众多、机制复杂，当前治疗以减轻症状、改善患者生活质量为主，难以完全治愈。现将钱文燕教授辨治经验总结于下。

1. 辨病为先，分期论治 中医诊察疾病，自仲景时期即形成了"辨病、平脉、析证、定治"的临床诊疗模式，皮肤病症状多表现于外，易于观察，故首先应明确诊断。银屑病，古名白疕，一名疕风，《医宗金鉴》记载："白疕之形如疹疥，色白而痒多不快，固由风邪客皮肤，亦由血燥难荣外"，与今人对于银屑病的定义相类。银屑病以皮肤干燥，境界清楚、大小不一的红斑伴浸润增厚，表面覆盖多层银白色鳞屑，易于剥脱，剥脱后见淡红发亮的半透明薄膜，下有小出血点为主症。同时患者多瘙痒难忍，甚则彻夜难以入眠。

近现代医家对其病因的认识涉及风、热、燥、湿、瘀、毒等多方面，赵炳南教授认为，多种原因引起的血热为本病发生的内在因素，此时外受风邪或夹杂燥热之邪客于皮肤，内外合邪而发病。朱仁康教授认为，素体血中蕴热为主要病因，复感风热毒邪等因素致火热怫郁肌腠，发为白疕，日久耗伤阴血，而致阴虚血燥，肌肤失养。也有专家认为本病为湿热内蕴体质，逢外感风热入侵，风湿热毒郁于肌肤而发。钱文燕教授认为：银屑病的病理因素包括风、热、瘀、毒等，从物质层面而言涉及气血水而以血分为主，主要病机包括血燥、血热、血瘀三类。中医认为，在外之筋脉肉皮骨与在内之五脏六腑是统一整体，密不可分，皮损的形成与气血逆乱、脏腑功能失调有密切关系。故临证过程中，钱老常根据患者的具体表现，将此病分为血热、血燥、血瘀三大类，这三者并非截然分开，多相互兼夹。在银屑病的发展过程中，根据病情新久、主症特点，有主次要矛盾之分，故治疗时亦有所侧重。如新发银屑病或稳定期银屑病受季节、情志、饮食等因素诱发，多表现为大量新发皮疹，颜色新鲜潮红，此时以血热为主，至药后潮红消退、新发皮疹减少则以血燥为主，其中若鳞屑呈大片状且肥厚异常，则以血瘀为主。故病程之新久，皮疹颜色、厚薄、浸润程度之主症辨析及不同兼症，成为判断当前病机核心及主要用药方向的依据。

2. 不惑表象，探求病机 寻常型银屑病的主要表现是散在分布或多发的红色斑块，表面通常干燥，脱屑明显。《素问玄机原病式》言："诸涩枯涸，干劲皴揭，皆属于燥。"风盛则干，血与津液失于荣养则燥，故见皮肤红色斑片上覆多层干燥皮屑，瘙痒频作。钱老认为：或在外感受风邪温毒久羁皮肤，或饮食情志失调化热化毒，凡此诸多因素伤耗津液则病症乃生。"气主煦之，血主濡之"，故对本病病机的认识不离血之核心，血中之津液不足则多由于血虚风燥、热毒入血燔灼津液、瘀血已成新血不生等因素引起，所以以血为主线，或清或润或行皆是围绕病机展开。

外见一派燥象，故常法不离润燥之核心，然而津液代谢障碍、输布失常亦可于局部见燥象，内湿可隐藏在外燥表象之下，治疗时除关注外在皮损燥象之外，还要注意处理"隐湿"。病有表里、症有真假，所谓真假即是指症状表现与核心病机是否相合。《伤寒杂病论》中水液代谢障碍之五苓散证常可见"汗出而渴""脉浮数而渴"诸症，岂可一润了之？本病亦是如此，古人有"见痰休治痰、见血休治血"之说，即不为表象所惑、探求疾病核心病机之意。如钱老诊疗过程中，见患者舌胖大而苔厚腻，虽有皮肤干燥的表现，仍多加入茵陈、黄芩之属以分消气分之湿热，湿去郁开，血中热毒方得以透出，湿化热清则局部之燥象自然解除。

3. 药证相应，化用他方 外科用药过程中，解毒药是一个重要组成部分，其直接针对"毒邪"这一致病因素起作用。人居天地之间，在外可感受疫疠瘴气之毒，在内之湿、热、瘀阻滞日久亦可化而为毒。如瘟疫、疮疡肿毒等具有溃烂肿痛特点的病症多为毒邪所致。根据病邪不同、病位浅深，分别施以清热解毒、凉血解毒、清血败毒、辟瘟解毒等，纵观诸药，又有甘苦之区别、分经之侧重。如连翘、银花为钱老常用之品，不论新久皆可加入以清解热毒。尤以连翘为钱老治疗银屑病、湿疹等皮肤病的常用药物，总体遣方用药体现甘苦合化、透热转气、平补脾胃的特色。连翘气味轻清，偏走于上，又有软坚散结之功；蒲公英、地丁草、白重楼则为苦寒解毒之品，可直折气分炽盛之火势，然需中病即止，以防苦寒败胃伤阴。如毒客血分，病位深在，则需凉血活血解毒。丹参、茜草凉血活血而清热力度不足；紫草、丹皮、赤芍则凉血效佳，对于急性期以皮肤潮红为主症的患者每多有良效。此外，银屑病通过以 T 淋巴细胞介导为主、多种免疫细胞共同参与的免疫反应引起角质形成细胞过度增殖，对于细胞增殖分化活跃者，钱老借鉴中药药理，常加入蛇莓、白英、半枝莲进行针对性处理，抑制细胞增殖的同时切中热郁血分病机以增强解毒之功。

对于虫类药的应用，赵炳南教授立全虫方，原为治疗顽固性痒疹而设，钱老将之活用于银屑病的治疗当中，血分湿热日久蕴毒，其性凝聚，非通络走窜之品不能消散，故对于顽固之湿热毒邪以瘙痒为主要表现者，常加入全蝎以助搜毒外出。

除内服药物外，为缩短病程、增强药物疗效，银屑病常采用内外合治的方法。其中，封包疗法的应用十分广泛，局部封包是使用不透水薄膜或其他材料对涂药物的皮损处进行封闭式包裹，使角质层水合作用增加，角质细胞膨胀，促使水分进入细胞间脂质区，亦可使主药维持较高的使用量。钱老在应用外用药时，除使用常规西药外，常嘱患者以马应龙麝香痔疮膏封包局部，既可使局部皮损干燥减轻，痔疮膏清热解毒、活血化瘀的功效亦有利于此病的治疗。

4. 心身一体，调神愈疾　近年来，我国银屑病的患病率呈持续上升趋势，且其严重程度与发病年龄呈负相关，这与社会压力增大、节奏增快有着密切关系，作为一种典型的心身疾病，患者群体的生活状态也逐渐为人们所重视。这些均为银屑病发病的重要因素，情志不遂，日久则气机运行不畅、枢机开阖失常，肝胆疏泄不利，化火化毒、耗血伤阴，张景岳在化肝煎原文中"怒气伤肝，因而气逆动火，致为烦热胁痛，胀满动血"的表述，即表明在情志因素的影响下，病位可由气及血、病性可由实转虚，进而虚实夹杂，耗伤阴血，濡养不及而生内燥。至病情已成，症状多现鳞屑且发于可见之皮部，影响美观，瘙痒重，甚而搔之出血，病情迁延日久、缠绵反复，药后易于复发而难以痊愈。受此影响，患者心理压力不断增大，多有默默不乐、善太息、眠差、心烦诸症。故情志因素既可作为本病之主要病因，又可成为患病后的结果，从而影响疾病痊愈。钱老用药时，常随症加入轻清疏气、解郁安神之品，如合欢花、首乌藤、百合等疏调三焦、养心定志以助病愈。

（四）其他皮肤病

1. 荨麻疹

（1）诊疗思路与辨证论治分型：钱老认为，荨麻疹与过食辛辣腥膻发物、情志失调、先天禀赋不足、久病体弱等因素密切相关。可因肠胃积热生风，内不得泄，外不得达，郁于皮肤腠理而发；或因肺气虚，使卫外不固、风邪客于肌肤所致；有部分慢性荨麻疹会出现肝失条达、气机不畅的情况。钱老认为：对于荨麻疹，需要特别重视望诊，即注重皮损辨证，通过对皮损的颜色、形态、分布部位等来辨寒、热、虚、实。急性荨麻疹重在清热解毒养阴，兼以祛风止痒；慢性荨麻疹重在养血润肤，兼以祛风止痒。

（2）用药规律：钱老治疗急性荨麻疹，多取解毒清营汤加减治疗；慢性荨麻疹多取当归饮子加减治疗。此外，钱老常将性寒清热与甘寒养阴药物配伍使用，甘苦合剂，以达清热而不伤阴，养阴而不敛邪之功；风邪在荨麻疹的发病中占有重要作用，可以夹寒、热、湿等邪气为病，因此钱老常用防风、白鲜皮散风止痒。

（3）其他：钱老在荨麻疹的治疗中，除使用药物外，还会叮嘱患者注意饮食调护，忌食辛辣、腥膻食物，避免这些食物引动风邪，加重病情。

2. 掌跖脓疱病

（1）诊疗思路与辨证论治要点：钱老认为，掌跖脓疱病多为素体热盛，湿热毒邪入血络，蕴结肌肤而成。素体热盛往往因肝郁情志不舒，加之嗜食肥甘厚味，引动相火而致。湿热内蕴，毒气盛行，蕴久入血入络而成瘀滞，结于四肢末端血气最为脆弱处，发为本病。故在治疗上，钱老常以归经为肝、肾、肺、胃的苦寒药清热解毒消疮，同时配合外用洗方以及恰当的西药，内外合治、标本兼顾。

（2）辨证分型与用药规律：掌跖脓疱病主要分为湿热型和脾虚型两类。湿热型临床表现为脓疱多，舌苔黄腻或白腻，口干，喜饮，有口气，大便黏腻不爽，脓疱周围潮红，脉滑稍数，重在清热解毒除湿。脾虚型临床表现为多水疱，周围发白，舌体偏大，舌边有齿痕，脘腹胀满，大便偏软，排便无力，次数多，脉沉缓，重在健脾化湿。

在掌跖脓疱病的治疗中，外洗方也起到重要作用。疾病初起时可以配合外洗药，以达除湿解毒之效。泡洗时需注意水温不能太高，时间最多20分钟，泡洗后需要立即擦干水分，即刻穿上袜子（保护涌泉穴不受外邪）。

3. 黄褐斑

（1）诊疗思路与辨证论治要点：钱老指出，黄褐斑作为一种常见于中年女性的色素沉着斑，病程较长且易反复发作，患者往往伴有情志不畅、暴晒、熬夜等既往史，在面部色斑的基础上，还可合并气血虚弱、月经失调及胞宫寒冷等问题。本病瘀滞与虚共存，涉及肝脾肾三脏。瘀滞即肝郁气滞，血脉滞涩，气血瘀滞于内，若从热化，则生伏热；虚即肝脾肾三脏气血阴阳亏虚，尤以阴虚多见，阴液亏虚，脏体失养，其功用亦废，则见肝失疏泄、肾失纳藏、脾失健运。

（2）辨证分型与用药规律：在治疗上，以行气活血为大法，适当配伍补益药物。对于内生郁热者，钱老还常予僵蚕、蝉蜕、连翘等升浮宣发之品透散伏热，并酌加清热之品，清透并举，热去则气血自和。

4. 白癜风

（1）诊疗思路与辨证论治要点：钱老认为白癜风本于肝肾不足。风邪侵袭、肝肾亏虚分别是本病从初期至久病的主要病理变化。肤生白斑终责之于"血不养肤",气血不通既是致病因素又是病理产物,作为其中关键环节贯穿疾病始终。疾病慢性迁延至后期,肝肾虚损与气血不畅并存,常可累及后天,使脾胃运化失司,气血化生乏源,而虚瘀更甚。本病在治疗上初期多清宣肺气、疏风散邪,后期多以补益肝肾、补气生血、疏通血滞为主。

（2）辨证分型与用药规律:本病早期多为风邪外袭,侵犯肌肤脉络,表现为突发、持续进展的白斑;或因情志波动,骤然扰动肝气,表现为泛发或位置不定的白斑,色泽或明或暗,可伴有胸胁不舒、乳房胀痛等症状,病情因情绪变化而加重。随着疾病进展,实邪阻滞经络,气血不通,经络阻滞,新血难生,无以濡养肌肤,表现为位置固定的白斑,多呈地图状或斑块状,可伴有局部刺痛。

钱老认为在发病早期,多见进展加重的趋势,应先治实,以祛除实邪为要。因于外风者治以疏风清热,方用消风散加减;因于肝气不疏者治以疏肝解郁,方用逍遥散加减;热象较重者,可酌加生槐花、牡丹皮、生地黄等凉血活血。至中后期,则以补虚通滞为主,肝肾阴虚者常用二至丸合当归川芎汤加补骨脂、制首乌等;脾肾阳虚者,可予补阳还五汤合附子理中汤加减。

（3）其他:钱老在临床工作中常结合现代中药药理研究结果,中草药对于恢复酪氨酸酶活性、调节免疫功能、增强光敏感等方面有重要作用。研究表明,川芎、补骨脂、旱莲草等可激活酪氨酸酶;白芷、虎杖等可增强光敏感,都是临床中治疗白癜风的常用药物。

临 床 验 案

一、带状疱疹

【病案一】

刘某，女，36岁。初诊时间：2018年12月28日。

主诉：左侧胸背部疼痛7天，皮疹3天。

病史：患者7天前连续加班1周后出现左侧前胸部阵发性走窜痛，有时会放射至后背部，就诊于社区医院，予心电图检查：未见异常。诊断为"神经痛"，予甲钴胺及维生素 B_1 口服。3日后左侧前胸部出现1处红斑，后同侧胸背部出现多处类似皮疹，伴剧烈疼痛。平日工作压力大，月经后期，色暗，有血块，口干，纳眠差，二便可。

查体：左侧胸背部见多处大小不等的浸润性红斑，此基础上见簇集性米粒大小丘疱疹及水疱。舌质暗，苔黄腻，脉弦数。

临床分析：本例患者平日工作压力大，日久肝气郁结，久而化火，易影响睡眠，又肝主疏泄全身气机，肝郁而致气滞血瘀，故患者月经后期、色暗、有血块，舌暗，皮损疼痛剧烈；患者日常工作强度大，形劳伤脾，加之肝木乘脾，脾失健运，蕴湿化热，湿热内蕴，而见纳差、苔黄腻等症。故首诊治以清热解毒，活血行气，除湿生津。予龙胆泻肝汤加减治之。

中医诊断：蛇串疮。

西医诊断：带状疱疹。

治法：清热解毒，活血行气，除湿生津。

处方：金银花 30g，连翘 15g，丹皮 15g，龙胆草 6g，炒栀子 10g，生地 15g，蛇莓 15g，白及 15g，延胡索 20g，柴胡 8g，生地榆 15g，泽泻 15g，紫草 10g，天花粉 15g，茯苓 15g，白术 20g。7 剂，水煎服，每日一剂。

西药：注射用腺苷钴胺，肌内注射，1.5mg/d，1 次 /d，7 天。

维生素 B_1 片，口服，10mg/ 次，3 次 /d，7 天。

泛昔洛韦片，口服，0.25g/ 次，3 次 /d，7 天。

喷昔洛韦乳膏，外用，3 次 /d，7 天。

二诊：患者服上方 7 剂后，皮损色红，轻度水肿，部分水疱干涸结痂，疼痛减轻，纳眠稍改善，大便干，两日一行，舌红，苔白，脉弦数。可见患者血瘀及湿热有所改善，但皮损色红、轻度水肿，出现便秘症状，治拟清热解毒，活血行气，除湿消肿，生津通便。

处方：金银花 30g，连翘 15g，丹皮 15g，龙胆草 6g，炒栀子 10g，生地 15g，蛇莓 15g，白及 15g，延胡索 20g，柴胡 8g，生地榆 15g，泽泻 15g，紫草 10g，天花粉 15g，茯苓 15g，白术 20g，决明子 30g，草河车 15g。7 剂，水煎服，每日一剂。

西药：注射用腺苷钴胺，肌内注射，1.5mg/d，1 次 /d，7 天。

维生素 B_1 片，口服，10mg/ 次，3 次 /d，7 天。

喷昔洛韦乳膏，外用，3 次 /d，7 天。

三诊：患者服上方 7 剂后，皮损颜色变浅，水疱全部干涸结痂，部分结痂已脱落，偶尔疼痛，月经后期，色暗红，无血块，纳眠可，大便干，每日一行，舌暗，苔白，脉弦。可见患者湿热已除，血瘀改善，治拟活血行气，养血生津。

处方：丹皮 15g，白芍 20g，生地 15g，当归 10g，郁金 15g，延胡索 20g，柴胡 8g，香附 15g，泽泻 15g，陈皮 6g，天花粉 15g，茯苓 15g，白术 20g，决明子 30g。14 剂，水煎服，每日一剂。

西药：维生素 B_1 片，口服，10mg/ 次，3 次 /d，14 天。

甲钴胺片，口服，0.5mg/次，3次/d，14天。

患者服上方14剂，微信随访，患者皮损消退，无疼痛，月经正常，临床疗效满意。故建议暂时停药，若有反复随诊。

按语： 本案首诊取龙胆泻肝汤加减治疗。金银花、连翘、蛇莓、生地榆、紫草、丹皮清热解毒，活血消肿；延胡索、柴胡疏肝解郁、活血行气；龙胆草、泽泻、炒栀子泻肝火、除湿热；白及收敛消肿；天花粉、生地清热生津护阴；茯苓、白术健脾利湿，以固后天之本。钱老在证属火热的疾病治疗中，既病防变，特别重视对阴津的顾护，善用天花粉、生地等既可生津护阴、又可辅助清热之类。诸药合用，多法结合，共奏清热解毒，活血行气，除湿生津之效。首诊方服后，患者皮损色仍红，轻度水肿，疼痛减轻，大便干，两日一行，结合舌脉，可见患者血瘀及湿热有所改善，但皮损色红水肿、便秘，故在原方基础上加草河车清热消肿，决明子润肠通便。二诊服7剂后，患者皮损颜色变浅，水疱全部干涸结痂，部分结痂已脱落，偶尔疼痛，月经后期，色暗红，无血块，纳眠可，大便干，每日一行，舌暗，苔白，脉弦，可见湿热已除，血瘀改善，故减原方中清热除湿之品。另外，在带状疱疹后期的治疗中，钱老好用理气养血活血药物，来帮助受损神经修复，故加郁金、香附、陈皮理气活血，白芍、当归养血活血。三诊服14剂后，随访皮损消退，无疼痛，月经正常，临床疗效满意。

【病案二】

戴某，男，74岁。初诊时间：2019年12月2日。

主诉： 右侧臀部带状疱疹后神经痛1个月。

病史： 1个月前患者右侧臀部起带状疱疹，皮疹消退后遗留神经疼痛，局部皮肤略麻木、疼痛。平日常发火生气，眼干涩，口干，纳眠可，大便干，2日1行，小便黄。既往高血压病史。

查体： 右侧臀部皮肤未见明显皮疹，触之有皮下结节，舌质暗，苔白腻，脉弦数。

临床分析：本例患者乃素体肝郁化火，热邪日久耗伤阴血，加之年老气虚，血脉、水湿运行不畅，而见血脉瘀滞，瘀血内阻，肌肤失于濡养，出现局部皮肤麻木；水湿内停，湿聚为痰，痰湿蕴结，故触之有皮下结节。首诊当以活血行气，除湿化痰，疏肝泻火，滋阴养血为法。予桃红四物汤加减治之。

中医诊断：蛇串疮。

西医诊断：带状疱疹。

治法：活血行气，除湿化痰，疏肝泻火，滋阴养血。

处方：钩藤 15g（后下），威灵仙 20g，生地 20g，天花粉 20g，莪术 15g，三棱 15g，夏枯草 20g，石斛 20g，柴胡 10g，法半夏 10g，白蒺藜 15g，白芍 20g，当归 10g，桃仁 10g，红花 10g，川牛膝 20g，木瓜 30g，黄芪 15g，茯苓 20g，陈皮 10g。14 剂。

患者服上方 14 剂，微信随访，局部皮肤麻木、疼痛已完全缓解，触之皮下无结节，无眼干、口干，二便可，疾病痊愈。

按语：本案首诊取桃红四物汤加减治疗。莪术、三棱行气破血止痛，川牛膝、红花活血祛瘀止痛，桃仁活血祛瘀通便；黄芪益气利水，威灵仙祛风湿、通络止痛，木瓜舒筋活络、和胃化湿，茯苓、陈皮健脾祛湿，半夏燥湿化痰，诸药合用，祛除顽湿；钩藤清热平肝、息风止痉，白蒺藜平肝疏肝、祛风明目，柴胡疏肝解郁，钱教授认为若患者素体有血压高病史，不可单用柴胡，因其具有升压作用，必须使用时，需与钩藤等具有降压作用的药物搭配使用；天花粉泻火生津止渴，夏枯草泻火燥湿明目；白芍滋阴养血，当归养血活血、润肠通便，石斛滋阴明目，生地养阴生津。诸药合用，多法结合，共奏活血行气、除湿化痰、疏肝泻火、滋阴养血之效。首方服后，局部皮肤麻木、疼痛已完全消退，触之皮下无结节，临床疗效满意。

【病案三】

夏某某，男，78 岁。初诊时间：2018 年 10 月 28 日。

主诉：左侧胁肋部带状疱疹后神经痛 3 个月。

病史：3 个月前患者左侧胁肋部起带状疱疹，皮疹消退后遗留神经疼痛，局部皮肤有针刺样痛、电击感、灼烧感。眼干涩，口干，善叹息，乏力，纳差，眠差多梦，大便干，每日 1 行，小便黄。

查体：左侧胁肋部皮损已消退，可见点状暗红色色素沉着，舌质暗红，少苔，脉弦。

临床分析：本例患者乃肝气郁结，郁而化火，肝火内盛，火热日久耗伤阴血，肌肤失养，"不荣则痛"；又素体脾虚气弱，气血流通不畅，经络阻滞，"不通则痛"。故首诊当以行气活血，益气养阴为法。予柴胡疏肝散加减治之。

中医诊断：蛇串疮。

西医诊断：带状疱疹。

治法：行气活血，益气养阴。

处方：丹参 20g，柴胡 10g，白芍 30g，延胡索 20g，炒川楝子 10g，川芎 12g，水蛭 3g，夜交藤 15g，茯神 15g，生黄芪 15g，生地 20g，赤芍 15g，丹皮 15g，泽泻 10g，三七粉 3g（分冲），生甘草 10g。30 剂。

西药：甲钴胺片，口服，0.5mg/次，3 次/d，30 天。

维生素 B_1 片，口服，5mg/次，3 次/d，30 天。

服上方 30 剂后，微信随访，患者局部皮肤疼痛感觉完全消失，皮肤色素沉着消退，临床效果满意。

按语：本案首诊取柴胡疏肝散加减治疗。方中川芎、延胡索活血行气止痛，丹参、赤芍、丹皮、三七粉活血散瘀止痛，水蛭破血逐瘀、通经止痛，钱教授认为"急则治其标"，对于病程相对较久的带状疱疹后遗神经痛来说，可应用水蛭等血肉有情之品，破血通经，"通则不痛"，并注意"中病即止"；泽泻利水渗湿泻热，柴胡疏肝行气，川楝子行气止痛、疏肝泻热，因本患者病位在胁肋，此为肝经循行部位，可加入川楝子、柴胡等引经药物，使药效直达病所；白芍滋阴养血，黄芪补气健脾，生地滋阴生津；夜交藤养阴安神，茯神补虚安神；生甘草补气解毒，调和诸药。诸药合用，共奏行气活血，益气养阴之效。首方服后，患者局部皮肤疼痛感觉完全消失，皮肤色素沉着消退，临床效果满意。

　　带状疱疹是一种疼痛性的急性疱疹性皮肤病。中医将此病列入"丹"门，发于胸腰者，常称"缠腰火丹"，其他如颜面、四肢也可发生，称为"蛇串疮"，此外还有"火带疮""甄带疮"等称呼。本病的特点为红斑基础上，有群集性粟粒至绿豆大小水疱，疱液清，严重时可为血性，常呈单侧带状分布，累累如串珠，痛如火燎。本病好发于老年人，但近年来年轻人的发病率呈逐年升高趋势，钱教授认为这与现代年轻人工作生活压力大、生活作息不规律有关。西医认为本病由水痘-带状疱疹病毒引起，初次感染表现为水痘或隐形感染，病毒本身不会被人体完全清除，而是潜伏于脊髓后根神经节或三叉神经节中，当机体免疫力低下时，病毒再次活动，使受侵犯的神经节发炎、坏死，产生神经痛，沿周围神经侵及皮肤，出现皮疹，即带状疱疹。中医认为，诱发此病的原因主要有外感、过度劳损、情志不遂等。此外，肿瘤患者，服用激素或免疫抑制剂者亦易患本病。西医治疗原则主要是抗病毒、营养神经、止痛，中医则以清热解毒利湿、行气活血止痛、扶正补虚分期治疗为主。钱教授认为带状疱疹的治疗重在分期辨证论治：红斑水疱期，应以清热解毒利湿为主，体虚者辅以扶正祛邪；结痂期，注重调畅气血，"通则不痛"，以防止或减轻后遗神经痛；皮损消退后，应注重气血阴阳的调补，以促进受损神经的修复。钱教授认为带状疱疹的预防调护也非常重要，皮损全部结痂前，应禁食海鲜、辛辣、牛羊肉等腥膻发散之物，整个疾病过程中应注意休息、保暖。钱教授认为带状疱疹后遗神经痛的发生主要包括两方面原因："不通则痛"及"不荣则痛"。"不痛则痛"一般是由气滞血瘀造成，有时还有湿热、痰湿；

"不荣则痛"则主要是指气血阴阳的不足。带状疱疹后遗神经痛多见于老年人，这与其年老体虚关系密切，所以钱教授在带状疱疹结痂期时好加入黄芪、当归等益气养血之品，以预防后遗神经痛的发生。

二、癣

【病案】

高某，男，48岁。初诊日期：2019年4月2日。

主诉：双侧手部皮疹痒20年。

病史：患者20年前出现右侧手部小水疱，继而干涸脱屑，日久出现双侧手部皮肤干燥、粗糙、肥厚及皲裂，偶尔痒。曾自行外用复方酮康唑软膏，皮疹未见明显改善。面色红，既往喜食生冷，好饮酒，现时有胃痛、反酸、烧心，口气重。纳眠可，大便2～3次/d，成形，小便可。

查体：双侧手部见皮肤干燥、粗糙、肥厚及皲裂。舌红，边有齿痕，舌苔腻，脉弦滑。

检查：真菌镜检（+）。

临床分析：本例患者好饮酒，酒为辛热厚甘之品，过服久服，可化热生湿，邪热入血，引起血热内盛，而见面色红；湿热蕴结脾胃，且阳明本就多气多血，引起胃热炽盛，而见喜食生冷、反酸、烧心；湿热蕴脾，又过食生冷，日久伤脾，而见舌边齿痕，大便次数多；内热日久，耗伤阴血，化风生燥，气血运行不畅，而见皮损干燥、粗糙、肥厚及皲裂。故首诊当以清热凉血，滋阴养血，健脾燥湿为法。予六味地黄丸加减治之。

中医诊断：鹅掌风。

西医诊断：手癣。

治法：清热凉血，滋阴养血，健脾燥湿。

处方：

内服：生地 15g，当归 10g，熟地 15g，云茯苓 15g，生白术 15g，山萸肉 15g，炒山药 15g，丹参 15g，玄参 15g，蛇莓 15g，白英 15g，半枝莲 15g。14 剂。

外洗：半枝莲 30g，土荆皮 30g，生百部 30g，苦参 30g，生大黄 30g，马齿苋 30g，草河车 30g，蛇床子 30g，自备蜂房，先泡后煮 20 分钟，外洗手足患处，14 剂。

外用：尿素维 E 乳膏。

因患者居于外地，且距北京较远，微信复诊：服上方 14 剂后，皮损干燥、粗糙改善，皮损变薄，纳眠可，大便 2 次/d，舌红，边有齿痕，舌苔腻。可见患者皮损有所改善，故守原方继服 30 剂。

30 日后电话随访，皮损基本消退，临床疗效满意，故建议暂时停药，不适随诊。

按语： 本案首诊内服方取六味地黄丸加减治疗。方中生地、玄参、丹参清热凉血，养阴活血；蛇莓、白英、半枝莲清热凉血燥湿。此两组药物为钱老常用的甘苦合化组合，清热不伤阴，滋阴不增湿。当归、熟地养血滋阴，与丹参配合，补血养血而不瘀滞，茯苓、白术、山药健脾燥湿，山萸肉养阴收涩止泻。诸药合用，共奏清热凉血，滋阴养血，健脾燥湿之效。外用方中，生大黄清热解毒并能收敛，土荆皮、生百部、苦参、蛇床子祛湿杀虫止痒，半枝莲、草河车、马齿苋清热凉血解毒，蜂房能攻毒杀虫祛风。现代药理研究发现，生大黄、土荆皮、生百部等药物具有抗病原微生物（细菌、真菌等）、抗炎、调节免疫等作用。诸药配伍，共同发挥清热解毒、凉血散瘀、燥湿止痒的功效。

 小 结

癣是指发生于皮肤、毛发和甲板的浅部真菌病。一般分为以下几种：

头癣：常见有白癣和黄癣。白癣，致病菌多为小孢子菌，头皮上常呈圆形或不规则形之灰白色鳞屑性斑片，病损区头发多在距头皮3～4mm处折断，病发根部有一白色菌鞘，皮损常呈卫星状分布，多见于儿童，一般青春期后自愈，不留痕迹，中医称"白秃疮"。黄癣，致病菌为黄癣菌，为头癣中较严重的类型，典型损害为蝶形硫黄色黄癣痂，中心有毛发贯穿，病发无光泽，参差不齐，久之可形成萎缩性癣瘢，造成永久性秃发，中医称"肥疮""癞头疮""赤秃疮"等。

手癣：主要致病菌是红色毛癣菌，临床主要分为角化过度型、丘疹鳞屑型、水疱型、浸渍糜烂型及体癣型，中医称"鹅掌风"。

足癣：致病菌及临床表现同手癣，中医称"脚湿气""臭田螺""田螺疮"。

体癣：病原菌以小孢子菌、毛癣菌为主，基本损害为圆形或类圆形红斑，中心常消退，边缘有丘疹、水疱或丘疱疹形成的环状损害，自觉瘙痒，外用糖皮质激素后皮损边界不清，易误诊，中医称"圆癣""钱癣"。

股癣：发生在股内侧、会阴及臀部，皮损特点同体癣，中医称"阴癣"。

花斑癣：由马拉色菌所致，皮损多位于汗腺丰富部位，俗称"汗斑"，一般为黄豆大的圆形或类圆形斑疹，有淡褐色细薄鳞屑，陈旧损害为色素减退斑，又称"寄生性白斑"，好发于躯干、腋下、面颈等部位，自觉症状轻微，伍德灯下可见黄褐色荧光，中医称"紫白癜风"。

甲癣：致病菌包括皮肤癣菌、酵母菌及部分真菌，主要有四种临床类型，即远端侧位甲下甲真菌病、近端侧位甲下甲真菌病、白色浅表甲下甲真菌病、全甲营养不良型甲真菌病，中医称"鹅爪风""油灰指甲"。

　　糠秕孢子菌性毛囊炎：又称马拉色菌毛囊炎，是由马拉色菌引起的毛囊炎性病变，典型皮损为圆形毛囊性红色丘疹，伴有散在毛囊性小脓疱，直径约 2～4mm，皮损广泛、散在而对称，互不融合，好发于胸、颈、面、肩、背及上肢，青年患者常被误诊为寻常痤疮。

　　念珠菌病：是由念珠菌属的真菌（主要为白念珠菌）引起的皮肤、黏膜及内脏器官的急性或慢性感染。中医称口腔念珠菌病为"鹅口疮"，为口腔黏膜上出现白色假膜，基底有红色糜烂、渗出；念珠菌性阴道炎好发于糖尿病及妊娠妇女，阴道黏膜红肿，表面有白色薄膜附着，有凝乳状分泌物，自觉剧烈瘙痒；念珠菌性包皮龟头炎发生于龟头、冠状沟及包皮内侧，有针尖大小丘疱疹，表面附着较多白色乳酪状膜；念珠菌性间擦疹发生于间擦部位，包括指趾间浸渍、红斑、糜烂性损害；丘疹性念珠菌病好发于夏季，多见于颈、肩、躯干、四肢及会阴等处，皮损为 2～3mm 大小的扁平丘疹及丘疱疹，暗红色，表面有圈状脱屑；念珠菌性甲沟炎多见甲沟红肿，挤之有少许分泌物，但很少化脓。

　　本病西医的治疗原则以抗真菌为主，包括内服和外用。钱教授认为癣病的治疗应以外治为主，并注意防治结合，治疗过程中贴身衣物用品应经常高温杀菌，鞋应选透气性好的，并经常暴晒。

三、虫咬皮炎

【病案】

支某，女，28 岁。初诊日期：2019 年 6 月 8 日。

主诉：双手背起皮疹 3 天。

病史：患者 3 天前郊外游玩，蚊虫叮咬后出现双手背丘疹，不易消退，瘙痒明显。大便日行 1 次，偏黏稀，小便黄，偶有口干，眠可，易胃胀，月经规律，偶有血块。舌红，苔黄，脉沉滑。

查体：双手背散在淡红色水肿性风团，中央有米粒大小水疱，疱液澄清，部分破溃结痂。舌质红，苔黄，脉弦滑。

临床分析：患者发病时间为初夏，突然起病，有郊游史，乃人体皮肤被毒虫叮咬，毒液侵入体内，与气血相搏而发病，治以清热利湿，凉血解毒。

中医诊断：恶虫叮咬。

西医诊断：虫咬皮炎。

治法：清热利湿，凉血解毒。

处方：

内服：金银花 30g，连翘 15g，丹皮 15g，紫草 15g，蛇莓 15g，白英 15g，龙胆草 6g，生地 15g，生地榆 15g，白鲜皮 15g，泽泻 15g，黄芩 10g，白茅根 15g，凌霄花 15g，盐黄柏 15g，苦参 10g。7 剂，水煎内服，每日一剂。

西药：氯雷他定，口服，10mg/ 次，1 次 /d。

外用：丁酸氢化可的松乳膏、炉甘石洗剂。

1 周后电话随访，患者诉手背部皮疹已痊愈。

按语：本案系蚊虫叮咬后，虫毒侵入肌肤，蕴积化热，与气血相搏，故有红肿、水疱、瘀斑；舌红、苔黄、脉沉滑为热毒内盛兼水湿之象，治宜清热利湿，凉血解毒。方中龙胆草、黄芩、黄柏、苦参、白鲜皮清热燥湿止痒，生地、丹皮、紫草、生地榆、白茅根、凌霄花清热凉血，蛇莓、白英、金银花、连翘清热解毒，泽泻淡渗利湿。本方用药充分体现了钱老的特色治法：即以苦寒清热解毒药与甘寒滋阴凉血药相配伍，苦寒清热、甘寒养阴，形成甘苦合剂，达到清热不伤阴、养阴不敛邪之效。诸药相合，共奏清热利湿、凉血解毒之功，加用炉甘石洗剂、丁酸氢化可的松乳膏外用，患者初诊即药到病除，临床效果满意。

小结

　　虫咬皮炎系由节肢动物叮咬引起的一种皮肤变态反应，又称为"丘疹性荨麻疹"，当患者被节肢动物如臭虫、跳蚤、蚊子、螨虫等叮咬时，昆虫的唾液可注入人体皮肤内，具有过敏素质倾向的人则可发病。虫咬皮炎常在春末、夏季和初秋等温暖季节发病，往往好发于躯干、四肢伸侧，皮损表现为风团丘疹或风团水疱。典型损害的风团状似纺锤形，中央有小丘疹或水疱，还可以在四肢远端和掌跖部位出现张力性水疱。皮疹可群集或散在分布，但一般不对称。患者多有剧痒，常因搔抓而继发脓疱疮等化脓性皮肤病，但通常无全身症状，局部浅表淋巴结也不肿大。病程约1～2周，损害消退后，可遗留暂时性色素沉着斑。

四、湿疹

【病案一】

　　冯某，男，2岁。初诊日期：2016年3月1日。

　　主诉：双手、双脚、下巴、腹部皮疹近1年。

　　病史：患儿2015年6月发病，双手、双脚、下巴、腹部可见明显皮疹，初起小水疱，破溃渗液，伴剧痒。纳可，大便成形，一日1～2次，小便可。盗汗，夜间睡中踢被。

　　查体：舌尖红，稍有齿痕，中间"心形"剥脱，指纹不显。

　　临床分析：此为小儿湿疹患者，皮损有水疱、渗出，属于急性湿疹期。钱老认为，小儿湿疹多为先天素体脾虚、禀赋不耐，加之其母妊娠期间饮食不当，致患儿先天湿热内生。患儿舌尖红、有齿痕、舌苔花剥，盗汗，提示脾虚湿蕴化火。

　　中医诊断：湿疮。

西医诊断：湿疹。

治法：祛湿健脾，清热凉血。

处方：

内服：金银花 10g，连翘 6g，茯苓 9g，生薏米 10g，白鲜皮 6g，茵陈 8g，凌霄花 9g，生甘草 5g。

西药：氯雷他定糖浆，口服，2.5ml/次，1次/d。

外用：冰黄肤乐软膏；皮肤康洗液。

微信随访患儿母亲，患儿服上方 5 剂后，全身皮疹基本消退，至今未复发。

按语：本例幼儿患者，属于湿疹急性期，钱教授认为湿热浸淫肌肤为该期的主要矛盾。另外，小儿湿疹与其母妊娠期间饮食不当，过度食用滋补类、温热类食物致湿热内生有关，故此患者以清利湿热为首要治法。方中金银花、连翘、茵陈、白鲜皮解毒利湿；另，幼儿患者素体脾阳不振，脾弱运化失职，以致完谷不化，水湿内生，浸淫成疮，故治疗上着重补脾，脾弱转强，水谷得运，湿亦无从产生，用生薏米、茯苓健脾祛湿；患者头面部亦有皮损，夜间踢被、盗汗，钱教授认为皮损位于头面颈部者，属湿热上蒸，加凌霄花，取花叶类药物轻清上浮，可上达头面之意。此外，给予氯雷他定滴剂以抗组胺止痒治疗，加速病情恢复，外用皮肤康洗液、冰黄肤乐软膏以祛湿清热，减少渗出，增强止痒之效。内外结合，患儿服药 5 剂后，皮损消退，症状消失。

【病案二】

尚某某，女，33 岁。就诊日期：2014 年 7 月 20 日。

主诉：双手足痒，起水疱，溃烂 1 个月。

病史：患者 1 个月前，因工作压力大，身心疲惫。又赤足穿了一双新鞋，之后，出现双足剧烈瘙痒，用手抓挠，数天后，足起水疱。全足湿烂，趾间有裂口、渗出液，味臭。随之双手刺痒，起水疱，双手湿烂。手足红肿且胀。遂就诊于某部队总医院皮肤科，予口服及外用药后，皮损部位未见好转，反而加重，后经引荐就诊于钱老门诊。过敏原检查提示：橡胶过敏。平素月经调，大便干，每日一次，小便黄。

查体：双手足红肿，其上密集分布针尖大小水疱，瘙痒难耐，足趾角质层剥脱，足底皮肤皲裂、角化肥厚。舌暗，苔白腻，脉细滑。

临床分析：此案为一例典型的手足部汗疱性湿疹。患者发病于6月底，正值炎热夏季，暑湿渐盛，赤足穿新鞋，捂脚汗出，又因橡胶过敏，致湿热蕴结，熏蒸于外，故出现双足刺痒，起水疱。钱老认为，本例患者平素工作繁忙，压力大，劳累过度，正气偏虚，又感毒邪，因正虚邪实，故疾病急性发作。结合二便及舌脉情况，应属下焦湿热。

中医诊断：湿疮。

西医诊断：湿疹。

治法：清热解毒，除湿消肿，凉血止痒。

处方：

内服：金银花30g，连翘15g，知母10g，炒黄柏15g，茵陈15g，黄芩15g，丹皮15g，白茅根20g，泽泻15g，车前子15g，地肤子15g，滑石15g，土茯苓15g，蒲公英30g。7剂，水煎服。

外用：马应龙麝香痔疮膏。

二诊：服药7剂后，患者双手足即消肿，溃烂面明显变小，大部分结痂，伤口日渐愈合，较首诊时症状明显改善。大便干，小便调，舌尖偏红，苔黄稍腻，脉弦。

处方：白花蛇舌草15g，蒲公英20g，知母10g，炒黄柏15g，土茯苓15g，炒苍术15g，泽泻15g，茵陈15g，白茅根20g，滑石15g，紫草15g，连翘15g，茯苓15g，熟大黄10g，地肤子15g，白鲜皮15g，炒白术15g。14剂，水煎服。

三诊：患者服上方14剂后，手掌水疱消退，仍手痒、干燥、脱皮，足厚皮脱落，足跟干裂，粗糙起皮，瘙痒，伴记忆力减退，有疲乏感，双下肢沉重无力，大便一天一行，偏干，舌红，苔薄黄，脉滑。

处方：黄芪20g，茯苓15g，土茯苓15g，炒苍术15g，丹皮15g，生地 15g，炒白术 15g，玄参 15g，栀子 10g，知母 10g，炒黄柏 15g，白茅根 20g，白花蛇舌草 15g，泽泻 15g，当归 15g，柴胡 10g。14 剂，水煎服。

四诊：患者服上方 14 剂后，手痒明显减轻，皮肤平整、略干，裂口愈合。面色暗黄，神疲乏力，失眠，健忘，经前乳房胀，双侧乳腺有增生，腹部不适。大便干，舌红，苔薄白，脉弦。

处方：茯苓 15g，炒白术 15g，炒苍术 15g，炒黄柏 15g，玄参 15g，柴胡 10g，红景天 15g，益智仁 15g，当归 10g，益母草 15g，栀子 10g，丹皮 15g，天花粉 20g，泽泻 15g，滑石块 15g。14 剂，水煎服。

患者服上方 14 剂后，手足无瘙痒、裂口，病愈，且面色红润，精力充沛。临床疗效满意，建议暂时停药，若有反复及时就诊。

按语：本案患者初因工作压力大，劳累疲倦，耗伤心脾，致脾失健运，又因气候渐至湿热，穿新鞋捂脚，遂致湿热内蕴，浸淫肌肤而发病。发病初起，双足瘙痒剧烈，水疱，湿烂，红肿胀痛，为风湿热邪相搏于肌肤，故治疗以清热解毒、除湿消肿、凉血止痒为主。药用金银花、蒲公英、连翘清热解毒、散风热，黄芩、黄柏、知母清热燥湿，茵陈、泽泻、车前子、滑石利水渗湿，消肿泻热，使得湿热之邪从水而化，丹皮、白茅根、地肤子清热凉血止痒，土茯苓利湿解毒消痈。

二诊时肿胀消失，裂口逐渐愈合，但溃烂、水疱仍存，大便干，且舌尖偏红，苔黄稍腻，毒祛肿消，湿热尚存，去金银花，用白花蛇舌草，加强清热解毒利湿之力，加茯苓、炒白术、炒苍术，扶正健脾，淡渗燥湿；紫草凉血解毒，现代药理研究认为其具有抗炎、促进创面愈合作用；加白鲜皮以清热燥湿、祛风止痒；熟大黄通便泻热。

三诊时手足仍痒、干燥起皮，伴有记忆力减退、疲乏、下肢沉重，此为邪热耗伤阴血，化燥生风，而致血虚风燥。故加用黄芪、当归益气养血；柴胡疏肝行气，促进气血布散；生地、玄参清热养阴。

四诊时皮肤症状基本痊愈，此时伴见全身症状明显，同时有经前乳房胀，双侧乳腺增生，加益母草，理气活血祛瘀；红景天，补气活血；

益智仁，温脾暖肾，改善面色暗黄、神疲乏力、失眠健忘之症。

【病案三】

康某，男，40 岁。初诊日期：2018 年 9 月 21 日。

主诉：头部红斑 1 年半。

病史：头部红斑、脱屑、渗出 1 年半，伴痒，近期加重。

查体：患者头皮有红斑丘疹，局部渗出，可见黄色结痂。大便 2～3 日一行，口干喜饮，小便黄。

临床分析：此为头部湿疹患者，头面部皮损色红，有渗出，瘙痒较剧，属湿疹急性发作期。结合二便及舌脉情况，提示为湿热内蕴，钱老认为湿疹发于头面部者，多属湿热上蒸。

中医诊断：湿疮。

西医诊断：湿疹。

治法：清利湿热。

处方：

内服：金银花 20g，连翘 15g，黄芩 15g，生地 15g，蛇莓 15g，白英 15g，茵陈 15g，泽泻 15g，盐黄柏 15g，紫草 15g，半枝莲 15g，苦参 15g，白鲜皮 15g，土茯苓 15g，丹参 15g，茯苓 15g，蒲公英 20g。

外用：康复新液外敷，马应龙麝香痔疮膏外用。

二诊：服上方 21 剂后，皮疹渗出减少，颜色变浅，仍痒，程度减轻。

处方：全虫 3g，乌蛇 10g，苦参 15g，半枝莲 20g，连翘 15g，紫草 15g，赤芍 15g，生地 20g，盐黄柏 15g，生龙骨 40g（先煎），生牡蛎 30g（先煎），生地榆 20g，泽泻 15g，蛇莓 20g，白英 20g，天花粉 15g。

西药：氯雷他定，口服，10mg/ 次，1 次 /d；盐酸西替利嗪，口服，10mg/ 次，1 次 / 晚。

服上方 21 剂后，患者头部皮疹完全消退，临床疗效满意。

按语：患者初诊时可见头皮部红斑为主，伴有病变部位扩大，有渗出和瘙痒，为湿疹的急性期表现。一般来说，湿疹的病因并不单一，就患者湿疹的表现来看，有渗出则湿邪内存，又"热轻为痒"，故有阳热之邪，湿热合邪占主导地位。而患者已患病1年半，时间并不短，恐有耗血之伤；近期加重，则表明可能受到外邪侵及。治疗时用金银花、连翘，二者相配可清热解毒，散痈消肿，又可治疗风热外感，解决近期加重的外因。蛇莓、白英是钱老在皮肤科常用的一对要药，可共奏清热消肿、祛风解毒之功。黄芩、黄柏二者苦寒，可泻热燥湿止痒；生地甘寒，既可凉血泻热，又能养阴生津，以减轻瘙痒症状。泽泻、茯苓健脾除湿；茵陈清热祛湿；丹参活血养血；苦参、白鲜皮可清热解毒、祛风除湿，为治痒要药；紫草、半枝莲、土茯苓、蒲公英皆可清热解毒、凉血消肿。由上方可见，诸药共用以清热除湿、养血止痒。湿疹处于头皮部位，外用药物可直达皮损，内外合用，疗效显著。

　　二诊时，上方服用后患者皮疹渗出减少，颜色变浅，虽然仍有瘙痒表现，但程度减轻。上方药物以清热解毒为主，针对病因，能祛除湿热之邪以减轻症状。在上方药物的基础上，去掉一些清热祛湿之品如金银花、黄芩、茵陈、土茯苓、蒲公英，加全虫、乌蛇祛风通络；赤芍能泻能散，既可凉血消斑，又能清泻肝火，与生地相配增强凉血泻热之功；生地榆凉血止血、消痈敛疮，天花粉清热凉血、养阴生津。初诊时以清热解毒祛湿药为主，二诊时患者最主要的症状变成了瘙痒，风性主动，后面加的这些药物皆至血分，其意在于"治风先治血，血行风自灭"。

【病案四】

陈某，男，43岁。初诊日期：2019年3月26日。

主诉：双掌心脱皮10年余。

病史：患者双掌心脱皮10年余，呈片状，曾于多处就诊效果不显，故来求诊。就诊时上症仍存，近期瘙痒明显，饮酒可诱发。四末干燥，子时就寝，睡眠轻浅，6时晨起。精力可，饮茶多，纳可，小便可，大便日一行，成形。舌略胖，暗红，苔薄根腻，偏少，脉沉细。既往有高脂血症、脂肪肝。

检查：双手掌、手指散在角化粗糙斑片，干燥、少许脱屑，部分可见轻度皲裂，舌暗红，舌体略胖，苔薄根腻，脉沉弦。

临床分析：患者中年男性，素体脾阳不振，湿邪内生，日久化热，湿热内蕴，浸淫肌肤而发病。患者平素饮食不节，加剧湿热内生，致症状缠绵反复；病久耗伤阴血，化燥生风，血虚风燥，肌肤失养，故见双手干燥、粗糙、皲裂、脱屑，血虚运化不畅致血瘀，故见舌暗；舌体胖、苔根腻、脉沉细则是患者脾虚湿蕴之表现。

中医诊断：湿疮。

西医诊断：角化性湿疹。

治法：益气健脾，养血润燥。

处方：

内服：生黄芪 10g，生白术 15g，炒蒺藜 15g，连翘 15g，夏枯草 15g，生地 15g，熟地 15g，玄参 15g，当归 15g，乌梢蛇 10g，首乌藤 15g，茯神 15g，生龙骨 30g，生牡蛎 30g，珍珠母 30g，赤芍 15g。14 剂，水煎服，每日一剂，分 2 次服。

外用：透骨草 30g，半枝莲 30g，马齿苋 30g，土荆皮 30g，生大黄 30g，生百部 30g，龙葵 30g，皂角刺 30g。7 剂，水煎，两日使用 1 剂，放至室温后外洗。而后外涂尿素维 E 乳膏、马应龙麝香痔疮膏。

二诊：皮肤脱皮大减，角化浸润变薄，瘙痒减轻，纳馨，23～24 点就寝，轻浅易醒。大便日一行，较前软，小便可。舌略胖，暗红，苔薄，脉细数。

处方：

内服：生黄芪 15g，生白术 15g，白花蛇舌草 20g，连翘 15g，夏枯草 15g，生地 20g，熟地 15g，玄参 15g，当归 15g，首乌藤 15g，茯神 15g，女贞子 15g，鳖甲 15g，白芍 15g，石斛 15g，醋莪术 15g。14 剂，水煎服。

外用：药物及用法同前。

上方服 14 剂，皮损基本消退。

按语：首诊方中黄芪、白术以益气健脾为本，佐生地、熟地、玄参、当归、首乌藤，养血润燥；患者皮损瘙痒较剧，故加入炒蒺藜、乌梢蛇祛风通络止痒；在对湿疹患者的治疗中，钱教授讲求"身心合一"，予茯神、首乌藤、龙骨、牡蛎、珍珠母养心安神助眠。中药外洗清热解毒，燥湿止痒，可直接作用于皮肤患处，经皮吸收，提高临床疗效；外洗后予尿素维E乳膏、马应龙麝香痔疮膏滋润保湿、促进皲裂愈合，另痔疮膏有清热活血生肌之效，可促进手部皮肤气血运行，加速病情恢复。二诊时，患者皮肤干燥、角化好转，瘙痒减轻，但眠差，结合舌脉，去炒蒺藜、乌梢蛇、赤芍等药，加白花蛇舌草、女贞子、鳖甲、白芍、石斛滋阴清热养血，莪术破血消积，加速角化皮损的消退。钱教授在治疗湿疹时强调整体观念，讲究标本兼顾、内外兼治，效果明显。

【病案五】

杨某，女，47岁。初诊日期：2019年2月22日。

主诉：皮疹2年。

病史：患者手臂、腰部、额头部起皮疹2年，伴痒甚，夜间重。眠差，多梦。大便干，2～3日一次，小便黄。易疲劳，嗳气频，常有心悸。月经量减少，稍有血块。既往有心律不齐。

查体：手臂、腰部、额头部可见暗红或褐色斑片，轻度肥厚浸润，其上干燥脱屑。舌边齿痕、尖红，苔白稍腻。脉弦滑数兼涩。

临床分析：患者为更年期女性，周身起疹瘙痒，反复发作2年，属慢性湿疹。根据临床表现，此患者辨证为脾虚血燥，肝肾阴虚型。

中医诊断：湿疮。

西医诊断：湿疹。

治法：补脾养血，滋补肝肾。

处方：

内服：茯神20g，生白术20g，生黄芪20g，金银花15g，连翘15g，生地15g，丹皮15g，丹参15g，白蒺藜15g，女贞子15g，沙苑子15g，蛇莓 15g，白英 15g，决明子 30g，太子参 15g，柏子仁 15g，郁金 15g，香橼 10g。

外用：马应龙麝香痔疮膏。

用药 6 周，微信随访，患者皮疹完全消退，至今未再复发。

按语： 钱老认为，湿疹虽为外在表现，实则与体内阴阳平衡失调、脏腑气血紊乱密切相关。如更年期女性常存在肝肾阴虚症状，如心烦不寐、潮热盗汗、月经失调等，在考虑皮肤损害的同时，也会顾及这些表现。钱老认为湿疹患者多以脾虚为本，故治疗上予茯神、白术、黄芪补脾益气以治本，患者眠欠多梦、月经量少等更年期症状较显著，故予生地、女贞子、沙苑子补益肝肾，患者阴血不足，大便干燥，予柏子仁、决明子养阴润肠通便。钱老认为，健康的情绪可使机体气机条畅，加快疾病好转，该女性处于更年期，内分泌紊乱，嗳气频繁，故钱老予郁金、香橼疏肝理气。金银花、连翘、蛇莓、白英是钱老治疗湿疹常用对药，以清热解毒祛湿。

【病案六】

孙某某，男，63 岁，初诊日期：2022 年 1 月 21 日。

主诉： 泛发性湿疹 10 年余。

病史： 全身泛发湿疹 10 年余，双腿尤甚，以陈旧性皮疹为主，可触及结节。

查体： 双腿泛发性暗红色斑片，轻度肥厚浸润，上覆干燥鳞屑，可见散在水疱，右小腿外侧散在丘疹、结节、色素沉着。口干、眠差，舌质暗，苔白腻。

临床分析： 此为老年男性患者，周身泛发湿疹 10 年余，现皮损以暗红色斑片、丘疹、鳞屑为主，伴少量水疱，属慢性湿疹。患者多湿邪内生，湿阻气机，津液无法上承，或湿邪日久郁而化热，故见口干；痰热扰心，心神失养，故见眠差；舌暗红、苔白腻亦为湿邪内盛之象，四诊合参，综合辨证为湿热内蕴证。

中医诊断： 湿疮。

西医诊断：慢性湿疹。

治法：清热祛湿，健脾凉血。

处方：

内服：半枝莲 15g，连翘 15g，紫草 15g，赤芍 15g，生地 15g，茯苓 15g，炒白术 20g，茵陈 15g，苦参 15g，泽泻 15g，黄芩 15g，蛇莓 15g，白英 15g，蒲公英 20g，车前草 15g，地肤子 15g，天花粉 15g。

外用：马应龙麝香痔疮膏、糠酸莫米松软膏。

二诊：服药 4 周，因过年期间饮食不当，腰背部、双下肢散在新发丘疹，色鲜红、痒甚。口干、纳呆、眠差。结合皮疹颜色可知，现患者湿热内盛，故在原方基础上加强清热凉血祛湿之效。

处方：

内服：全蝎 5g，金银花 30g，连翘 15g，水牛角 15g，地榆 15g，丹皮 20g，紫草 20g，白茅根 20g，青黛 10g，白鲜皮 15g，苦参 15g，泽泻 15g，天花粉 15g，茜草 15g，生地 20g，炒栀子 12g，板蓝根 15g，小蓟 15g。

外用：新加泡洗方。半枝莲 30g，土荆皮 30g，生大黄 30g，蒲公英 30g，马齿苋 30g，苦参 30g，生百部 30g，败酱草 30g。

三诊：服药 2 周，原有皮疹颜色明显变淡，瘙痒减轻，未见新发皮疹；睡眠较前改善，仍有口干、纳呆。结合皮疹可知，血热较前明显减轻，故在原方基础上以丹皮替青黛，以茯苓替板蓝根。

处方：

内服：全蝎 5g，金银花 30g，连翘 15g，水牛角 15g，地榆 15g，丹皮 20g，紫草 20g，白茅根 20g，丹参 20g，白鲜皮 15g，苦参 15g，泽泻 15g，天花粉 15g，茜草 15g，地黄 20g，炒栀子 12g，茯苓 20g，小蓟 15g。

外用：泡洗方同前。

四诊：服药 14 剂后，皮疹基本消退完全，部分遗留色素沉着，未见新发皮疹。睡眠好转，诉口干，纳差。现患者皮疹基本消退，纳差，在湿疹后期应注重调理脾胃功能，故在原方基础上辅以健脾护胃消食药，固护后天。

处方：

内服：全蝎 5g，连翘 15g，茯神 20g，地黄 20g，白鲜皮 15g，紫草 15g，苦参 15g，茯苓 15g，蛇莓 15g，白英 15g，盐黄柏 10g，丹参 15g，天花粉 15g，土茯苓 15g，板蓝根 20g，牡丹皮 15g，焦山楂 15g，焦麦芽 15g。

外用：泡洗方同前。

按语： 首诊方以半枝莲、连翘、蒲公英、蛇莓、白英清热解毒；紫草、赤芍、生地清热凉血活血；茯苓、白术健脾祛湿；茵陈、苦参、泽泻、黄芩、车前草清热祛湿；地肤子祛风止痒，天花粉清热泻火生津，全方配伍，共奏清热凉血、祛湿健脾之功。二诊时病情有所进展，与饮食有关。钱教授认为湿疹与饮食不当，尤其是过食辛辣刺激、温补类食物关系密切，因此会叮嘱患者注意饮食禁忌，防止"病从口入"。二诊时加入外洗方，方中半枝莲、土荆皮、大黄、蒲公英、马齿苋、败酱草清热解毒，苦参、百部杀虫止痒；从西医角度而言，清热解毒药多具有抑制细菌、真菌生长繁殖的作用。外用泡洗方比内服方价格便宜，对于经济不富裕患者，可作为首选方案。

【病案七】

解某，男，69 岁。初诊日期：2022 年 2 月 20 日。

主诉： 全身皮肤瘙痒 10 年余。

病史： 患者 10 年前无明显诱因出现皮肤瘙痒，就诊于多家医院，诊断为"湿疹"，内服中药、西药，外用烤电、洗浴等治疗，效果不佳。自 2019 年以来，症状加重，皮肤瘙痒难忍，因瘙痒抓挠而反复溃破，可抠出小米粒大小的脂肪粒，下肢、臀部较多，逐渐发展到上肢及躯干。自患病以来，因瘙痒导致入睡困难，经常发热，食欲不佳，自觉浑身无力，精力不足，行动困难。有多囊肝、多囊肾、风湿性心脏病、高血压病史。

查体： 全身泛发丘疹，伴脓粒，皮损处有搔抓痕迹。口干、口苦，反酸，大便偏稀、黏，日一行。舌暗红，苔黄腻，脉沉。

临床分析： 患者年老体虚，正气不足，脾气亏虚，运化失司，水液内停，湿热蕴结体内，外感风邪，邪气搏结于肌肤，发为湿疹。湿热下注，故湿疹在下肢、臀部较多，湿热之邪难以祛除，久留体内，病情迁延，故发展至上身躯干。风、湿、热邪相互为患，故痒甚难以入睡，常发热；湿邪困脾，脾不升清，故见乏力、精力不足、行动困难、食欲不佳；湿热停聚，津液不布，故见口干、口苦；湿性黏滞，故见大便稀、黏；结合舌脉，辨证属湿热浸淫证，治以清热燥湿，祛风止痒之法。

中医诊断：湿疮。

西医诊断：湿疹。

治法：清热燥湿，祛风止痒。

处方：

金银花 30g，连翘 15g，夏枯草 15g，茯苓 30g，炒白术 30g，车前子 30g，白蒺藜 15g，苦参 15g，乌蛇 6g，全蝎 6g，茯神 20g，竹茹 10g，陈皮 10g，苍术 10g，黄芩 12g，白茅根 30g。7 剂。

二诊：患者仍瘙痒，入睡困难，纳差，无食欲。自述有贫血。舌暗，有瘀斑，苔白腻腐。

处方：金银花 30g，茯苓 30g，炒白术 30g，炒山药 20g，全当归 15g，白芍 15g，生黄芪 15g，法半夏 9g，陈皮 10g，紫丹参 15g，炒麦芽 20g，焦神曲 20g，醋鸡内金 15g，车前子 30g（包煎），炒苍术 15g，生甘草 10g。14 剂。

三诊：患者仍瘙痒，纳食不馨，入睡困难。舌暗，苔白厚腻。

处方：金银花 30g，苍术 20g，炒白术 30g，法半夏 9g，茯苓 30g，猪苓 20g，地龙 9g，砂仁 10g（后下），白豆蔻 15g，玄参 20g，当归 15g，泽泻 15g，车前子 30g，生黄芪 30g，滑石 30g，生甘草 10g。7 剂。

四诊：瘙痒无明显改善，饮食欠佳，入睡困难，少气懒言，时有反酸，大便不成形，日一行。舌暗，苔白厚腻。

处方：炒白术 40g，茯苓 40g，猪苓 30g，生黄芪 40g，白茅根 30g，炒山药 30g，党参 15g，砂仁 10g（后下），车前子 30g（包煎），泽泻 15g，鸡内金 15g，陈皮 10g，竹茹 10g，焦神曲 15g，金银花 30g，太子参

15g。14剂。

五诊：臀部皮疹明显收敛，新疹很少。

处方：生黄芪 30g，茯苓 40g，猪苓 20g，党参 20g，金银花 30g，车前子 30g，焦神曲 15g，陈皮 12g，竹茹 10g，白梅花 12g，连翘 15g，生白术 40g，炒山药 30g，法半夏 10g，生甘草 10g，玄参 20g。14剂。

六诊：药后 40 余天皮疹明显收敛，痒感减轻，不影响入睡，胃纳佳，体力有所恢复，咽干口渴，大便调，每日 1~2 次。舌苔白腻，脉滑。

处方：生黄芪 30g，茯苓 30g，炒白术 40g，竹茹 10g，陈皮 12g，法半夏 10g，苍术 15g，猪苓 30g，车前子 30g，焦神曲 15g，白梅花 12g，金银花 30g，连翘 15g，川牛膝 15g，炒山药 30g，天花粉 15g。14剂。

七诊：药后痒稍减，背部、臀部皮疹收敛，痰多，大便稀，日二行，纳差，反酸。舌暗红，舌面少津，脉滑。

处方：生黄芪 30g，炒山药 30g，炒白术 30g，生地 20g，北沙参 15g，竹茹 15g，陈皮 10g，玄参 15g，车前子 20g，金银花 30g，党参 15g，苍术 15g，赤芍 15g，茯苓 30g，焦神曲 15g，白梅花 10g，14剂。

按语：患者属湿热浸淫证，故治以清热燥湿，祛风止痒。然湿热相杂，需分步解决。首诊先用金银花、连翘、夏枯草清热解毒散结；黄芩清热燥湿；全蝎、乌蛇善走窜入血，搜风通络而止痒，苦参清热燥湿，杀虫止痒，白蒺藜、苍术祛风止痒；茯神安神益智；陈皮燥湿行气，竹茹降逆化痰，茯苓健脾渗湿，炒白术健脾利水，利小便以实大便；白茅根清热利尿，车前子润肠通便，给邪以出路。二诊时患者自述有贫血，故加当归、白芍、丹参养血活血。本案患者年龄大、病程长，且兼夹多种内科疾患，初期疗效并不明显。首诊清热兼用去湿。二三诊时苔腐腻为中焦蕴结之湿热随药而发，且湿重于热，故用金银花配大剂量补血、燥湿健脾之品。四诊时热邪已去，唯余湿邪困脾，故用健脾祛湿之法，患者皮损见好。后续则以扶正为主，兼以祛邪。钱老急则治标，缓则治本，初期患者瘙痒严重影响睡眠，故以祛风燥湿止痒为主要治疗方向，后期患者皮疹收敛，瘙痒减轻，故去乌蛇、全蝎，以健脾祛湿之法治疗，皮疹范围缩小，疗效明显。

【病案八】

纪某，男，30 岁。初诊日期：2022 年 8 月 12 日。

主诉： 皮肤丘疹、瘙痒 5 年余，加重 1 个月。

病史： 患者 5 年前无明显诱因出现上半身皮肤丘疹，时轻时重，伴痒。1 个月前日晒后加重。刻下见食欲减退，食后即便，一日 2 次，口干喜饮，郁郁寡欢，眠差。既往有阴囊湿疹、抑郁症病史。

查体： 上半身皮肤丘疹，舌暗苔白，脉沉弦细。

临床分析： 患者素体脾胃虚弱，运化失职，湿邪内蕴，郁久化热，湿热搏结于肌表，发为湿疹。又肝气不疏，肝郁气滞，横逆犯脾，故见食欲减退；脾胃虚弱，不能腐熟水谷，水走肠间，虚不能制，故食后即便，日二行；热伤津液，故见口干喜饮。辨为脾虚湿蕴证。首诊以健脾利湿，祛风止痒为法，方用参苓白术散加减治之。

中医诊断： 湿疮。

西医诊断： 湿疹。

治法： 健脾利湿，祛风止痒。

处方： 茯苓 30g，炒白术 30g，苍术 15g，生黄芪 20g，党参 15g，茯神 20g，夜交藤 20g，郁金 15g，白芍 15g，川断 20g，全蝎 5g，乌蛇 6g，白蒺藜 10g，砂仁 6g，苏梗 15g，丹参 20g，14 剂。

二诊： 皮疹收敛，药后大便正常，一日 2 次，不成形，入睡难，痒减轻。

处方： 金银花 20g，连翘 15g，茯苓 30g，炒白术 30g，莲子肉 30g，炒薏米 30g，炒芡实 30g，炒扁豆 30g，苦参 15g，茯神 20g，合欢皮 15g，远志 12g，石菖蒲 12g，车前子 20g，苍术 15g，乌蛇 6g，14 剂。

三诊： 药后改善不明显，皮肤划痕试验阳性，乏力。舌暗苔白，边有齿痕，脉沉涩。

处方：

内服：茯苓 20g，炒白术 30g，苍术 15g，生黄芪 20g，茯神 20g，夜交藤 20g，白蒺藜 10g，丹皮 15g，丹参 15g，炒山药 15g，郁金 15g，炒扁豆 30g，苦参 15g，生地榆 15g，金银花 20g，白鲜皮 15g，防风 10g，合欢花 15g，14 剂。

外洗：土荆皮 30g，生百部 30g，生大黄 30g，苦参 30g，马齿苋 30g，蒲公英 30g，14 剂，煎水泡洗。

四诊：皮疹减退，大便黏，手指掌面反复出现汗疱疹伴痒。

处方：金银花 20g，连翘 15g，茯苓 20g，炒白术 20g，苍术 15g，炒山药 20g，炒扁豆 30g，紫草 15g，生地 15g，防风 10g，地肤子 15g，白蒺藜 15g，茯神 15g，生黄芪 20g，泽泻 15g，赤芍 15g，14 剂。

服上方 14 剂后，患者手指掌面皮疹完全消退，大便基本成形，随访皮疹未复发。

按语：本案患者肝郁气滞，脾虚湿蕴之象明显，又因天气湿热，患者日晒过度而加重。治以健脾利湿，祛风止痒。钱老以参苓白术散为底方，党参、白术、茯苓、黄芪健脾利湿，补中焦脾胃之气；砂仁、苏梗为调气行滞之品，合党参、白术、茯苓，又能暖胃补中；苍术、全蝎、乌蛇祛风除湿、搜风通络，祛除顽痰湿邪；白蒺藜平肝疏肝，祛风止痒；郁金疏肝解郁，白芍养血柔肝，川续断补肝肾、通血脉，丹参凉血活血，取其"治风先治血，血行风自灭"之意。又以茯神、夜交藤安神，诸药合用，共奏健脾利湿，祛风止痒之功。二诊时患者脾虚之象改善明显，但仍属肝郁脾虚湿蕴之证，故加银花、连翘清热解毒，苦参燥湿止痒；三诊时患者自述食后即便症状减轻，但皮疹改善不明显，故加丹皮清热凉血，白鲜皮祛湿止痒，以增药物外达皮肤之力。又以外洗方内外合治。四诊时湿邪已祛大半，皮疹减退，酌加清热解毒凉血之品以收尾，临床效果满意。

【病案九】

李某，女，26 岁。初诊日期：2023 年 3 月 17 日。

主诉：全身泛发皮疹 2 年余，伴痒。

病史：患者 2 年前无明显诱因出现全身泛发皮疹，先从手足发起，后遍及全身，有渗出液，伴痒，无甲板损坏，痒甚难以入睡，口干口渴，皮温高，大便干。

查体：全身泛发皮疹。舌暗，苔白腻，脉数。

临床分析：患者皮疹虽然先从手足发起，但后续泛发全身，有渗出液，且无甲板损坏，故可与掌跖脓疱病相鉴别，断为湿疹。患者饮食不节，喜食荤腥，而致湿热内蕴，外受风邪，风湿热邪搏结于体表而发病。风邪为患，故见皮肤瘙痒，痒甚难以入睡；湿热之邪困阻中焦，故水液运化失司，症见口干口渴、大便干。综合舌脉，辨证属湿热浸淫证，治以清热解毒，燥湿止痒之法。

中医诊断：湿疮。

西医诊断：湿疹。

治法：清热解毒，燥湿止痒。

处方：金银花 20g，连翘 15g，茵陈 15g，黄芩 15g，丹皮 15g，生地榆 15g，苦参 15g，地肤子 15g，紫草 15g，半枝莲 15g，全瓜蒌 30g，决明子 20g，白鲜皮 15g，茯苓 15g，泽泻 15g，车前草 15g，14 剂。

二诊：前胸及后背皮疹明显好转，双手掌心皮疹反复，伴痒。

处方：

内服：乌蛇 9g，连翘 15g，紫草 15g，赤芍 15g，丹皮 15g，丹参 15g，白鲜皮 15g，黄芩 15g，茵陈 15g，决明子 20g，苦参 15g，地肤子 15g，茯苓 20g，生地榆 15g，车前草 15g，拳参 15g，14 剂。

外洗：蒲公英 30g，苦参 30g，蛇床子 30g，地肤子 30g，生大黄 30g，土荆皮 30g，14 剂，煎水泡洗。

按语：此患者临床表现为湿热并重之象，诊为湿热浸淫证。处方以金银花、连翘清热泻火解毒，透营分之热转为气分而解；茵陈、黄芩清利中焦湿热；丹皮、生地榆、紫草清热凉血解毒；半枝莲解毒散结；苦参、地肤子、白鲜皮清热燥湿止痒；茯苓健脾利湿；全瓜蒌、决明子通利大便；泽泻、车前草清热利尿，引邪外出。方中重用全瓜蒌 30g，用以化痰湿，开通路。上焦得通，津液得降，大便得解。全方合奏清热解毒，燥湿止痒之功。

二诊时患者前胸及后背皮疹明显好转，双手掌心皮疹反复，故加乌蛇搜风通络、拳参解毒除湿。用丹参活血，治风先治血，血行风自灭。由于湿疹在双手掌心较严重，且皮疹反复发作，故加以外洗方，内外合治，临床效果良好。

小结

  湿疹是由多种内外因素引起的一种变态反应性皮肤疾病，临床常见，其特征性皮损具有明显的渗出倾向并伴有剧烈瘙痒，反复发作。本病不仅给患者带来躯体上强烈的不适感，也会促使焦虑、抑郁等心理疾病的产生，属于身心疾病范畴。湿疹的发病，目前被认为涉及多种致病因素，包括免疫功能异常、系统性疾病（如内分泌疾病或肿瘤性疾病）、遗传等内在因素，食物、微生物、过敏原、湿度等外在因素，但总的来说其发病机制尚不明确。中医学将"湿疹"称为"湿疡""湿疮"或"浸淫疮"，认为多因外感风、湿、热邪，蕴于肌肤，或偏嗜肥甘厚腻，湿热内生，浸淫肌肤；或素体脾阳不振，湿邪内生，肌肤失养所致。钱文燕教授认为湿疹病机为湿热浸淫肌肤，多与饮食不节致肝胆脾胃湿热蕴结有关。在治疗方面，钱文燕教授按湿疹分期辨证用药，急性期以清利湿热为首要治法，常选用龙胆泻肝汤，亚急性期以健脾利湿为首要治法，常选用除湿胃苓汤，慢性期以清利湿热为主，遵循"结者散之，坚者削之"原则。

五、特应性皮炎

【病案一】

张某，男，13 岁。初诊日期：2018 年 9 月 28 日。

主诉：面颈部起皮疹伴瘙痒反复发作 10 年余，加重 1 年。

病史：患者素体虚弱多病，10 年前无明显诱因出现面颈部红斑丘疹，诊断为"湿疹"，给予外用药治疗后好转，其后皮疹反复发作数次，均按湿疹治疗后好转。1 年前皮疹加重，蔓延至四肢，且皮肤干燥，瘙痒明显。1 周前在杭州某医院查血常规，嗜酸性粒细胞偏高（11.6%）。大便偏干，日行 1 次，小便可。既往有过敏性鼻炎病史。

检查：面部、颈部可见红斑丘疹，其上附有少许干燥鳞屑，部分皮肤轻度苔藓样变。腘窝及肘窝处红斑丘疹融合成片，皮肤变得粗糙肥厚，部分呈苔藓样变，可见较多抓痕与结痂。舌质暗，苔薄白，脉滑。

临床分析：此案为儿童特应性皮炎一例，患者的临床表现较为典型。钱老指出，患者先天禀赋不足，脾失健运，湿热内生，外发于皮肤而生此病，后疾病反复发作，缠绵不已，致使脾虚血燥，肌肤失养，则见皮肤粗糙肥厚，呈苔藓样变，有较多抓痕与结痂。此次来诊乃慢性病程急性发作，故治疗当以凉血解毒、除湿止痒为法。予滋阴除湿汤加减治之。

中医诊断：四弯风。

西医诊断：特应性皮炎。

治法：凉血解毒，除湿止痒。

处方：

内服：蛇莓 30g，白英 15g，半枝莲 20g，乌梢蛇 12g，蒲公英 20g，连翘 15g，盐黄柏 15g，泽泻 15g，生地 15g，紫草 15g，丹参 15g，苦参 15g，炒苍术 15g，防风 15g，车前草 15g。

外洗：生百部 30g，生大黄 30g，土荆皮 30g，苦参 30g，地肤子 30g，蒲公英 30g，马齿苋 30g，拳参 30g。水煎外洗，每日 1 次，每次 20 分钟。洗后以马应龙麝香痔疮膏外涂患处。

二诊：患者服上方 21 剂后，已无脱屑，红肿消退，红疹减轻但未完全消退，瘙痒减轻，故稍减原方中苦寒清热药物。

处方：金银花 15g，连翘 15g，生地黄 15g，牡丹皮 15g，紫草 15g，丹参 15g，盐黄柏 15g，泽泻 15g，炒苍术 15g，苦参 15g，乌梢蛇 12g，蛇莓 15g，白英 15g，黄芩 15g，半枝莲 15g，生地榆 15g。

患者服上方 15 剂后反馈，基本痊愈。

按语：患者面颈及四弯部红色苔藓样皮损，伴有潮红、干燥、瘙痒症状，遇干、热即加重，说明热邪暗耗阴液，阴液不足，则生虚热，虚热炎上。而皮肤疾病常常暗示体内阴阳失衡，患者大便干亦提示阴虚内热。故钱老在治疗中以朱仁康教授滋阴除湿汤加减，方中蒲公英、连翘等清热解毒，车前草清热利湿，生地、紫草、丹参等凉血护阴。患者皮肤潮红，伴有大量脱屑，说明表皮细胞有异常增生，且血分有热。因此，钱老以常用药对蛇莓、白英、半枝莲滋阴清热解毒，现代药理学研究表明，上述药物能够抑制细胞迅速增生，对于皮肤病的大量干燥脱屑有显著疗效。患者虽有便干、皮疹干燥脱屑症状，但是脸部因炎症反应而发生肿胀，所以在清热凉血的同时，还使用清热利湿的黄柏、苦参，以及泻热的泽泻，使热从小便出。而炒苍术温燥湿浊，佐制全方寒凉之性，固护脾胃。防风，为臣使，疏一身之风，既能引药上行头面，又能疏解风邪止瘙痒。外洗方以凉血解毒止痒为法。内外并施，标本兼顾，沉疴速愈。

【病案二】

张某，男，44 岁。初诊日期：2019 年 3 月 26 日。

主诉：周身脱皮 30 年余，加重 1 年。

病史：自述母亲怀孕时劳累、营养不足，出生时出现胎毒，皮肤色红，瘙痒渗液。因上症多次就诊，疗效一般。游泳后觉皮屑可改善。周身皮肤干燥，脱屑明显，双下肢瘙痒，春秋加重，外涂乳膏可缓解。纳可，子时就寝，多梦。记忆力下降，畏风、畏寒，疲乏困倦。大便多不成形，一日 2~3 行，黏腻。房事过后腰背出汗。患者既往有高尿酸血症、糖尿病、浅表性胃炎病史。

检查：双下肢皮肤干燥，胫前为主，可见多角形鳞屑，中央紧贴皮肤，边缘游离，双肘窝及腘窝红疹，可见抓痕。舌暗红，微齿痕，中裂纹，苔薄白，脉弦细滑。

临床分析： 此案为成年男性特应性皮炎一例。患者因先天禀赋不足，肝肾精血亏虚；又因后天脾胃失调、营血不足，血虚生风生燥；且因病程日久，气血运行不畅，脉络瘀阻，多种因素导致皮肤失于濡养而干燥脱屑。故治疗当以益气健脾，补益肾精，养血润燥为主。

中医诊断： 四弯风。

西医诊断： 特应性皮炎。

治法： 益肾健脾，养血润燥。

处方： 蛇莓 15g，白英 15g，丹皮 15g，丹参 15g，生黄芪 15g，党参 15g，云茯苓 15g，生地 15g，玉竹 15g，鸡血藤 15g，熟地 15g，白芍 15g，半枝莲 15g，沙苑子 15g，女贞子 15g，炒白术 15g。

二诊： 患者服上方 30 剂后，周身皮肤干燥、脱屑有所好转，但时有瘙痒。视物模糊，多视则干。寐安，多梦。大便成形，一日 2 行。精力差，疲乏。舌暗红，中裂纹，苔薄，脉沉弦。

处方： 蛇莓 15g，白英 15g，丹参 15g，生黄芪 20g，党参 15g，云茯苓 20g，生地 15g，鸡血藤 15g，熟地 15g，白芍 15g，石斛 20g，沙苑子 15g，女贞子 20g，生白术 15g，鳖甲 15g，白花蛇舌草 20g。

服上方 30 剂后，微信随访，患者诉皮疹基本痊愈，嘱停药观察。

按语： 一诊方中，党参、茯苓、生黄芪、炒白术益气健脾，有"四君子汤"之意；蛇莓、白英为钱老常用药对，二者相配，可利湿消肿、清热解毒、凉血散瘀；生地、丹皮、丹参、半枝莲、鸡血藤、玉竹、白芍等清热凉血，活血养阴；另外，患者先天禀赋不足，加熟地、沙苑子、女贞子以滋养肾精。30 剂后患者稍有好转，诉睡眠不实、多梦，故加滋阴潜阳之鳖甲；精力差，舌暗红，中裂纹，故加重黄芪用量，并加滋阴之石斛，与生地、黄芪共奏补气滋阴之效。

【病案三】

刘某，女，39 岁。初诊日期：2017 年 3 月 18 日。

主诉： 双手及颈部红斑、丘疹伴瘙痒 30 年余，加重 2 个月。

病史：患者自幼患特应性皮炎，反复发作，好发于手部及头颈部。近2个月病情反复，双前臂瘙痒肿胀，乏力，伴有手抖；出汗后瘙痒伴有脱发，使用外用药物（不详）自觉缓解。现患者饮食尚可，易胃胀；大便每日1～2次，量少偏稀；眠欠佳，入睡困难；月经周期28日，经期约5日，色黑，有血块，无痛经。既往有乳腺增生、颈椎椎间盘突出病史。

检查：双手及颈部可见红斑、丘疹，部分皮肤苔藓样改变，上有细碎鳞屑。舌偏暗，苔薄白，脉弦。

临床分析：此案为成年女性特应性皮炎一例。患者因禀赋不耐，脾失健运，湿热内生，外蕴皮肤，郁于肌肤而发病；由于疾病反复发作，缠绵不已，致使肝脾不和、胃胀时作，血虚风燥以致肌肤失养；患者此次发病乃外感风邪，内有顽湿所致，治疗当以祛风养血、健脾祛湿为法。

中医诊断：四弯风。

西医诊断：特应性皮炎。

治法：祛风养血，健脾祛湿。

处方：金银花20g，炒苍术15g，炒白术20g，茯苓15g，莲子肉20g，益母草10g，生地15g，玫瑰花10g，白芷15g，炒扁豆20g，茯神15g，厚朴10g，陈皮10g，柴胡6g，白梅花10g。

二诊：患者服上方7剂后，胃胀明显改善，皮损瘙痒略减轻，周身乏力，入睡难，大便黏，小便正常。可见患者肝脾不和明显缓解，故减少理脾疏肝之品，酌加益气健脾、滋阴解毒药物。

处方：金银花30g，乌蛇10g，生地15g，连翘15g，盐黄柏15g，炒苍术20g，蛇莓15g，猪苓15g，茯神15g，白英15g，泽泻15g，莲子肉20g，茯苓15g，炒白术20g，秦艽15g，丹参15g。

患者自述服上方14剂后诸症改善，后半年余未复诊。

三诊：2018年1月13日患者再次来诊，自述近1周皮疹泛发全身，瘙痒剧烈，皮肉痒痛，干燥未见渗出，双眼睑亦见皮疹。现饮食睡眠尚可，大便三日一行，月经周期29日，色暗伴有少量血块。月经先期7日。舌暗，苔白，有裂纹、齿痕，脉弦滑。

处方：

内服：金银花 30g，紫草 15g，生地 30g，连翘 15g，蛇莓 15g，猪苓 15g，决明子 30g，生白术 20g，丹参 15g，盐知母 10g，盐黄柏 15g，天冬 15g，菝葜 15g，龙葵 15g，黄芩 15g，丹皮 15g，茯苓 15g。

外洗：土荆皮 30g，生百部 30g，苦参 30g，盐黄柏 30g，蒲公英 30g，马齿苋 30g，半枝莲 30g，菝葜 30g。外洗后患处涂抹马应龙麝香痔疮膏。

四诊： 服上方 7 剂后，皮疹稍见改善，瘙痒仍重。纳眠可，大便日一行，月经血块多。舌质红，苔白腻，脉沉。故在上方基础上加虫类药物以加强解毒止痒之功效。

处方： 全虫 3g，乌蛇 10g，猪苓 15g，炒苍术 15g，连翘 15g，决明子 30g，炒黄柏 15g，丹参 15g，益母草 15g，生地 30g，玄参 15g，蛇莓 5g，白英 15g，生白术 30g，半枝莲 15g，菝葜 20g，紫草 15g。

五诊： 服上方 14 剂后皮损明显改善，瘙痒减轻，大便日一行，质稀而黏，小便调，纳眠可，月经规律，血色暗。舌淡红苔白，脉沉。故减少上方清热凉血、苦寒燥湿药物，加强益气健脾、滋阴解毒之力。

处方： 茯苓 15g，生地 20g，猪苓 15g，炒白术 15g，丹参 15g，乌蛇 10g，全虫 3g，玄参 15g，白花蛇舌草 20g，紫草 15g，白芍 15g，川芎 10g，浙贝 15g，陈皮 10g，白英 15g，炒山药 15g。

服上方 14 剂后随诊，皮损已全部消退，临床疗效满意。

按语： 初诊时患者皮损以瘙痒肿胀为主，风邪客于肌肤，加之血瘀湿阻，肌肤失于濡养，故瘙痒剧烈。宜标本兼治，祛风养血、健脾祛湿。方中金银花清热解毒，二术、茯苓、莲子肉、扁豆健脾祛湿，白芷疏风祛湿，茯神健脾安神。气血相依，故治疗上又注重调畅气机，补气生血、行血。生地养血活血，益母草清热活血利水，厚朴、白梅花理气宽中，陈皮理气健脾，柴胡疏肝理气。二诊患者胃胀减退，仍有瘙痒，影响睡眠，邪不去则正不安，故加入乌蛇搜风止痒，并加强清热祛风除湿之力——黄柏清热燥湿，苍术健脾燥湿，连翘、蛇莓、白英清热解毒，丹参凉血活血，猪苓、泽泻利水渗湿，秦艽祛风除湿。后病情趋于稳定，半年内未反复。

半年后患者病情加重，皮疹泛发，瘙痒剧烈且皮肉红肿疼痛，此为湿热蕴结所致，且湿热俱重。治疗宜清热、祛湿并重，兼以凉血解毒。方中清热广用苦寒——金银花、连翘清热泻火解毒，蛇莓、龙葵散瘀消肿、清热解毒，知母清热泻火，天冬清热滋阴，紫草、生地、丹参、丹皮清热凉血活血；治湿多法并用——黄芩、黄柏清热燥湿，猪苓、茯苓利水渗湿，白术燥湿健脾，菝葜祛风利湿。再加决明子清热润肠，给邪出路。随后诸诊，病情向愈，痒甚时结合外洗法，选用杀虫疏风止痒、清热解毒消肿之品。内外并用，疗效颇佳。

 小结

　　特应性皮炎，曾称异位性皮炎或遗传过敏性皮炎，是一种以慢性湿疹性皮肤肿块为临床特征的皮肤疾病，呈多基因遗传。表现为瘙痒、多形性皮损并有渗出倾向，常伴发哮喘、过敏性鼻炎。实验室检查可见对异种蛋白过敏、血清中IgE升高、外周血嗜酸性粒细胞增多等。与中医的"奶癣""四弯风""顽湿"类似。《外科正宗·奶癣》："奶癣，儿在胎中，母食五辛，父餐炙煿，遗热与儿，生后头面遍身发为奶癣，流脂成片，睡卧不安，搔痒不绝。以文蛤散治之，或解毒雄黄散。"奶癣的描述与婴幼儿特应性皮炎类似，并指出婴幼儿奶癣与胎毒遗热有关。《医宗金鉴》："四弯风生腿脚弯，每月一发最缠绵，形如风癣风邪袭，搔破成疮痒难堪。此证生在两腿弯、脚弯，每月一发，形如风癣，属风邪袭入腠理而成。其痒无度，搔破津水，形如湿癣。"发病总由禀赋不耐，胎毒遗热，外感六淫，饮食失调，导致心火过盛、脾失健运而成。

　　钱老认为，特应性皮炎发生的根本原因是先天禀赋不足，素体偏热，后天饮食失节，脾失健运。由于母亲在孕育时期过食肥甘或辛辣油炸之品，助湿化热；或母亲孕期情绪不稳，肝郁化火，遗热于胎儿，导致胎儿先天禀赋不足，素体偏热；再加后天喂养不当，饮食失节如过食生冷、暴饮暴食、嗜食辛辣油腻肥甘之物等，导致脾胃虚弱，脾失健运，湿从内生，蕴久化热，湿热合邪，外发肌肤；或复感风湿热邪，郁于肌肤腠理而发。本病多为本虚标实，病机为心脾失调，心火脾虚。急性期治以清热利湿，祛风止痒；慢性期治以养血祛风，润燥滋阴，健脾止痒。

钱老叮嘱，特应性皮炎是一种慢性、复发性、难治性皮肤病，如何防止复发也是治疗的关键问题。临证时，在详细询问患者病史、制订个体化诊疗方案的同时，对患者进行心理辅导、健康教育、指导日常生活护理也同样重要。

六、唇炎

【病案】

李某，女，52岁。初诊日期：2018年10月13日。

主诉：口唇干燥起皮2年。

病史：患者2年前无明显诱因出现口唇红肿，上有大量皮屑，轻微渗出，有瘙痒、灼痛感，患者无舔唇、咬唇及烟酒史，喜食辛辣之物。自行服用维生素B、外用他克莫司软膏，可缓解，症状反复，冬春易复发。口干口渴，偶痛经，见血块。

查体：口唇淡红、肿胀，上可见大量干燥脱屑，有轻微渗出。舌质暗，苔微黄。脉弦数。

临床分析：此案为剥脱性唇炎一例。患者因喜食辛辣，素有湿热，冬春之际外感风邪，风热相搏而引发本病。本病多因过食辛辣刺激之物，脾胃湿热内生，复受风邪侵袭，引动湿热之邪循经蕴蒸口唇而成。湿热上蒸，津液不能濡养口唇，故口干、口燥。病情日久，则血行不畅而瘀，故见痛经有血块、舌暗。治宜解毒清热，养阴润燥。

中医诊断：唇风。

西医诊断：剥脱性唇炎。

治法：解毒清热，养阴润燥。

处方：

内服：金银花 20g，生地 20g，玄参 20g，知母 10g，丹皮 15g，天花粉 15g，当归 15g，丹参 15g，白茅根 15g，金钱草 15g，茯苓 15g，生白术 15g，麦冬 15g，天冬 15g，车前草 15g，生甘草 10g。14 剂。

外用：香油外涂；红霉素软膏，外用，厚涂。

二诊：患者服上方 14 剂后，瘙痒、脱屑减轻，肿胀消退。口干渴，偶痛经，见血块，经前后白带增多，舌质暗，苔白。

处方：茯苓 15g，法半夏 9g，陈皮 10g，生地 20g，天花粉 15g，玄参 20g，麦冬 15g，天冬 15g，益母草 15g，丹参 15g，泽泻 15g，当归 15g，茯神 15g，百合 15g，生甘草 6g。14 剂。

三诊：患者服上方 14 剂后，因未控制饮食，口唇稍肿，仍有脱屑，部分结痂。仍有口干，痛经减轻，血块减少，白带减轻。近期患者难入睡，因工作原因常熬夜，舌淡红，苔微黄。

处方：金银花 15g，茯苓 20g，生白术 20g，法半夏 10g，陈皮 10g，生地 20g，天花粉 15g，玄参 20g，麦冬 15g，天冬 15g，益母草 15g，丹参 15g，当归 15g，茯神 20g，合欢皮 20g，百合 15g。14 剂。

按语：一诊方中，金银花清热解毒、疏散风热，又可"透热转气"，茯苓、生白术健脾，白茅根、金钱草、车前草清热利尿。生地、知母清热凉血护阴；当归、丹皮、丹参凉血养血活血，"治风先治血，血行风自灭"，配生地，养血滋阴而润燥。天花粉、玄参清热生津止渴。麦冬、天冬滋阴润燥。生甘草调和诸药。外用香油去死皮；红霉素外用抗感染，厚涂润燥，滋润皮肤。首方服后，患者瘙痒、脱屑减轻，肿胀消退，可见患者风热血热得以改善，经前后白带增多，可知下焦湿气仍在，痛经、有血块知其血瘀未除。故去金银花、知母、白茅根、金钱草、车前草，加半夏、泽泻、陈皮健脾利湿，茯神、百合除烦安神，益母草活血祛瘀。三诊时因患者饮食、作息不规律，症状反复，热象复起，加用金银花清热解毒，疏散风热；患者白带减轻，故去泽泻，加用白术健脾利湿；睡眠差，加用合欢皮安神定志。随访时，天气复温，饮食作息控制可，红肿已消，未见明显脱屑、渗出、结痂。

本案患者病程较久，加之熬夜及有腰酸困重表现，钱老认为病机以燥、虚为主；结合二便及舌脉，热毒之象亦明显，证属虚实夹杂，故治以攻补兼施，祛邪与扶正共济，治则以滋阴养胃、清热利湿为主，效果显著。

小　结

唇炎是发生在唇部炎性疾病的总称。现代医学认为本病是一种由精神、情绪、劳累及其他慢性疾病等因素引起的炎症性疾病，由淋巴样细胞释放细胞毒因子，引起棘细胞变性，继发细菌感染；部分病例可由细菌或病毒直接感染产生。本病以唇部干燥皲裂、反复脱屑、肿胀痒痛或渗出结痂为主要特征，可累及上、下唇，多以下唇为重，病情反复，经久不愈。

中医称为"唇风"，本病的最早记载，始见于《黄帝内经》，《灵枢·刺节真邪》曰："舌焦唇槁，腊干嗌燥。"《外科正宗》认为本病为"阳明胃火上攻"。《诸病源候论》："脾胃有热，气发于唇，则唇生疮，而重被风邪、寒湿之气搏于疮，则微肿湿烂，或冷或热，乍瘥乍发，积月累年，谓之紧唇。"《外科证治全书》认为唇风是"脾经血燥"而致。《口齿类要》："脾之荣在唇……若唇情动火伤血，或因心火传授脾经，或因浓味积热伤脾。"目前认为唇风的病因多为风、火、湿、燥。其病位在中焦脾胃，病机为脾胃湿热内生，复受风热外袭，风火相搏，引动湿热循经上蒸，结于唇部，化腐生疮，久则伤阴，阴虚血燥，唇失所养。临床多以胃经风热、脾胃湿热、脾经血燥、气滞血瘀、阴虚火旺分型论治。

七、激素依赖性皮炎

【病案一】

刘某，女，44 岁。初诊日期：2019 年 12 月 5 日。

主诉： 面部红肿，伴红斑、丘疹、脓疱 2 年，加重半月余。

病史： 患者 2 年前因长期使用化妆品（富含激素）不当而出现面部红肿，伴红斑、丘疹、脓疱。曾多次就诊于当地医院，予以口服中药汤剂和外用"肤汇康"治疗，皮损稍有缓解。半个月前患者注射水光针后出现皮损加重，面部泛发性红斑、丘疹，两颊和下颌部散在脓疱，瘙痒明显。月经每次提前 4～5 天，量多，有血块，经前乳胀。眠差，入睡困难、易醒，平素体倦乏力。大便每 4～5 天 1 次，呈粪球状。小便色黄。

查体： 面部红肿，可见弥漫性红斑、丘疹，两颊、眉间和下颌部尤甚，两颊和下颌部可见散在脓疱，局部可见少许白色鳞屑，面部皮温升高。舌红，边有齿痕，苔白腻，脉滑数。

临床分析： 此案为激素依赖性皮炎一例。患者呈慢性病程急性发作，钱老认为激素属辛燥、甘温之品，误用日久，助阳化热，热入血络，发于肌肤，故见红斑、丘疹；热邪日久，化毒成脓，故见散在脓疱；热伤津液，肌肤失于濡养，故见鳞屑；热壅肠腑，大肠传导失司，故见大便困难。首诊拟以凉血清热、通腑泻热为法，方选解毒清营汤加减治之。

西医诊断： 激素依赖性皮炎。

治法： 凉血清热，通腑泻热。

处方： 金银花 15g，连翘 15g，牡丹皮 15g，生地黄 15g，地榆 15g，大青叶 20g，青黛 9g（包煎），凌霄花 15g，决明子 30g，炒栀子 10g，泽泻 15g，白茅根 20g，夏枯草 15g，天花粉 15g，合欢花 15g，熟大黄 10g（后下）。14 剂。

西药： 盐酸米诺环素 50mg，口服，2 次 /d。

外用： 盐酸米诺环素软膏。

二诊：患者服上方 14 剂后，面部红肿、瘙痒较前稍有缓解，皮损颜色变淡，眠差，大便较前改善，每 2～3 天 1 次。舌暗，边有齿痕，苔白，脉弦滑。可见患者血热得以改善，故减少原方中清热凉血之药；患者病程日久，情志不舒，又见弦脉，可知有肝郁；舌边齿痕、苔白，可知脾虚夹湿，故加强疏肝解郁、健脾祛湿之力；患者仍眠差，故加安神解郁之药以改善睡眠。治拟健脾疏肝，养血安神。予逍遥散加减。

处方：当归 15g，白芍 15g，柴胡 10g，茯苓 15g，白术 30g，郁金 15g，合欢花 15g，茯神 20g，龙骨 30g（先煎），牡蛎 30g（先煎），牡丹皮 20g，天花粉 30g，夏枯草 15g，路路通 15g，决明子 40g，枳实 15g，女贞子 15g，生地黄 30g。14 剂。

西药：盐酸米诺环素 50mg，口服，2 次 /d。

外用：盐酸米诺环素软膏；皮肤干燥脱屑处外用维生素 E 乳膏。

三诊：面部肿胀几乎完全消退，皮疹色淡，脱屑较前明显减轻，面部未见脓疱。口干喜饮，纳眠可，大便 1 天 1 次，成形。舌暗，边有齿痕，苔白，脉滑。提示患者血热基本消除，故减原方中解毒凉血之物；患者舌边有齿痕、苔白，故加强健脾祛湿之药；既往长期睡眠欠佳，入睡困难，结合苔白厚，可知痰蒙心窍，故加大豁痰安神之力。治拟健脾疏肝，豁痰安神。

处方：当归 15g，牛膝 15g，柴胡 10g，茯苓 15g，白术 30g，薏苡仁 30g，合欢皮 20g，茯神 20g，远志 10g，石菖蒲 12g，牡丹皮 20g，天花粉 30g，夏枯草 15g，白芷 15g，决明子 40g，枳实 15g，女贞子 15g，生地黄 20g，珍珠母 30g（先煎）。14 剂。

同时停用盐酸米诺环素软膏，继续口服盐酸米诺环素 2 周。

三诊后，微信随访，患者诉面部基本恢复如常，睡眠及大便情况接近正常。

按语：本案首诊取解毒清营汤加减治疗。金银花、连翘疏散风热，"透热转气"，使营血分之热从气分而解；牡丹皮、生地黄、地榆、大青叶、白茅根、青黛凉血清热，诸药合用，以快速缓解患者急性期症状；

炒栀子、天花粉、夏枯草清热泻火，以增强凉血之效；决明子、熟大黄泻热通腑，泽泻利水渗湿，三者合用，给邪以出路；凌霄花性寒，凉血祛风而止痒；合欢花甘、平，解郁安神，全方合奏凉血清热、通腑泻热之效。首方服后，皮损颜色转淡，提示患者血热较前缓解，故减少凉血清热药的使用。结合患者月经不调、眠差、舌边齿痕、脉弦等临床表现，可知肝郁脾虚之象明显，故二诊时改用逍遥散加减治疗，疗效可观。该患者首诊时一片血热之象，故以凉血清热为大法；二诊时，血热不突出，反以肝郁脾虚之证为著，故改以逍遥散加减治疗。方证对应是取效的关键所在，同时该病例也体现了"急则治其标，缓则治其本"的治疗原则。

【病案二】

葛某，女，20 岁。初诊时间：2019 年 2 月 24 日。

主诉：面部红斑丘疹 2 周。

病史：患者 2 周前因毛囊炎自行外用激素类药物（具体不详），而后面部出现红色丘疹，伴有面部皮肤瘙痒、灼热、疼痛、潮红、肿胀，月经量少，纳眠可，二便调。

查体：面部紧绷，皮肤变薄，双颊潮红水肿，可见毛细血管扩张；口周散发针尖至米粒大小的粉刺、丘疹、脓疱，舌暗红，苔白腻。

临床分析：患者为年轻女性，青春期油脂分泌异常而诱发面部毛囊炎，患者自行外用激素类药物后，感受外源性的火毒之邪，以致热入血络，诱发激素依赖性皮炎，出现面部皮肤瘙痒、灼热等一系列症状。故首诊予自拟方清热祛风，凉血消肿。

西医诊断：激素依赖性皮炎。

治法：清热祛风，凉血消肿。

处方：大青叶 20g，连翘 15g，生地榆 15g，丹皮 15g，黄芩 12g，凌霄花 15g，金银花 15g，竹叶 10g，白茅根 15g，白鲜皮 15g，炒栀子 8g，赤芍 15g，蒲公英 15g，茯苓 15g，泽泻 15g，生甘草 8g。7 剂。

二诊：服上方 7 剂后皮损略有好转，大便调，脉沉细滑，舌暗苔薄。

上方略减解毒药物继服。

处方：连翘 15g，黄芩 10g，丹皮 15g，茯苓 15g，白茅根 15g，大青叶 12g，蒲公英 15g，金银花 15g，马齿苋 20g，生地 15g，丹参 15g，炒白术 15g，凌霄花 12g，玫瑰花 10g，茯苓 15g，泽泻 10g。14 剂。

三诊：服上方 14 剂后皮损明显好转。月经色暗，量少。大便调，舌暗苔净。故减少清热苦寒之品，酌加清热活血调经药物。

处方：金银花 15g，丹皮 15g，茯苓 12g，栀子 8g，生地 15g，丹参 15g，益母草 15g，蛇莓 15g，白英 15g，泽泻 10g，生枇杷叶 15g，菝葜 15g。14 剂，水煎内服，每日 1 剂。

服上方后微信随访，患者皮疹基本消退，临床疗效满意。

按语：患者首诊时处于本病的急性发作期，故治疗以清热祛风，凉血消肿为主。方中大青叶、连翘、生地榆、黄芩、凌霄花、金银花、蒲公英清热解毒化湿；赤芍、丹皮清热凉血，白茅根凉血止血，栀子清热泻火止血，竹叶、泽泻清热利尿，可使热邪从小便出；白鲜皮清热燥湿，祛风解毒；此外，本方主用清热泻火的苦寒之剂，故加茯苓以固护脾胃，体现"祛邪而不伤正"的治疗原则。7 日后患者反馈效果可，二诊基本守上方。三诊时，患者明显好转，加之月经色暗、量少，故方中减少清热苦寒之品，增益母草，与丹皮、丹参共奏清热活血调经之功；此外，再加钱老的经典配伍药对蛇莓、白英，清热解毒消肿；生枇杷叶清肺热，菝葜解毒散瘀，效果良好。

【病案三】

陆某，女，34 岁。初诊日期：2019 年 4 月 19 日。

主诉：双颊色红、瘙痒、有热感 5 个月，加重 1 周。

病史：患者 5 个月前面部出现红斑伴瘙痒，自行使用丁酸氢化可的松乳膏后，红斑消退，随后面部出现潮红伴瘙痒，反复使用该乳膏，红斑不消退反而加重，出现毛细血管扩张。近 1 周皮损进一步加重，面部泛发红色丘疹，瘙痒加重。有口气，大便成形，小便黄，月经提前 7 天，有血块。

查体： 面部皮肤变薄，紧绷，泛发豆粒大小红色丘疹，双颊可见毛细血管扩张。舌暗红、苔白腻、有齿痕，脉沉细弱。

临床分析： 患者面部红斑瘙痒后，长期反复外用糖皮质激素，形成激素依赖性皮炎，本次急性发病，出现面部一系列症状。钱老认为，此患者长期外用激素类药物，热毒之邪侵袭皮肤，热入血络，则见红斑、毛细血管扩张；此次发病乃是风热袭表、两邪相合之故。治疗以清热止痒、凉血消肿为主，首诊取枇杷清肺饮合凉血五花汤加减治疗。

西医诊断： 激素依赖性皮炎。

治法： 清热止痒，凉血消肿。

处方：

内服：金银花20g，凌霄花15g，生地榆15g，丹皮15g，丹参15g，生枇杷叶15g，生桑白皮15g，白茅根15g，泽泻15g，益母草15g，鸡冠花15g，生槐花15g，栀子10g，紫草10g，柴胡10g，玫瑰花10g。

外用：壳聚糖敷料，吡美莫司乳膏。

二诊： 服上方7剂后，面部丘疹消退，红斑时轻时重。月经经期正常，血块减少，白带量稍多，二便调，纳眠可，舌红苔白，脉沉。故减少疏风清热药物，增加健脾除湿及滋阴润燥之品。

处方： 炒苍术15g，盐黄柏15g，土茯苓15g，连翘15g，凌霄花15g，丹皮15g，益母草15g，丹参15g，赤芍15g，地骨皮15g，车前子15g，天花粉15g，青黛10g，枳壳10g，苏梗10g，厚朴10g，金银花20g，炒薏米30g。

外用同前。

三诊： 服上方7剂后症状好转，面部红斑渐退，白带减少。大便黏，口苦，眠差多梦，经期血块改善，痛经改善，舌苔白腻，脉沉滑。故减凉血药物，以益气健脾、疏肝解郁为基本治则。

处方： 炒薏米30g，金银花15g，连翘15g，夏枯草15g，路路通15g，苍术15g，茯苓15g，生白术15g，炒山药15g，生地15g，黄芩

15g，茵陈 15g，泽泻 15g，车前子 15g，盐黄柏 12g，柴胡 10g。

外用同前。

服上方 7 剂后，患者面部红斑基本消退，临床疗效满意。

按语：本案患者首诊时属于急性期，故治疗以清热止痒、凉血消肿为主。方中枇杷叶、桑白皮、栀子清肺胃热；湿热火毒内盛，上蒸头面，久则热灼血凝，血脉瘀阻，且患者月经提前 7 天，有血块，故用丹参、丹皮、紫草等凉血活血化瘀，生槐花、凌霄花、金银花凉血活血、清热解毒，鸡冠花凉血止血，玫瑰花活血散瘀，此患者病位在头面部，故钱老在处方时选择轻扬上行之花类药物；此外，本病总因肺胃热盛，上攻头面所致，清肺热首选枇杷叶，其性味苦而微寒，归肺、胃经，既清肺胃之火，又降肺胃之气，气下则火降。二诊后面部皮疹大为好转，疾病由急性期转为缓解期，加之患者伴有月经失调，故用药上减少清热解毒凉血之品，酌加疏肝补脾之柴胡、茯苓、山药以及活血通经的路路通等。

【病案四】

王某，男，38 岁。初诊日期：2018 年 9 月 21 日。

主诉：面部红斑、结痂、脱皮 2 年。

病史：2 年前面部出现红斑、结痂、脱皮，近期加重。面部干燥，大面积结痂脱屑，伴痒，灼热。自述一直外用"肤王"软膏，曾口服盐酸米诺环素半月无效。嗜酒，大便干，一天一次，小便可。

查体：面部红斑、丘疹，结痂、脱皮，皮肤变薄，萎缩、无光泽，可见毛细血管扩张。舌尖红，苔白，边有齿痕，脉弦滑。

临床分析：患者外受药毒，血热内蕴，外发于肌肤则见皮肤红斑、丘疹；日久伤阴，虚火内生，故皮肤潮红，时隐时现，伴有毛细血管扩张；病久气血停滞，络气不和，皮肤失于濡养，故萎缩、无光泽。治以清热泻火，燥湿滋阴。

西医诊断：激素依赖性皮炎。

治法：清热泻火，燥湿滋阴。

处方：

内服：金银花 30g，连翘 15g，炒栀子 10g，炒知母 10g，盐黄柏 15g，生槐花 20g，凌霄花 15g，茵陈 15g，紫草 15g，丹皮 15g，泽泻 15g，半枝莲 15g，决明子 30g，青黛 10g，川木通 6g，天花粉 20g。

另外，每晚口服盐酸西替利嗪片 1 片。

外用：康复新液湿敷；马应龙麝香痔疮膏、丁酸氢化可的松乳膏混合外抹。

二诊：服上方 21 剂后，肤热减退，结痂、脱屑症状减轻。面部肤色稍有潮红，间见红色小丘疹。大便通畅，小便利。舌尖红，边有齿痕，苔白稍腻，脉细滑。

处方：

内服：金银花 30g，生槐花 20g，凌霄花 15g，牡丹皮 15g，地骨皮 15g，生地黄 15g，生地榆 15g，盐黄柏 15g，夏枯草 15g，连翘 15g，丹参 15g，玄参 15g，天花粉 20g，麦冬 15g，莲子心 6g，泽泻 15g。

外用：同前。

服上方 14 剂后，患者诸症消退，面部偶有潮红，临床疗效较好。

按语：患者因长期外用糖皮质激素制剂，禀赋不耐，外受药毒，内蕴肌肤，郁而生热，外发于皮肤而成。患者面部干燥脱屑，伴痒、灼热，便干，舌尖红，可知为血热风燥之象；舌苔白，边有齿痕，脉弦滑，加之平日嗜酒，可看出脾虚湿热内蕴。钱老初诊时主攻清热，予金银花、连翘、半枝莲、决明子、生槐花清内热，泻火解表毒，兼通便泻热，丹皮、紫草、凌霄花、青黛等清热凉血，化瘀消斑，栀子、茵陈、盐黄柏配泽泻、川木通增清热利湿之力，不忘炒知母、天花粉滋养阴津，收效良好。复诊时，患者热象减退，钱老减决明子泻火之力、川木通利湿之力，增麦冬、生地等养阴之功，固护阴津，但大方向不离清热，燥湿滋阴通用，以使阴津更好地布于体表。

【病案五】

熊某，女，49 岁。初诊日期：2019 年 5 月 18 日。

主诉：面部红斑、瘙痒 1 年。

病史：患者 1 年前无明显诱因出现面部红斑、瘙痒，使用激素药膏后好转，随后红斑反复出现，以鼻周、两颊、下巴为主，可见潮红色斑疹、囊肿、粉刺，面部毛细血管扩张。绝经 1 年，二便调。

查体：面部红斑，鼻周、两颊、下巴尤甚，其上可见少量红色丘疹，上有脓头，面部毛细血管扩张。舌质暗，苔薄白浅裂。

临床分析：本病的病因主要是外受药毒（糖皮质激素制剂），病变特点是此起彼伏，反复发作，迁延日久。患者受药毒侵袭，以致血热内盛，热邪上炎，熏蒸头面，则面部生红斑、丘疹；热盛肉腐则见囊肿、粉刺；热邪稽留日久耗伤阴血，则面部皮肤潮红，反复发作；且病久气血停滞，脉络瘀阻，则舌质暗淡。

诊断：激素依赖性皮炎。

治法：清热解毒，凉血消肿。

处方：金银花 30g，凌霄花 15g，冬凌草 10g，连翘 15g，丹皮 15g，柴胡 10g，黄芩 15g，生地榆 15g，青黛 8g，生地 15g，女贞子 15g，沙苑子 15g，玫瑰花 15g，夏枯草 15g，路路通 12g，六一散 15g。

二诊：患者自述服上方 3 天后面部红色丘疹、脓头便明显改善，潮红减轻。5 月 23 日因眼部疾患于外院就诊，服代茶饮（麦冬 10g、沙棘 10g、绞股蓝 10g）后皮损加重，面部肿胀感，潮红，密集粟粒大小丘疹，伴痒。大便偏稀，每日一行，睡眠时间短，质量可，纳可，舌红苔黄腻，脉细滑。

处方：青黛 10g，金银花 30g，冬凌草 15g，凌霄花 15g，炒栀子 10g，龙胆草 10g，丹皮 15g，生地 15g，生石膏 30g，淡竹叶 10g，黄芩 15g，天花粉 15g，炒薏米 15g，白茅根 15g，车前草 15g。

三诊：服上方 7 剂后，面部丘疹全部消退，无新疹发生，面色潮红转淡，大便偏稀，1 天 1 次，小便偶黄。

处方：青黛 8g，金银花 30g，冬凌草 15g，金莲花 15g，凌霄花 15g，生地 15g，天花粉 15g，紫草 15g，泽泻 15g，车前子 15g，生薏米 30g，白茅根 30g，丹皮 15g，生栀子 10g，生地榆 15g，连翘 15g，槐花 15g，陈皮 10g，玫瑰花 10g。

四诊： 服上方 7 剂过程中，面部潮红有所反复，二便可，眠可。舌暗苔黄，舌下络脉曲张。

处方： 金银花 30g，冬凌草 12g，地榆炭 15g，青黛 8g，大青叶 15g，丹皮 20g，地骨皮 15g，生地 20g，天花粉 15g，炙鳖甲 15g，凌霄花 15g，紫草 15g，茯苓 15g，生槐花 20g，鸡冠花 15g，白英 15g，龙葵 15g，泽泻 15g。

五诊： 服上方 7 剂，面部红斑基本消退。大便成形，日行 1～2 次，眠可。舌质暗，苔黄稍厚，脉细滑，口干。嘱患者再服 7 剂以巩固疗效。

处方： 青黛 8g（包煎），地骨皮 15g，丹皮 20g，生地 20g，生槐花 20g，凌霄花 15g，地榆炭 15g，龙葵 15g，白英 15g，冬凌草 12g，泽泻 15g，天花粉 15g，金银花 30g，栀子 10g，竹叶 10g。

电话随访，患者诉皮疹完全消退，嘱其停药，不适随诊。

按语： 患者首诊时属急性期，故治疗以清热解毒、凉血消肿为主，方选凉血五花汤加减。其中，连翘、柴胡、生地榆、青黛清热消肿；生地、丹皮清热凉血而不留瘀，清血中伏热，起凉血消斑作用；黄芩性味苦寒，可清热泻火解毒，入肺经而有清肺泻火之效；还取花类药物如凌霄花、玫瑰花、金银花轻清上浮之性，用于面部疾患的治疗，首诊效果可；二诊时患者有眼部疾患，故加清肝经热之炒栀子、龙胆草；此外，炒薏米健脾和胃，防止长期服用寒凉药物伤及脾胃。患者面部皮炎反复发作，在后续治疗中遵循清热凉血消肿原则，取得较好疗效。

【病案六】

方某，女，30 岁。初诊日期：2016 年 10 月 22 日。

主诉： 面部发红起皮疹 1 月余，加重 1 周。

病史： 患者自述 1 个月前面部起红疹伴轻度瘙痒，自行外用皮炎平 3 周后皮损好转，1 周前自觉面部瘙痒，发红灼热。

查体： 面部潮红，双颊尤甚；排便尚可；月经量少，周期不定；舌质胖，舌边有齿痕，舌中后偏黄腻，舌面水滑，脉弦略数。

临床分析：此患者属激素依赖性皮炎急性发作，因其外用糖皮质激素不当导致面部潮红、灼热。钱老指出，激素属于中医"药毒"范畴，为阳热之品，使用不当则热毒蕴结于面部，出现红斑、丘疹。根据临床表现及舌脉情况，此患者属于湿热蕴结肌肤，故治以清热解毒、凉血消肿为主。

诊断：激素依赖性皮炎。

治法：清热解毒，凉血消肿。

处方：金银花 30g，决明子 30g，白茅根 15g，盐知母 15g，丹皮 15g，凌霄花 15g，麻黄根 15g，生地榆 15g，地黄 15g，蛇莓 15g，泽泻 15g，茯苓 15g，生白术 15g，山药 15g，玫瑰花 10g。

二诊：服上方 7 剂后面部仍发红，脱皮，伴有瘙痒，双腋窝下有白色小丘疹；舌淡苔白，月经量少，脉弦。

处方：金银花 30g，决明子 30g，大青叶 20g，盐黄柏 15g，连翘 15g，益母草 15g，凌霄花 15g，生地 15g，生地榆 15g，茜草 15g，丹皮 15g，炒栀子 12g，青黛 10g，龙胆草 6g。

三诊：服上方 7 剂后，面部皮疹颜色变淡，但仍瘙痒，不脱皮。睡眠浅，舌苔白腻。

处方：金银花 20g，白茅根 20g，连翘 15g，盐黄柏 15g，茯苓 15g，炒白术 15g，丹皮 15g，丹参 15g，生地 15g，白鲜皮 15g，黄芩 15g，茯神 15g，凌霄花 15g，泽泻 15g。

四诊：服上方 7 剂后，面部色红变淡，自觉发热，已无瘙痒，入睡困难，大便干燥，舌淡苔黄。

处方：金银花 20g，白茅根 20g，连翘 15g，盐黄柏 15g，茯苓 15g，炒白术 15g，丹皮 15g，丹参 15g，生地 15g，黄芩 15g，百合 15g，凌霄花 15g，鸡冠花 15g，益母草 15g，玫瑰花 10g。

五诊：服上方 7 剂后，面部恢复正常肤色，自述受热后仍发红，睡眠尚可。

处方：金银花 20g，连翘 15g，夏枯草 15g，盐黄柏 15g，茯苓 15g，炒白术 15g，丹皮 15g，丹参 15g，生地 15g，黄芩 15g，凌霄花 15g，益母草 15g，夏枯草 15g，鸡冠花 15g，车前子 15g，玫瑰花 10g。

六诊：服上方 7 剂后，前额略有瘙痒，面部已恢复正常。嘱其继服下方 7 剂以巩固疗效，如无其他不适可停药，不适随诊。

处方：金银花 20g，连翘 15g，白芍 15g，盐黄柏 15g，茯苓 15g，炒白术 15g，丹皮 15g，丹参 15g，生地 15g，黄芩 15g，凌霄花 15g，益母草 15g，瓜蒌 10g，鸡冠花 15g，车前子 15g，川芎 12g。

按语：本案患者因面部湿疹和过敏性皮炎，应用西医激素类药膏之后发病。证属内热炽盛，外感毒邪。治以清热解毒，凉血消肿为主。激素类药物乃辛散温燥之品，久用致热毒炽盛，深入血分，损伤血络，迫血妄行，故出现一系列血分蕴热的症状。方中金银花、决明子、知母、凌霄花、生地榆、蛇莓清热解毒凉血；配伍泽泻、茯苓利水消肿；另加生白术、山药固护脾胃。二诊时，患者病情有所改善，加之双侧腋窝下有白色小丘疹，此乃肝经郁热所致，故加泻肝火之炒栀子、龙胆草。三至六诊基本以此思路加减治疗，患者告愈。

【病案七】

贾某，女，38 岁。初诊日期：2022 年 5 月 20 日。

主诉：面部皮肤发红起疹伴瘙痒 1 年余。

病史：患者面部皮炎，皮色红，皮温偏高，伴痒。月经量少，大便不成形。曾做过多次医疗美容，长期化妆史。

查体：面部弥漫潮红，双侧面颊及下颌皮肤干燥，少量脱屑，舌质淡，苔白，脉弦细。

临床分析：患者因长期化妆、多次做医疗美容项目，皮肤屏障受损，外受药毒，面部肌肤卫外功能失司，发为激素依赖性皮炎。病情迁延日久，热伤血分，故见皮色红，皮温高；热邪蕴久，耗伤血液阴津，故见月经量少，舌质淡；患者素体脾虚，运化失职，故见大便不成形。四诊合参，辨证为血虚风燥证，治宜清热解毒，养血祛风。

诊断：激素依赖性皮炎。

治法：清热解毒，养血祛风。

处方：

金银花 30g，连翘 15g，牡丹皮 20g，地骨皮 20g，天花粉 15g，生地榆 15g，炒栀子 12g，紫草 15g，泽泻 15g，凌霄花 15g，徐长卿 15g，生地 15g，夏枯草 15g，桑白皮 15g，白鲜皮 15g，白茅根 15g，14 剂。

二诊：面部皮疹无明显好转。

处方：金银花 30g，凌霄花 15g，牡丹皮 20g，地骨皮 20g，生地榆 20g，大青叶 20g，天花粉 20g，炒栀子 12g，炒决明子 25g，枳实 15g，紫草 20g，夏枯草 15g，泽泻 15g，茯苓 20g，生地 20g，茯神 20g，14 剂。

三诊：面部皮疹好转。

处方：金银花 30g，凌霄花 15g，牡丹皮 20g，黄芩 15g，地榆 20g，蛇莓 20g，天花粉 20g，炒栀子 12g，决明子 25g，枳实 15g，紫草 20g，夏枯草 15g，泽泻 15g，茯苓 20g，地黄 20g，连翘 15g，14 剂。

四诊：2022 年 7 月 8 日，面部肿胀感消退，潮红、瘙痒减轻，大便黏，月经量少，入睡难，舌质淡，苔白。

处方：金银花 30g，凌霄花 15g，天花粉 15g，决明子 20g，炒栀子 12g，紫草 20g，夏枯草 15g，茯苓 20g，泽泻 15g，连翘 15g，茯神 20g，合欢皮 15g，生龙骨 30g，生牡蛎 30g，大青叶 20g，生地 15g，丹皮 20g，14 剂。

五诊：面部潮红减退，大便调，月经量少，行经 2～3 天。

处方：金银花 20g，丹皮 20g，生地榆 20g，地骨皮 20g，冬瓜皮 20g，决明子 20g，全瓜蒌 30g，紫草 15g，夏枯草 15g，泽泻 15g，茯神 15g，合欢皮 10g，白茅根 20g，生地 15g，当归 15g，丹参 15g，14 剂。

六诊：面部潮红减退。

处方：金银花 20g，丹皮 20g，地榆 20g，地骨皮 20g，凌霄花 15g，水牛角 15g，茯苓 20g，紫草 15g，夏枯草 15g，泽泻 15g，茯神 15g，合欢皮 10g，生地 15g，白芍 20g，丹参 15g，白茅根 20g，14 剂。

七诊：面部潮红减退，月经量少，行经 2～3 天，口渴，入睡难，手心、面部皮温偏高。

处方：金银花 20g，地骨皮 15g，丹皮 20g，生地榆 20g，茯苓 20g，冬瓜皮 20g，紫草 15g，生地 20g，麦冬 15g，茯神 20g，合欢皮 15g，水牛角 15g，凌霄花 15g，丹参 15g，白茅根 20g，生白术 20g，14 剂。

按语：本案属血虚风燥型激素依赖性皮炎。患者首诊时阴虚之象明显，故治以清热解毒，养血祛风之法。方用金银花、连翘、夏枯草、丹皮清热解毒；地骨皮善走表里，能退内潮，消其浮游之邪，热退则风息，用于退面部潮热；紫草、地榆清热凉血；炒栀子清泻三焦；天花粉、生地清热养阴润燥；凌霄花引药物上达头部；徐长卿增强免疫力；桑白皮泻肺金而利脾土；白鲜皮清热利湿；白茅根、泽泻通利小便，引邪外出。此方用大剂皮类药，取其走皮部而轻清，性凉而长于退热，且有收敛下行之力。然二诊时效果不佳，应为中焦虚弱，脾胃无法运化药性之故，因此在其基础上加强健脾去湿之力。五诊时潮红减退，故适当减少清热泻火解毒之药，酌加当归、丹参养血活血，以润血燥；此时患者大便正常，脾胃功能恢复，故将用药重点转为清热解毒，养血祛风。后续治疗随证加减，效果良好。

【病案八】

卞某，女，30 岁。初诊日期：2023 年 3 月 17 日。

主诉：面部泛红 1 年，加重伴痒 10 天。

病史：患者 1 年前出现面部泛红，曾外用地奈德乳膏、夫西地酸乳膏，疗效不佳，瘙痒加重。刻下哺乳期，大便调，日 1～2 行，无口干口渴，眠差。月经后期，痛经，有血块。

查体：面部泛红，局部皮温高，舌质暗，边有齿痕，舌面裂纹，脉弦数。

临床分析：患者因外用激素类制剂，禀赋不耐，致湿、热、毒三邪侵及面部肌表而发病。面部为诸阳之会，患者素体蕴热，毒热之邪加于头面，故见面部泛红、局部皮温升高；风湿热邪搏结，故见瘙痒；热毒蕴结日久而致血瘀，故见月经后期、痛经、有血块诸症。四诊合参，辨证为毒热蕴结证。治宜清热解毒，凉血祛瘀，方选加味清毒化斑汤加减治之。

诊断：激素依赖性皮炎。

治法：清热解毒，凉血祛瘀。

处方：

内服：金银花 15g，丹皮 15g，大青叶 15g，生地 15g，白茅根 15g，生地榆 10g，生甘草 10g，凌霄花 10g。14 剂。

外用：乳酸依沙吖啶溶液，涂抹患处。

二诊：面部红斑明显消退。

处方：金银花 15g，玫瑰花 12g，凌霄花 10g，麦冬 12g，生甘草 10g，百合 12g，大青叶 15g。14 剂。

按语：本案首诊取加味清毒化斑汤加减治疗。因患者处于哺乳期，恐诸药过于寒凉，伤及幼儿脾胃，且考虑患者病程较短，症状较轻，故去犀角、知母、石膏等药，而取金银花清热解毒，凉营透热；丹皮、大青叶清热凉血消斑，治面部血热之效佳；血热久病，极易伤阴，故以生地清热凉血，养阴生津；生地榆性沉寒，钱老考虑患者母乳喂养，恐幼儿不耐，故仅取 10g 之量；白茅根清热利湿，引邪从小便而出；凌霄花凉血祛瘀清热，能去血中伏火，破血祛瘀，专主其痛经、血块病症，且能引诸药上升至头面；甘草固护脾胃，全方合奏清热解毒，凉血祛瘀之效。首方服后，患者面部红斑消退明显，故以凉血五花汤化裁：方用麦冬、百合滋阴润肺，取"肺主皮毛"之意；大青叶、金银花清热消斑，凉血解毒；玫瑰花行气解郁，以防苦寒之药性凝滞。全方清解、行散相结合，用药清灵，注重患者个体差异，故能取得较好的临床效果。

小结

　　激素依赖性皮炎，病因明确，但其发病机制尚不清楚，一般认为，长期外用糖皮质激素可抑制表皮角质形成细胞增殖，破坏皮肤屏障，同时导致角质形成细胞功能异常，诱发一系列炎症反应。表皮屏障功能严重破坏，使皮肤对外界环境的刺激敏感性增强，激发皮肤炎症反应的发生，从而引起一系列临床症状，以红斑、丘疹、脓疱、毛细血管扩张、皮肤萎缩、色素沉着等为主要表现，多发于面部。

本病属于中医"药毒"范畴。中医认为，激素与温阳壮火药物类似，大量长期作用于人体，可耗损阴液，出现腰膝酸软、手足心热、口渴等阴虚火旺之证。如果激素类药物逐渐减量，助阳之力减弱，迁延日久，就会阴损及阳，出现形寒怕冷、面白、肢冷等阳气不足的表现。激素有温里、发散功效，长期作用于皮肤，壮火助热，热入血分，攻冲于上，一旦停药，热性暴发，就会导致原有的皮疹扩大，出现面部皮肤潮红灼热、瘙痒、脓疱；应用日久，阳胜则阴病，热盛伤阴，灼伤阴液，就会出现面部干燥脱屑、灼热瘙痒等一系列阴液不足或阴虚火旺的临床表现。因此，激素依赖性皮炎的病因病机虽然复杂，但不外乎虚实两端。治宜清热凉血、养血润燥、祛风止痒为法。钱老认为，人是一个有机整体，本病虽发于体表，但与体质、脏腑、气血有密切关系。在治疗上要紧紧抓住激素的中医药理特点，坚持整体观念、辨证施治。

八、荨麻疹

【病案】

孙某，男，43岁。初诊时间：2020年9月5日。

主诉：全身泛发红色风团伴瘙痒3天。

病史：患者3天前进食海鲜后出现双上肢红色风团，迅速泛发至全身，散在分布，部分融合成片，伴明显瘙痒，持续2～3小时后可自行消退。无发热、腹痛、胸闷等症状，无用药史。纳眠可，大便日行1次，成形。既往无药物及食物过敏史。

查体：全身泛发鲜红色风团，大小不等，圆形、椭圆形及不规则形，部分融合成片，水肿明显，呈橘皮样外观。舌红，舌苔薄黄，脉弦滑。

临床分析： 患者乃过食辛辣腥膻发物，使肠胃积热生风，内不得疏泄，外不得透达，郁于皮肤腠理而发。治宜清热解毒养阴，首诊取解毒清营汤加减治疗。

中医诊断： 瘾疹。

西医诊断： 荨麻疹。

治法： 清热解毒养阴。

处方： 金银花30g，丹皮30g，徐长卿20g，生地20g，生地榆20g，白茅根20g，白鲜皮20g，蛇莓20g，白英20g，大青叶20g，冬凌草15g，凌霄花15g，紫草15g，连翘15g，泽泻15g，车前草15g，防风10g，青黛9g。7剂，水煎内服，每日一剂，分2次服用。

二诊： 服上方后皮损明显减轻，但近3天全身复发加重，大面积风团，色鲜红。大便偶有次数增多，小便黄，次数多。处方同初诊。

三诊： 继服上方7剂，皮疹明显消退，眠欠佳。然今日右侧面颊皮疹复发，瘙痒难忍，舌质暗，舌边红，苔白，脉弦。偶有腹泻，口渴。

处方： 生牡蛎30g，生龙牡30g，丹皮30g，大青叶30g，徐长卿30g，地骨皮30g，金银花30g，凌霄花20g，生地20g，茯神20g，丹参20g，生甘草15g，薄荷15g，泽泻15g，浮萍15g，郁金15g，香附12g，莲子心6g。7剂，水煎内服，每日一剂，分2次服用。

四诊： 服上方7剂，面部仍时有风团发作，但消退速度加快，消退后红斑色较前更淡。大便成形，日行一次。

处方： 金银花30g，丹皮30g，大青叶30g，徐长卿30g，垂盆草30g，茯神30g，石决明30g，紫贝齿30g，连翘20g，蒲公英20g，柴胡10g，生甘草10g，黄连10g，凌霄花10g，车前子15g。7剂，水煎内服，每日一剂，分2次服用。

服上方7剂后皮损明显好转，皮肤基本恢复如常。睡眠好转，大便正常，舌尖红，苔白腻，脉沉细。嘱患者停药，不适随诊。

按语： 患者进食海鲜后，荨麻疹急性发作，首诊以解毒清营汤加减治疗。方中金银花、连翘、大青叶、冬凌草、生地榆、蛇莓、白英、青黛清热解毒；生地、丹皮、凌霄花、紫草、白茅根清热凉血活血。两组清热药物中，钱老将性寒清热与甘寒养阴药物配伍使用，构成甘苦合剂，以达清热而不伤阴、养阴而不敛邪之功；又取清营汤中金银花、连翘两味药的轻清宣透、开达郁滞之力，使营分热邪透达气分而解。另以泽泻、车前草利水渗湿，消水肿、退风团。《诸病源候论》记载："人皮肤虚，为风邪所折，则起瘾疹"，说明风邪在荨麻疹的发病中起着重要作用，且风为百病之长，可以夹寒、热、湿等邪气为病，使其病机更加复杂。因此，钱老应用防风、白鲜皮、徐长卿散风止痒。二诊患者热象仍然明显，继续原方服用；三诊时，患者面颊复发风团，故加用清上焦火热之品，另加茯神安神，皮疹好转；四诊加入石决明、紫贝齿，进一步加重清肝热、镇惊安神力量，全方紧扣病机，药到病除。

小 结

　　荨麻疹是由于皮肤受刺激，小血管反应性扩张及渗透性增加而引起的变态反应性损害。以皮肤突然出现瘙痒性、红色或苍白色风团，发无定处，骤起骤退，退后不留痕迹为特征，临床较常见。根据病程长短分为急性荨麻疹（病程短于6周者）和慢性荨麻疹（反复发作6周及以上者）。

　　中医学称该病为"瘾疹""风疹块"。一般来说，是因先天禀赋不耐，感受外邪；或饮食不节，胃肠积热，复感风邪郁于肌腠；或病久气血耗伤，化燥伤风，复感外邪而发病。中医治疗主要是辨证论治配合外治法。钱老认为，对于皮肤病的辨证分析，需要特别重视望诊，即注重皮损辨证，通过对皮损的颜色、形态、分布部位等，来辨别疾病的寒热虚实，这也是整体辨证的重要组成部分。另外，在荨麻疹的治疗中，除用药物外，还需要饮食调护，忌食辛辣、腥膻食物，避免引动风邪，加重病情。

九、结节性痒疹

【病案】

刘某，女，31 岁。初诊日期：2019 年 6 月 21 日。

主诉：四肢丘疹、结节伴瘙痒 9 个月，加重 3 个月。

病史：患者 9 个月前无明显诱因出现双上肢伸侧绿豆大小淡红色丘疹，继而变为黄豆大小半球状结节，伴剧烈瘙痒，近 3 个月来，皮疹逐渐增多，泛发四肢。患者既往体健，否认虫咬史，无药物过敏史及传染病史。平素眠可，纳差，大便干，3 日一行，小便黄。

查体：四肢广泛分布黄豆大小半球状结节，呈暗褐色，以前臂及小腿伸侧分布最多，结节周围皮肤有抓痕、结痂及色素沉着。舌红，舌体胖大有齿痕，舌苔薄黄，脉弦滑。

临床分析：本例为结节性痒疹慢性发作。患者乃内蕴湿热，郁久化毒，阻于经络，湿毒聚结而发。治以清热除湿解毒，疏风活血化瘀为法，首诊取搜风除湿汤加减治疗。

中医诊断：马疥。

西医诊断：结节性痒疹。

治法：清热除湿解毒，疏风活血化瘀。

处方：

内服：乌蛇 10g，连翘 15g，半枝莲 20g，蛇莓 15g，白英 15g，夏枯草 15g，茯苓 15g，炒白术 30g，炒苍术 20g，当归 15g，熟地 15g，全虫 3g，紫草 15g，苦参 15g，泽泻 15g，金银花 20g，威灵仙 15g，丝瓜络 10g。7 剂，水煎内服，每日一剂，分 2 次服用。

另外，口服复方甘草酸苷、盐酸非索非那定、清热散结胶囊。

外用：青鹏软膏、卤米松乳膏混合外用。

二诊：上药服 7 剂后瘙痒有所减轻，但偶尔发作时会影响睡眠。纳可，大便干，小便黄，舌红苔黄腻，脉沉滑弦。

处方：

内服：全虫 5g，乌蛇 12g，连翘 15g，夏枯草 15g，半枝莲 20g，莪术 15g，炒苍术 20g，盐黄柏 15g，金银花 20g，白蒺藜 15g，茯神 20g，合欢皮 20g，僵蚕 15g，紫草 15g，茜草 15g，决明子 30g，泽泻 15g，木通 8g，水牛角 20g，青黛 10g。7 剂，水煎内服，每日一剂，分 2 次服用。其余口服药物同前。

外用：糠酸莫米松乳膏、马应龙麝香痔疮膏混合外用。

三诊：服上方 7 剂后，皮疹部分消退，瘙痒明显减轻。眠可，晨起手胀痛，大便可，小便黄，舌红苔白腻，脉沉，月经恢复正常。

处方：

内服：全虫 5g，乌蛇 10g，连翘 15g，夏枯草 15g，路路通 15g，茯神 15g，半枝莲 20g，决明子 20g，生地 20g，金银花 20g，炒苍术 15g，盐黄柏 15g，丹参 15g，川芎 12g，泽泻 15g，僵蚕 15g，紫草 15g，白蒺藜 15g。7 剂，水煎内服，每日 1 剂，分 2 次服用。其余口服药物同前。

外用：皮肤康洗液，丁酸氢化可的松软膏、马应龙麝香痔疮膏混合外用。

四诊：服上方 7 剂后，皮损变薄，大部分消退，瘙痒明显减轻，不影响睡眠，舌红苔白腻，脉少沉滑，月经色暗、量少。

处方：

内服：全虫 5g，乌蛇 10g，连翘 15g，夏枯草 15g，路路通 15g，茯神 15g，半枝莲 20g，决明子 20g，生地 20g，金银花 30g，炒苍术 15g，盐黄柏 15g，丹参 15g，川芎 12g，泽泻 15g，僵蚕 15g，威灵仙 20g，益母草 15g，凌霄花 15g。14 剂，水煎内服，每日一剂，分 2 次服用。其余口服药物同前。

外用：皮肤康洗液。

服上方 14 剂后，皮疹完全消退，嘱患者停药，不适随诊。

按语：本案首诊取搜风除湿汤加减治疗。方中全虫、乌蛇搜剔深入之内外风邪而止痒；威灵仙、丝瓜络祛风通络止痒；茯苓、炒白术、炒苍术健脾祛湿止痒，且钱老用药注意固护脾胃，使除湿而不伤正；苦参清热燥湿止痒；当归、熟地取"治风先治血，血行风自灭"之意；蛇莓、白英为钱老常用药对，二者相配起到利湿消肿、清热解毒、凉血散瘀之功，另现代药理研究显示，二者有抑制细胞增殖、阻滞细胞周期作用，在肥厚性皮损治疗中疗效显著，可有效减轻皮损浸润程度；金银花、连翘轻清宣透，开达郁热，使热透达气分而解；紫草、半枝莲凉血活血、清热解毒；夏枯草清肝火、散郁结；泽泻利湿泄热。经过中西医、内外结合治疗，患者皮损明显好转，瘙痒大为缓解，临床疗效满意。

小 结

　　结节性痒疹是一种伴有剧烈瘙痒的疣状结节性损害，好发于四肢。该病初起为水肿性红色丘疹，后成为黄豆至蚕豆大小实性半球状结节，表面角化呈疣状。主要临床表现为结节性损害伴有剧痒，皮损处多见抓痕、血痂，不仅损容性强，且治愈难度大，病程较长，可持续数年，使患者承受很大的精神和心理压力。

　　结节性痒疹属于中医"马疥"范畴，钱老认为该病虽病位在肌肤，但其本在于热毒内蕴，气血瘀滞。其发病主要与湿、热、毒、瘀有关。湿邪证多由饮食不节，内伤脾阳，湿浊内生，久则浸淫皮肤，发为结节；治疗在于燥湿化湿，外感湿邪者宜散寒祛湿，内伤湿邪者重在健脾升阳祛湿。热邪外感为时热毒邪，直接侵犯肌肤，内伤则使脏腑功能失常，热邪与湿邪相合，浸淫肌肤发为痒疹；其治疗重点在于清热泻火，脏腑之热清，则熏蒸之力减，热邪得解，肌肤得缓。毒邪为热之极，主要是热邪日久，火炽化毒，热毒结聚；治疗重点在于清热解毒。湿热毒邪相搏，结聚肌肤，脉络瘀阻，日久造成局部气血凝滞、经络阻隔而发病。"久病必瘀"，皮肤病发展到一定阶段会产生血瘀变化。因此，要把"化瘀"作为本病的治疗根本贯穿始终。另外，钱老强调，临床学习中既要熟练掌握传统中药知识，参考历代名医用药经验，又要借鉴常用中药的现代药理研究，还要结合自身临床用药经验和疾病特点，不断思考总结，灵活选方用药，只有如此，临床疗效才能不断提高。

十、银屑病

【病案一】

周某，男，60岁。初诊日期：2019年2月20日。

主诉：躯干及四肢部皮疹伴瘙痒1周。

病史：患者1周前出现躯干及四肢部针尖大小皮疹，伴剧烈瘙痒，搔抓后出血，未使用任何药物，皮疹继续增多并扩大，遂就诊于我院皮肤科。平素喜喝白酒、吃海鲜，咽痛，纳眠可，大便黏，2日一行，小便黄。

查体：躯干及四肢部见大小不等点滴至钱币状斑片，色鲜红，表面见层层松散鳞屑，刮除鳞屑可见点状出血。舌绛，苔根黄腻，脉滑数。

临床分析：患者平素好白酒及腥发之品，火热内生，侵扰血分，外发肌肤而致肤生红斑；血热日久，易化燥生风，故红斑上见大量鳞屑，瘙痒剧烈；久饮白酒，易内生湿热，湿性趋下，故见大便黏，2日一行，苔根黄腻。首诊当以清热凉血，除湿止痒为法，予解毒清营汤加减治疗。

中医诊断：白疕。

西医诊断：银屑病。

治法：清热凉血，除湿止痒。

处方：

内服：全虫4g，半枝莲20g，蛇莓20g，白英20g，海浮石15g，连翘15g，紫草15g，茜草15g，赤芍15g，炒黄柏15g，虎杖15g，生地20g，丹参20g，炒知母12g，青黛10g（包煎），生地榆20g，白茅根

20g，小蓟 30g。14 剂。

外洗：土荆皮 30g，苦参 30g，拳参 30g，半枝莲 30g，马齿苋 30g，炒黄柏 30g，白鲜皮 30g，蒲公英 30g。水煎外洗。

二诊： 患者服上方 14 剂后，皮损颜色变浅，鳞屑减少，下肢部分皮损稍厚，瘙痒仍剧烈，咽痛，纳眠可，大便黏，每日一行，小便可，舌红，苔根黄腻，脉数。可见患者血热改善，又大量苦寒之药不宜久服，故减少原方中苦寒之药；但大便仍黏，苔根仍黄腻，瘙痒仍剧烈，下肢部分皮损稍厚，故加强原方清利湿热、活血化瘀及祛风止痒之力。

处方：

内服：全虫 5g，半枝莲 20g，连翘 15g，蛇莓 20g，白英 20g，茜草 15g，赤芍 15g，莪术 15g，夏枯草 15g，路路通 15g，土茯苓 15g，丹参 20g，牛蒡子 12g，青黛 5g（包煎），紫草 15g，生地 20g，炒黄柏 15g，泽泻 15g。14 剂，水煎内服。

外洗：土荆皮 30g，生百部 30g，半枝莲 30g，生大黄 30g，拳参 30g，马齿苋 30g，鱼腥草 30g。水煎外洗。

患者服上方 14 剂，微信随访，诉皮损基本消退，无瘙痒，临床疗效满意。建议暂时停药，若有反复随诊。

按语： 此案为寻常型银屑病一例，患者呈急性发作，首诊取解毒清营汤加减治疗。方中半枝莲、蛇莓、白英、紫草、茜草、生地榆、青黛清热凉血；白茅根、小蓟凉血利尿；赤芍、丹参凉血活血，此时加入活血药有两个目的，一是防止苦寒之剂凉遏血脉，二是血热日久，易致血脉瘀阻，有未病先防之意。连翘清热利咽，"透热转气"，引营血分之热透至气分而解，给邪以出路。生地、炒知母清热养阴，与上述苦寒清热之品共用，"甘苦合化"，清热不伤阴。全虫祛风止痒，炒黄柏清热燥湿，海浮石清热利尿，虎杖清热除湿通便，多法合用，引下焦湿热从二便而解。诸药合用，共奏清热凉血、除湿止痒之效。首诊外用方中半枝莲、土荆皮清热凉血化瘀，拳参清热凉血止血，蒲公英、马齿苋清热解毒凉血，黄柏、苦参、白鲜皮清热燥湿止痒。

　　首诊后，患者皮损颜色变浅，鳞屑减少，提示血热得以改善，又小便可，大便秘结改善，故减知母、生地榆、白茅根、小蓟、海浮石、虎杖；但下肢部分皮损稍厚，瘙痒仍剧烈，"治风先治血，血行风自灭"，故加莪术，与丹参配合，增强原方行气活血之力，改全虫4g为5g，加路路通、土茯苓祛风通络，互相配合使原方祛风之力倍增；咽痛加牛蒡子，与连翘配合，清热利咽；大便黏、苔根黄腻，加夏枯草、泽泻，以增原方清热除湿之力。二诊外用方中生大黄、半枝莲、土荆皮清热凉血化瘀，拳参清热凉血止血，鱼腥草、马齿苋清热解毒，百部润燥杀虫止痒。二诊后，患者皮损基本消退，临床疗效满意。

【病案二】

　　张某，男，57岁。初诊日期：2019年3月26日。

　　主诉：周身皮疹伴瘙痒5年。

　　病史：患者5年前出现躯干及四肢部皮疹，后头部出现类似皮疹，伴瘙痒，曾就诊于当地医院，经中西医结合治疗，基本痊愈，后偶有局部反复，自行外用卡泊三醇软膏可好转。3日前患者发热后皮疹复发，遂就诊于我院皮肤科。口干，咽痛，喘咳，咳少量黄痰，烦躁，纳眠差，二便可。

　　查体：躯干及四肢见多数大小不等的鲜红色斑疹，边界清楚，表面可见多层银白色鳞屑，刮除鳞屑可见针尖样出血点，右侧下肢见两处鸡蛋黄大小肥厚性暗红色斑块，表面覆少量鳞屑。舌红，苔少，脉浮数弦。

　　临床分析：患者素体血热内蕴，又外感风热，阻于肌肤，蕴结化热而致肤生红斑、鳞屑；病程日久，血热内盛，灼伤血脉，使血行失畅，以致瘀血内阻，肌肤失养，故见皮损肥厚、色暗红；风热袭肺，肺失清肃，肺气上逆，故见喘咳。首诊当以疏散风热，清热凉血为法，予桑菊饮加减治之。

　　中医诊断：白疕。

　　西医诊断：银屑病。

治法：疏散风热，清热凉血。

处方：金银花 30g，桑叶 10g，菊花 10g，芦根 20g，白茅根 20g，天花粉 15g，丹皮 15g，连翘 15g，陈皮 12g，砂仁 10g，茯神 15g，百合 15g，合欢花 15g，川贝 5g，生地 20g。14 剂。

二诊：患者服上方 14 剂后，皮损颜色变浅，无新发，右侧下肢两处皮损改善不明显，偶尔口渴，无咽痛、喘咳，无痰，纳差，眠可，二便可，舌红，苔薄白，脉弦数。提示风热肺热已除，故去原方中疏散风热及清解肺热之物；患者素体血热内蕴，现舌红、脉数，故增强原方凉血之力；右侧下肢两处皮损改善不明显，需加强活血化瘀、软坚散结之功。治拟清热凉血、活血化瘀、软坚散结。

处方：生地 20g，丹参 15g，天花粉 15g，白茅根 15g，连翘 15g，半枝莲 15g，陈皮 12g，茜草 15g，蛇莓 15g，白英 15g，生麦芽 15g，醋莪术 15g，鳖甲 15g（先煎），金银花 20g，砂仁 10g。14 剂。

患者服上方 14 剂后，电话随访，诉新发皮损基本消退，遗留右侧下肢两处暗红色斑块。钱老认为这两处遗留皮损已多年，在其他新发皮损均已痊愈的情况下，可暂停内服药物，予卤米松乳膏外用，若有反复随诊。

按语：患者为寻常型银屑病，此次为急性发作，首诊取桑菊饮加减治疗。方中桑叶、菊花疏散风热、清热凉血；白茅根、丹皮清热凉血；金银花、连翘疏散风热，又可"透热转气"；芦根、天花粉清肺生津；白茅根、连翘利咽；生地凉血护阴，性甘寒，与其他苦寒清热之品，"甘苦合化"，使清热不伤阴；陈皮、砂仁理气健脾和胃；茯神、百合、合欢花除烦安神；川贝清热化痰、润肺止咳。诸药合用，共奏疏散风热、清热凉血之效。

首方服后，无咽痛、喘咳，无痰，提示患者风热肺热已除，故去桑叶、菊花、芦根、川贝；眠可，故去茯神、百合、合欢花；患者素体血热内蕴，现舌红、脉数，故去丹皮，加半枝莲、茜草、蛇莓、白英增强原方凉血之效；右侧下肢两处皮损改善不明显，故加丹参、莪术、鳖甲增强活血化瘀、软坚散结之力。钱老在治疗肥厚性皮损时，常用蛇莓、白英这组药物，除可清热凉血外，还可散瘀消肿，现代药理研究表明，两者具有抑制细胞增殖、阻滞细胞周期、促进细胞凋亡等作用；仍纳差，加生麦芽消食和胃。二诊服 14 剂后，患者新发皮损基本消退，临床疗效满意。

【病案三】

徐某，男，33 岁。初诊日期：2013 年 10 月 27 日。

主诉： 周身皮疹瘙痒 10 年。

病史： 患者 10 年前出现周身皮疹，伴瘙痒，就诊于当地医院，诊断为"银屑病"，曾口服消银颗粒、雷公藤多苷片及阿维 A 胶囊等，外用卡泊三醇软膏及卤米松乳膏，时好时坏，反复发作，皮肤干燥、脱屑。10 天前皮损再次反复，周身皮疹暴发，于当地医院就诊，使用上述药物治疗后，皮疹未见明显好转，遂就诊于我院皮肤科。现咽痛，纳眠可，二便调。患者发病 1 周前曾有发热、咽痛史。

查体： 头、躯干及四肢部点滴状红斑，色鲜红，表面可见层层银白色疏松鳞屑，刮除鳞屑可见点状出血，境界清楚；四肢部可见多处肥厚性斑块，色暗红，表面可见少量鳞屑。舌红，苔根黄腻，脉数。

临床分析： 此案为寻常型银屑病一例。患者呈慢性病程，四肢原有暗红色肥厚性皮损，鳞屑较多，近期周身又急性发作点滴状红斑。钱老认为，本例患者乃素体内有蕴热，热盛生风，风盛血燥，致使体内阴亏血燥，肌肤失于濡养，故见皮肤脱大量疏松干燥鳞屑；疾病反复不愈，络脉瘀阻，四肢皮损肥厚且颜色暗红，呈一派瘀血阻络之象。又外感风热，两热相合，热毒炽盛，内入营血，迫血妄行，外发肌肤，故见皮损色鲜红，点状出血。首诊当以清热凉血，解毒养阴，活血祛风为法。予自拟方剂治之。

中医诊断： 白疕。

西医诊断： 银屑病。

治法：清热凉血，解毒养阴，活血祛风。

处方：半枝莲 20g，白茅根 20g，板蓝根 20g，紫草 15g，茜草 15g，盐黄柏 15g，生地 20g，玄参 20g，丹参 20g，大蓟 20g，土茯苓 20g，全虫 5g，水牛角 20g，黄芩炭 15g，地榆炭 15g。14 剂。

二诊：患者服上方 14 剂后，皮损变薄，颜色变浅，鳞屑较多，瘙痒，咽痛、红肿，纳眠可，大便干，每日 1 行，小便可，舌红，苔薄白，脉弦数。可见患者内热改善，故减原方中清热之物，但仍瘙痒，鳞屑较多，大便干，此为风盛血燥所致，故加强原方祛风养血润燥之力，又咽痛、红肿，酌加清热利咽之品，治拟清热凉血、养血祛风、利咽通便。

处方：全虫 5g，蜈蚣 3 条，白芍 20g，当归 10g，生地 20g，玄参 20g，丹参 20g，紫草 15g，茜草 15g，黄芩炭 15g，地榆炭 15g，半枝莲 15g，白花蛇舌草 20g，北豆根 5g，牛蒡子 10g，水牛角 20g。14 剂。

三诊：患者服上方 14 剂后，头部、躯干部皮损基本消退，鳞屑明显减少，偶尔瘙痒，四肢部肥厚性皮损改善稍差，指趾末端关节轻度胀痛、无红肿，咽痛、红肿，纳眠可，二便可，舌红，苔薄白，脉弦数。提示患者血热风盛之证减轻，故可减清热凉血祛风之物；仍咽痛、红肿，需加强解毒利咽之力；又四肢部肥厚性皮损改善稍差，指趾末端关节轻度胀痛，故加活血祛湿通络之品，治拟清热解毒、凉血活血、祛湿通络。

处方：紫草 15g，全虫 5g，青黛 10g（包煎），土茯苓 20g，鸡血藤 20g，忍冬藤 20g，丹参 20g，半枝莲 15g，白花蛇舌草 20g，白芍 20g，当归 10g，玄参 20g，板蓝根 20g，生地 20g，生地榆 15g，连翘 15g，水牛角 20g。14 剂。

四诊：患者服上方 14 剂后，头部、躯干部皮损痊愈，四肢部肥厚性皮损明显变薄，颜色淡红，少许鳞屑，指趾末端关节胀痛减轻，咽痛、红肿减轻，纳眠可，二便可，舌淡红，苔薄白，脉数。提示患者血热血燥改善，故减凉血养血润燥之物，可稍加活血化瘀之物，加快肥厚性皮损的消退。

处方：生地 20g，青黛 10g（包煎），丹参 20g，鸡血藤 20g，忍冬藤 20g，全虫 3g，土茯苓 20g，板蓝根 20g，半枝莲 15g，白花蛇舌草 15g，生地榆 15g，丹皮 15g。14 剂。

外用：马应龙麝香痔疮膏。

患者服上方 14 剂，电话随访，诉皮损基本消退，无瘙痒，临床疗效满意。建议暂时停药，若有反复随诊。

按语：本案首诊方中，白茅根、茜草、大蓟、黄芩炭、地榆炭清热凉血止血，半枝莲、丹参、紫草、水牛角清热凉血活血，此为止血法与活血法的灵活运用。钱老认为，银屑病血热证见点状出血点，治疗时应以凉血止血为法，若皮损肥厚、鳞屑较多，又应以活血祛风为主，因"治风先治血，血行风自灭"，故二法结合应用。板蓝根清热解毒、凉血利咽；生地、玄参清热凉血、养阴护阴、利咽，二药性味皆甘寒，与本方中苦寒之物配伍使用，"甘苦合化"，使清热不伤阴；全虫祛风攻毒散结；黄柏、土茯苓清热解毒除湿。诸药合用，共奏清热凉血、解毒养阴、活血祛风之效。

首方服后，患者皮损变薄，颜色变浅，结合舌脉，提示患者内热得以改善，故减白茅根、大蓟；但仍瘙痒，鳞屑较多，大便干，此为风盛血燥所致，故加白芍、当归养血滋阴、润燥通便，加蜈蚣与全虫配合，祛风攻毒散结，加强原方祛风养血润燥之力；又咽痛、红肿，改板蓝根为北豆根，增白花蛇舌草、牛蒡子，以清热解毒、利咽通便。

二诊服 14 剂后，患者头部、躯干部皮损基本消退，鳞屑明显减少，偶尔瘙痒，提示血热风盛之证减轻，故减茜草、黄芩炭、蜈蚣，改地榆炭为生地榆；仍咽痛、红肿，改北豆根、牛蒡子为青黛、板蓝根、连翘，加强凉血解毒利咽之功；又四肢部肥厚性皮损改善稍差，指趾末端关节轻度胀痛，故加土茯苓、鸡血藤、忍冬藤活血祛湿通络。

三诊后再服 14 剂，头部、躯干部皮损痊愈，四肢部肥厚性皮损明显变薄，结合舌脉，提示患者血热血燥改善，故减紫草、水牛角、白芍、当归等凉血养血润燥之物，加丹皮活血化瘀，以加快剩余肥厚性皮损的消退，咽痛、红肿减轻，故减连翘、玄参。

四诊后再服 14 剂，患者皮损基本消退，临床疗效满意。

【病案四】

张某，女，20 岁。初诊日期：2018 年 12 月 14 日。

主诉：周身皮疹瘙痒 5 年。

病史：患者 5 年前出现足背部皮疹，后渐泛发至全身，夜间痒重，冬季加重。具体诊治不详。晨起鼻塞、口干渴。月经后期，色黑、量少、有血块。纳可，眠差，大便秘，2～3 日一行，小便黄。

查体：周身见多数大小不等暗红色肥厚性斑块，表面可见较厚银白色鳞屑，刮除鳞屑可见针尖样出血点，境界清楚，双臂部分皮损融合成片状。舌质暗，舌尖红，苔白，脉弦数。

临床分析：患者素体血热内蕴，病程日久，灼伤阴血，使血行失畅，血脉瘀滞，瘀血内阻，肌肤失于濡养，而致皮损肥厚，颜色暗红，顽固难愈；患者舌尖红，为心火亢盛，心火下移小肠，出现小便色黄。首诊当以清热解毒、凉血活血、除湿止痒为法。予解毒清营汤加减治之。

中医诊断：白疕。

西医诊断：银屑病。

治法：清热解毒、凉血活血、除湿止痒。

处方：半枝莲 15g，白花蛇舌草 20g，连翘 15g，夏枯草 15g，益母草 15g，丹参 15g，生地 15g，川芎 12g，蛇莓 15g，白英 15g，大蓟 15g，鸡血藤 15g，茜草 15g，白鲜皮 15g，菝葜 15g，赤芍 15g，玄参 15g，决明子 30g。30 剂。

二诊：患者服上方 30 剂后，皮损变薄，颜色变浅，瘙痒减轻，月经色暗红，血块减少，口渴，咽部不适，纳眠可，大便秘，小便黄，舌质红，苔白，脉弦数。患者血瘀症状改善，守原方，同时减少苦寒及化瘀之品，使方药凉血解毒而无瘀遏之弊，祛瘀而不致动血。

处方：半枝莲 20g，蛇莓 15g，白英 15g，生地 15g，川芎 12g，赤芍

15g，决明子 30g，牛蒡子 12g，白茅根 15g，青黛 6g（包煎），茜草 15g，天花粉 15g，白花蛇舌草 20g，茯苓 15g，鸡血藤 20g，虎杖 15g。14 剂。

三诊：患者服上方 14 剂，皮损部分消退，瘙痒改善。月经正常，色暗红，无血块。纳眠可，小便正常，大便不成形，日一行。舌尖红，舌体胖大，苔薄白，脉细弦。治拟清热解毒，健脾祛湿。

处方：茯苓 15g，炒白术 15g，半枝莲 15g，蛇莓 15g，白英 15g，陈皮 10g，生地 15g，丹参 15g，川芎 10g，虎杖 15g，鸡血藤 20g，赤芍 15g，白花蛇舌草 20g，玄参 15g，白茅根 15g，牛蒡子 12g。14 剂。

患者服上方 14 剂，电话随访，诉皮损基本消退，无瘙痒，临床疗效满意。建议暂时停药，若有反复随诊。

按语：此案为寻常型银屑病一例，患者疾病反复发作，首诊取解毒清营汤加减治疗。半枝莲、白花蛇舌草、连翘、白英、蛇莓、菝葜清热解毒；生地、玄参清热养阴；两组清热药物中，钱老将苦寒清利之药与甘寒养阴之药相和，甘苦合化，既兼顾患者血热内蕴、耗伤阴津之证，又防止大量苦寒之剂伤阴之弊。益母草、丹参、川芎、赤芍、鸡血藤活血调经，利水通络；大蓟、茜草凉血散瘀止血；两组活血药中兼有收敛之品，使活血不留瘀，散瘀而无动血之虞。夏枯草清热泻火，引火下行；白鲜皮清热燥湿、祛风止痒；决明子润肠通便。诸药合用，共奏清热解毒、凉血活血、除湿止痒之效。

首方服后，患者诸症改善明显，皮损变薄，颜色变浅，月经色暗红，血块减少，提示血瘀之证得以改善，又大量苦寒之药不宜久服，故守原方而减少苦寒及化瘀之药，加牛蒡子解毒利咽，天花粉泻火生津，白茅根、青黛泻热利尿、利咽，虎杖泻热通便，茯苓利水渗湿，引邪从二便而解。

二诊方服 14 剂后，患者皮损部分消退，但因久服苦寒之药伤及脾胃，出现大便不成形，舌体胖大，故减少性寒清利之品，加炒白术、陈皮健脾燥湿，平补脾胃。

三诊方再服 14 剂，患者皮损基本消退，临床疗效满意。

【病案五】

张某，男，31 岁。初诊日期：2020 年 12 月 13 日。

主诉： 双侧掌跖部皮疹 3 年，伴双侧腹股沟部皮疹 2 年余。

病史： 患者 3 年前出现双侧掌跖部皮疹，脱皮，偶尔痒，就诊于当地医院，予雷公藤多苷片口服、卤米松乳膏外用，皮疹好转；半年后皮疹反复，遂又就诊于当地医院，予雷公藤多苷片、氨甲蝶呤口服，卤米松乳膏等外用，皮疹仍有新发，并且双侧腹股沟出现新皮损，遂就诊于我院皮肤科门诊。腹胀，腹泻，纳差，眠可，大便不成形，每日 3～4 行，小便可。

查体： 双侧掌跖部见红斑、脓疱及脱皮；双侧腹股沟见对称性斑疹，色鲜红，浸渍糜烂，表面可见较厚黏着性痂屑；指（趾）甲增厚混浊。舌红，边有齿痕，苔黄腻，脉濡数。

临床分析： 此案属屈侧银屑病一例，此类皮疹往往发于患者肢体屈侧或皮肤褶皱部位。本患者皮疹位于双侧腹股沟、掌跖部位，色鲜红，浸渍糜烂，伴有黏着性痂屑，脓疱等。此外，还伴有腹胀、大便次数多且不成形状况。钱老认为，上述表现乃患者素体脾失健运，湿浊内生，郁而化热，热毒与湿浊相合之表现。故首诊当以健脾除湿，清热解毒为法。予健脾除湿汤加减治之。

中医诊断： 白疕。

西医诊断： 银屑病。

治法： 健脾除湿，清热解毒。

处方： 茯苓 20g，麸炒白术 30g，麸炒苍术 15g，金银花 20g，蒲公英 20g，苦地丁 15g，炒白扁豆仁 20g，麸炒芡实 20g，生地黄 20g，白花蛇舌草 20g，绵萆薢 15g，泽泻 15g，广藿香 12g，盐关黄柏 10g，麸炒薏苡仁 30g，全蝎 5g。14 剂。

二诊： 患者服上方 14 剂后，腹股沟皮损颜色变浅，浸渍糜烂面积缩小，掌跖部脓疱减少，口干，腹胀，纳差，眠可，大便成形，每日 2 次，小便可，舌淡红，边有齿痕，苔白腻，脉濡。可在原方基础上减清热解毒及清热除湿之品，加强健脾除湿之力；患者出现口干症状，提示阴津耗伤，故加入养阴生津之品。治拟健脾除湿，清热解毒，养阴生津。

处方：茯苓 20g，麸炒白术 30g，麸炒苍术 15g，金银花 30g，蒲公英 20g，麸炒芡实 20g，生地黄 20g，白花蛇舌草 20g，绵萆薢 15g，泽泻 15g，党参 15g，盐关黄柏 10g，麸炒薏苡仁 30g，鱼腥草 30g，车前草 15g，玄参 15g。14 剂。

三诊：患者服上方 14 剂后，腹股沟皮损呈淡褐色，无浸渍糜烂，掌跖部脓疱减少，偶有恶心，腹胀，纳差，眠可，大便成形，每日 2 次，小便可，舌淡红，边有齿痕，苔白腻，脉濡。患者皮损改善明显，但偶见恶心，故加理气和胃之品。治拟健脾理气，清热除湿，养阴生津。

处方：茯苓 20g，麸炒白术 30g，麸炒苍术 15g，金银花 30g，蒲公英 20g，麸炒芡实 20g，生地黄 20g，泽泻 15g，党参 15g，麸炒薏苡仁 30g，车前草 15g，玄参 15g，姜厚朴 10g，木香 8g。14 剂。

四诊：患者服上方 14 剂后，皮损基本消退，偶有口干，无恶心，腹胀稍减，纳差，眠可，大便溏，每日 3 次，小便可，舌淡红，边有齿痕，苔白，脉濡。治拟健脾除湿，养阴生津。嘱若无反复，再服 14 剂可停药。

处方：金银花 30g，茯苓 20g，炒白术 30g，山药 20g，莲子肉 15g，党参 20g，玄参 15g，炒苍术 15g，生地 30g，蒲公英 20g，茯苓 15g，陈皮 10g，石斛 15g。14 剂。

按语：本案首诊以健脾除湿汤加减治疗。方中茯苓、炒白术、炒苍术、炒白扁豆仁、炒芡实、炒薏苡仁健脾除湿，绵萆薢、泽泻、广藿香、黄柏清热除湿，多法合用，清除陈湿；金银花、蒲公英、苦地丁、白花蛇舌草清热解毒、散结消肿，全蝎攻毒散结；生地黄清热护阴。诸药合用，共奏健脾除湿，清热解毒之效。

首方服后，效果明显。患者现症，提示湿浊及热毒稍减，但脾虚症状仍明显，故在原方基础上减苦地丁、广藿香等，改炒白扁豆仁为党参，加强健脾除湿作用，加玄参养阴生津，掌跖部脓疱减少、腹股沟浸渍糜烂面积缩小，故去全蝎，加鱼腥草解毒排脓、车前草利水渗湿。

二诊方服 14 剂后，患者皮损改善明显，腹股沟皮疹基本消退，故去黄柏、绵萆薢等，但偶见恶心，加厚朴、木香理气和胃。

三诊方再服 14 剂，患者皮损基本消退，偶有口干，苔白，提示湿热象已不明显，故去泽泻、炒薏苡仁、车前草等清热利湿之品，加石斛加强养阴生津之效，无恶心可去厚朴、木香，又大便溏，故改芡实为山药，加莲子肉、陈皮，加强健脾止泻之力。

【病案六】

梁某，男，31 岁。初诊日期：2019 年 2 月 22 日。

主诉：周身皮疹、脱屑 10 年余，加重 1 个月。

病史：患者 10 年前周身皮疹，脱屑，具体治疗不详，反复发作，1 个月前发热后，出现躯干及四肢部泛发性皮疹，脱屑较多，偶尔痒，就诊于当地医院，予雷公藤多苷片口服、卡泊三醇软膏外用，皮疹未见明显好转，遂就诊于我院皮肤科门诊。现四肢指趾末端关节红肿疼痛，口干，纳眠可，二便调。

查体：躯干及四肢见多数大小不等斑块，色鲜红，表面可见层层银白色鳞屑，部分皮损融合成片。舌红，苔白腻，脉弦数。

临床分析：此案为关节型银屑病一例。患者疾病反复发作，四肢指趾末端关节肿胀疼痛，皮损色鲜红，肥厚，鳞屑多，偶尔痒。钱老认为，本例患者乃素体内有蕴热，又外感风热，火热之邪相搏，内入营血，外发肌肤而致肤生红斑、鳞屑；内热炽盛，灼伤血脉，使血行失畅，血脉瘀滞，以致瘀血内阻，肌肤失于濡养，则皮损肥厚难消；热盛生风，风盛血燥，故鳞屑较多；湿浊流窜四肢，故见四肢指趾末端关节肿胀疼痛。首诊当以清热凉血，活血祛风，祛湿通络为法。予全虫方加减治之。

中医诊断：白疕。

西医诊断：银屑病。

治法：清热凉血，活血祛风，祛湿通络。

处方：

内服：全虫 4g，半枝莲 30g，天花粉 15g，蛇莓 15g，白英 15g，夏枯草 15g，路路通 15g，生槐花 15g，生地 20g，丹参 20g，白花蛇舌草 30g，茜草 15g，水牛角 15g，土茯苓 15g，川芎 15g，木瓜 15g，鸡血藤 20g，皂角刺 15g。14 剂。

外洗：土荆皮 30g，半枝莲 30g，草河车 30g，生大黄 30g，皂角刺 30g，马齿苋 30g。14 剂，水煎外洗。

二诊：患者服上方 14 剂后，皮损变薄，颜色变浅，鳞屑减少，无瘙痒，四肢指趾末端关节肿胀疼痛轻度改善，口干改善，纳眠可，大便秘，2 日 1 行，小便可，舌质红，苔白，脉数。治拟清热凉血，活血祛风，祛湿通络，通便。

处方：

内服：全虫 4g，连翘 20g，夏枯草 15g，路路通 15g，蛇莓 15g，白英 15g，水牛角 15g，生槐花 15g，茜草 15g，生地 15g，丹参 20g，白花蛇舌草 20g，虎杖 15g，木瓜 15g，土茯苓 15g，半枝莲 30g，皂角刺 15g。14 剂。

外用：半枝莲 30g，菝葜 30g，生大黄 30g，马齿苋 30g，土荆皮 30g，草河车 30g，皂角刺 30g。14 剂，水煎外洗。

三诊：患者服上方 14 剂后，皮损厚薄变化不大，颜色暗红，无瘙痒，四肢指趾末端关节肿胀疼痛改善，口渴，纳少，腹胀，五心烦热，眠差，大便秘，2 日 1 行，小便可，舌质红，苔白，中央见裂纹，脉细数。治拟清热凉血，活血消斑，滋阴泻火，健脾除湿。

处方：

内服：半枝莲 30g，连翘 20g，白花蛇舌草 30g，玄参 20g，土茯苓 20g，石斛 15g，鳖甲 15g，生地 20g，蛇莓 20g，白英 20g，丹参 20g，茜草 15g，莪术 15g，三棱 15g，青黛 8g，虎杖 15g，茯苓 15g，白术 15g。14 剂。

外用：马应龙麝香痔疮膏。

四诊: 患者服上方 14 剂后, 皮损部分消退, 明显变薄, 颜色变浅, 无瘙痒, 四肢指趾末端关节无肿胀疼痛, 口渴减轻, 纳少, 腹胀, 五心烦热, 眠差, 大便可, 每日 2 行, 小便可, 舌淡红, 边有齿痕, 苔薄白, 中央见裂纹, 脉细数。治拟凉血活血, 滋阴泻火, 健脾养血。

处方:

内服: 半枝莲 30g, 白花蛇舌草 30g, 连翘 20g, 鳖甲 15g, 白英 20g, 丹参 20g, 白术 15g, 生地 20g, 茜草 15g, 茯苓 15g, 土茯苓 30g, 莪术 15g, 炒山药 20g, 石斛 15g, 当归 10g。14 剂。

外用: 马应龙麝香痔疮膏。

患者服上方 14 剂, 电话随访, 诉皮损基本消退, 无瘙痒, 临床疗效满意。故建议暂时停药, 若有反复随诊。

按语: 本案首诊取全虫方加减治疗。方中半枝莲、蛇莓、白英、生槐花、白花蛇舌草、茜草、水牛角清热凉血、清热解毒; 生地清热凉血, 养阴护阴, 与方中苦寒之物配伍使用, "甘苦合化", 清热而不伤阴; 丹参凉血活血, 川芎行气活血, 鸡血藤活血通络; 天花粉清热生津止渴; 夏枯草清热散结消肿; 全虫祛风攻毒, 散结通络, 皂角刺托毒消肿通络, 路路通、土茯苓、木瓜祛湿通络。诸药合用, 多法结合, 共奏清热凉血、活血祛风、祛湿通络之效。本案首诊外用方中, 生大黄清热解毒并能收敛, 土荆皮祛湿止痒, 半枝莲、草河车、马齿苋清热凉血解毒, 皂角刺托毒消肿, 现代药理研究发现, 生大黄、土荆皮等药物具有抗炎、调节免疫作用, 诸药配伍, 共同发挥清热散瘀、祛湿消肿功效。

首方服后, 患者皮损变薄, 颜色变浅, 提示血瘀症状改善, 故去川芎、鸡血藤等活血化瘀药; 患者无口干, 故去天花粉; 为加速内入营血之热消退, 酌加 "透热转气" 之物连翘, 引热邪出气分而解; 再加虎杖清热通便, 改善患者便秘之症。二诊外用方中在原方基础上加菝葜祛风散瘀。

二诊方服 14 剂后, 患者血热改善, 故去夏枯草、水牛角、生槐花; 四肢指趾末端关节肿胀疼痛改善, 故去全蝎、皂角刺、路路通、木瓜; 但真阴已伤, 并出现阴虚火旺之证, 故加玄参、石斛、鳖甲滋阴泻火;

患者纳少、腹胀，苔白，考虑为苦寒之物伤脾所致，故加白术、茯苓健脾除湿；皮损厚薄变化不大，颜色暗红，故加莪术、三棱，增强活血化瘀之力，并加青黛凉血消斑。

三诊方再服 14 剂，患者血热及血瘀改善，故去蛇莓、青黛、三棱；口渴减轻，故去玄参；无便秘，故去虎杖；但脾虚之症加重，故加山药，以增强健脾之力；考虑血热日久，易耗伤阴血，故加当归养血活血。

四诊方再服 14 剂，患者皮损基本消退，临床疗效满意。

【病案七】

裴某，女，26 岁。初诊日期：2020 年 6 月 22 日。

主诉：全身泛发红斑伴脓疱、鳞屑 1 年，加重 3 个月。

病史：患者 1 年前右前臂内侧出现成簇粟粒样大小脓疱，伴红肿、鳞屑，疼痛明显，无瘙痒，皮疹迅速蔓延全身，并伴有发热，体温最高可达 38.5℃。未规律用药治疗，1 个月后全身皮疹逐渐消退。3 个月前皮疹复发，皮损遍布躯干及四肢，未延及手足，余基本同前，患者就诊于当地医院，考虑诊断为"泛发性脓疱型银屑病"，予中药口服，皮损无明显改善，遂就诊于钱老门诊。平素嗜食肥甘厚味，易怒，无口干口苦，偶有干咳、盗汗，已停经 3 个月，大便正常，小便如茶色，纳可，眠差，夜间入睡困难。膝盖以下怕冷。

查体：躯干及四肢部位泛发鲜红色斑疹，局部皮温升高，斑疹内可见成簇粟粒样大小脓疱，疱内液体呈黄白色，表皮可见渗出、鳞屑，有明显糜烂面。舌红少苔，脉细滑。

临床分析：此案为泛发性脓疱型银屑病一例。患者为慢性病程，急性发作，皮损色鲜红，遍布四肢及躯干，皮损处明显渗出、糜烂，局部皮温升高，脓疱破损后表面鳞屑较厚，四肢关节肿胀、疼痛明显。钱老认为，本例患者平素易怒，情志郁结，郁久化火，加之嗜食肥甘厚味，致使脾胃不和，气滞不畅，湿热内蕴，发于肌肤而见红斑弥漫，并伴有脓疱、渗出；复感风热，两热相合，热毒炽盛，内入营血，耗伤阴血，故见夜间盗汗、入睡困难，皮损表面较厚鳞屑；病程日久，瘀血内阻，冲任失调，气血不畅，故见月经不行。故首诊以清热解毒，凉血活血，益气养阴为法。予解毒清营汤加减。

中医诊断：白疕。

西医诊断：泛发性脓疱型银屑病。

治法：清热解毒，益气养阴。

处方：金银花 15g，败酱草 15g，连翘 15g，炒薏苡仁 30g，炒白术 30g，茯苓 20g，生地 20g，车前草 15g，天花粉 15g，牡丹皮 15g，地骨皮 20g，蒲公英 15g，白花蛇舌草 30g，玄参 20g，黄柏 15g，益母草 15g，丹参 15g。

二诊：患者服上方 14 剂后，四肢及躯干部位皮损面积减少，脓疱变小，前胸及后背处发热症状消失，月经基本恢复正常。1 周前双手、足出现红斑，伴粟粒样大小脓疱，偶有咽痛，口干不欲饮，食欲减退，眠尚可，小便色黄，大便黏滞，舌红苔白腻，脉细滑数。治拟清热解毒，健脾利湿。

处方：

内服：金银花 15g，败酱草 15g，连翘 15g，炒白术 30g，茯苓 20g，生地 20g，炒薏苡仁 30g，车前草 15g，天花粉 15g，牡丹皮 15g，地骨皮 20g，青黛 9g，泽泻 15g，陈皮 10g，竹茹 10g，绵萆薢 15g，半枝莲 20g，牛蒡子 15g。

外洗：土荆皮 30g，半枝莲 30g，蒲公英 30g，马齿苋 30g，生大黄 30g，盐黄柏 30g。水煎外洗。

三诊：服上方 30 剂后，患者躯干及四肢部位皮疹已基本恢复，后背偶有红斑伴针孔样大小丘疹，未见明显脓疱，双手掌心皮疹尚未恢复，伴有渗出、鳞屑。患者食欲有所改善，大便可成形，日行 1～2 次，故减少原方中健脾利湿之品；为防止热病伤阴，增加顾护阴液药物。治拟清热解毒，滋阴降火。

处方：半枝莲 20g，金银花 15g，败酱草 15g，连翘 15g，炒白术

30g，茯苓 20g，生地 20g，炒薏苡仁 30g，车前草 15g，天花粉 15g，青黛 6g，牡丹皮 15g，泽泻 15g，地骨皮 30g，绵萆薢 15g，苦参 15g，玄参 20g，白芍 15g。

患者服上方 20 剂，微信随访，诉皮疹已基本消退，无明显疼痛、瘙痒，月经正常，小便颜色恢复正常，夜间可安睡，临床疗效满意。故建议暂停用药，如有反复随诊。

按语： 本例患者首诊取解毒清营汤加减。方中金银花、连翘、蒲公英、败酱草、黄柏清热解毒，金银花、连翘疏散风热的同时又可透热转气；牡丹皮、丹参、益母草清热活血；生地、玄参、天花粉、地骨皮养阴清热，防止热病伤阴；白术、茯苓、薏苡仁健脾利湿；车前草、白花蛇舌草清热利尿，引热下行。诸药相辅相成，清解中可养阴扶正，养阴中又能健脾利湿。

首方服后，月经基本恢复正常，小便颜色有所改善，提示血瘀及下焦湿热改善，热邪仍炽盛，故去益母草、丹参等活血化瘀之品；原有皮损面积及脓疱明显减少，双手、足部位出现新发皮损，颜色鲜红，伴有咽痛，故予青黛、半枝莲、牛蒡子增强清热之效；食欲不振，大便黏滞，舌苔白腻，显示湿邪内阻，故增泽泻、陈皮、竹茹、绵萆薢，配合茯苓、白术等增强健脾利湿之功。此外，针对患者手足部出现的新发皮损予以外用泡洗方，方中半枝莲、土荆皮清热凉血化瘀，蒲公英、马齿苋清热解毒凉血，黄柏、大黄清热燥湿。

二诊方服 30 剂后，患者情况大为好转，现症提示热邪仍盛，为防耗伤阴液，故增加白芍、玄参养血滋阴；患者食欲及大便情况明显改善，已无咽痛，故减原方中陈皮、竹茹、牛蒡子。

三诊方服 20 剂后，患者皮损已基本消退，余症均明显改善，临床疗效满意。

【病案八】

张某，男，9 岁。初诊日期：2020 年 11 月 8 日。

主诉：周身皮疹伴瘙痒 1 周。

病史：患者 1 周前出现周身皮疹，伴瘙痒，曾就诊于当地诊所，诊断为"过敏性皮炎"，予氯雷他定片口服及丁酸氢化可的松乳膏外用，原发皮损稍好转，但仍有大量新发皮疹，并见脱屑，遂就诊于我院皮肤科门诊。现咽痛，偶尔喘，纳差，多梦，大便不成形，每日 2 行，小便黄。发病前 5 天有发热、咽痛病史。

查体：周身见多数、散在针尖至绿豆大小斑疹及斑丘疹，色鲜红，表面见少许鳞屑，双手掌侧见 6 处米粒大小深在性脓疱。舌红，苔稍黄腻，脉数。

临床分析：此例为儿童寻常型兼脓疱型银屑病一例。患儿急性起病，周身红疹，曾被误诊为"过敏性皮炎"，然其皮损色鲜红，表面见少量白色鳞屑，伴瘙痒，咽痛，属典型的外感引发的点滴型银屑病表现。钱老认为，本例患者素体内有蕴热，又外感风热，阻于肌肤，郁而化热，而致肤生红斑；内入营血，耗伤阴血，灼伤脉络，肌肤失养，生风生燥，故皮损瘙痒、脱屑；患者素体脾虚湿蕴，郁而化热，湿热蕴结肌肤，故双侧手掌部见脓疱。首诊当以清热疏风，凉血养血，除湿止痒为法。予解毒清营汤加减治之。

中医诊断：白疕。

西医诊断：银屑病。

治法：清热疏风，凉血养血，除湿止痒。

处方：金银花 15g，连翘 12g，白英 12g，大青叶 10g，板蓝根 10g，生地 15g，白茅根 15g，茯苓 15g，当归 10g，苦参 10g，泽泻 10g，半枝莲 10g，蛇莓 10g，丹皮 15g，青黛 6g，地榆 12g，白花蛇舌草 15g，生白术 12g，蒲公英 15g。

二诊：患者服上方 14 剂后，皮损颜色变浅，无新发，仅少数皮损表面见少许鳞屑，偶尔痒，双侧手部掌侧脓疱改善不明显，无咽痛，无喘，口干，腹胀，纳差，便溏，每日 3 行，舌红嫩，苔腻，脉数。治拟清热解毒、凉血养阴、健脾祛湿。

处方：

内服：金银花 15g，连翘 12g，蒲公英 15g，白花蛇舌草 15g，丹皮 15g，生地 15g，金钱草 15g，蛇莓 10g，白英 15g，玄参 15g，茯苓 15g，炒薏米 20g，生白术 12g，白茅根 15g，冬瓜皮 15g，滑石 15g（先煎）。

外用：曲咪新乳膏。

患者服上方 14 剂，电话随访，诉皮损基本消退，无瘙痒，临床疗效满意。故建议暂时停药，若有反复随诊。

按语： 本案首诊取解毒清营汤加减治疗。方中金银花、连翘清热解毒、疏散风热，又可"透热转气"，大青叶、青黛清热解毒、凉血消斑，板蓝根清热解毒、凉血利咽，蒲公英清热解毒，泻肺平喘；白英、白茅根、半枝莲、蛇莓、地榆、白花蛇舌草清热解毒凉血；生地清热凉血护阴，与前两组苦寒之剂相配，"甘苦合化"；当归、丹皮养血活血，"治风先治血，血行风自灭"，生地与当归配合，养血滋阴而润燥。生白术、茯苓健脾祛湿，顾护小儿娇弱之胃气，泽泻、苦参清热祛湿。

首方服后，患者皮损颜色变浅，无新发，无咽痛，无喘，可见患者风热血热得以改善，又苦寒之药不易久服，故去大青叶、板蓝根、青黛、半枝莲、地榆；但患者出现腹胀、便溏、大便次数增多，考虑苦寒之剂伤及脾胃，痒不明显，但双手掌侧脓疱改善不明显，故去苦参，加炒薏米健脾燥湿，冬瓜皮、滑石清热利水，多法合用，祛除余湿；患者鳞屑减少明显，但出现口干，故去当归，加玄参滋阴润燥。二诊后，患者皮损基本消退，临床疗效满意。

小结

　　银屑病又名"牛皮癣"，是一种常见并易复发的慢性炎症性皮肤病，中医称为"白疕""白疕风""疕风""白壳疮""银钱风""干癣"等。本病根据临床表现分为四型。①寻常型银屑病。皮损为红色斑丘疹、斑块，被覆银白色成层的鳞屑，刮除鳞屑后有出血点，好发于头部、躯干、四肢，尤其是肘后、膝部及骶尾部，青壮年多见，常累及甲部，表现为点状凹陷或油滴样。根据病程，分为进行期（有同形反应）、静止期、消退期。②脓疱型银屑病。局限性者损害仅限于掌跖，皮损为对称性红斑，其上见密集针尖至粟粒大小无菌性脓疱，不易破溃，逐渐结痂、干燥、脱皮，反复不愈，甲常变性增厚；泛发性者，在全身银屑病损害基础上发生粟粒至米粒大小脓疱，脓疱周围有红晕，可相互融合成片，称为脓湖，常伴高热、头痛、关节痛等全身症状，指（趾）甲混浊、肥厚、变性，少数患者可伴发皱襞舌。③关节型银屑病。多数患者为已有数十年银屑病病史，少数患者初发银屑病即侵犯关节，最常侵犯指（趾）末节小关节，关节轻度肿胀，疼痛不适，重者侵犯腕、膝关节，久之关节畸形、弯曲，丧失功能，多数患者见指（趾）甲混浊、肥厚、变形，X线检查有骨、关节破坏改变，类风湿因子阴性。④红皮病型银屑病，又称银屑病性红皮病。多由寻常型银屑病治疗不当，如滥用糖皮质激素系统治疗而激惹所致，可见全身皮肤潮红、水肿，伴大量干燥脱屑。

中医认为本病多因患者素体血热内蕴，日久营血亏损，化燥生风，肌肤失养所致。西医认为本病发生与遗传、感染（链球菌、真菌、葡萄球菌、肠道细菌、病毒）、精神因素、外伤、饮食（饮酒、喜食红肉）、代谢障碍、免疫、药物（β受体阻滞药、非甾体抗炎药、锂盐、抗疟药等）、气候等有关。

西医的治疗原则是快速控制病情，维持最长缓解期，最大限度减少药物不良反应。中医采取辨证论治，常见分型如下：血热型，多见于银屑病进行期，予犀角地黄汤或清营汤加减治之；血燥型，多见于银屑病静止期，予当归饮子加减治之；血瘀型，常见于斑块型银屑病，予桃红四物汤加减治之；湿毒型，多见于掌跖脓疱型银屑病和关节型银屑病，予犀角地黄汤合萆薢渗湿汤加减治之；火毒型，多见于泛发性脓疱型银屑病和红皮病型银屑病，予清瘟败毒饮加减治之。

钱教授认为本病的主要病机为血热，治疗时在辨证论治的基础上应注重清热凉血，对于斑块型，可加蛇莓、白英这一药对，现代药理研究表明，这两种药物合用具有促进细胞凋亡、抑制细胞有丝分裂和血管生成的作用。本病不易根治，易反复发作，故预防也很重要：①注意天气变化，防止感冒；②忌食海鲜、辛辣、牛羊肉等，忌饮酒，忌吸烟；③注意精神心理调摄；④生活规律，锻炼身体，增强体质，提高免疫力。

十一、掌跖脓疱病

【病案一】

黎某，女，24岁。初诊日期：2017年3月5日。

主诉：双手、足多发脓疱5年。

病史：5年前患者首次发现左手小指出现透明水疱，未予特殊处理，后因手指皮肤逐渐变硬、干裂就诊于重庆市某中医院，诊断为"手湿疹"，予外用药及院制湿疹中药颗粒（具体不详）治疗，后原发皮损、干裂情况未见明显好转，并逐渐侵及其他手指，于多家医院就诊，均诊断为"手湿疹"，外用他克莫司、卡泊三醇倍他米松软膏等药物，症状未见好转且逐渐加重，并累及双足。3年前，再次于当地医院就诊，诊断为"掌跖脓疱病"，予外用药及口服异维A酸软胶囊，用药后皮损较前好转，但用药3个月后皮损出现复发、加重趋势。现患者双手、足皮损处瘙痒疼痛，脱发，月经调，有血块，大便3～4天一次，饮食、睡眠可。

查体：双手多发皮疹，色暗红，皮肤皲裂，可见脓血点，以手指、大鱼际处受累明显，十指指甲凹陷受损；双足皮损情况同双手，以足跟、足踝、足底处严重。舌质暗，舌根部白腻，脉沉。

临床分析：该患者为掌跖脓疱病一例。钱老认为，患者病程较长，反复发作，迁延不愈，为难治性病例，究其病因主要从湿热论治。湿邪致病发于皮肤多导致皮损迁延不愈，病程漫长；同时湿邪侵袭日久，易阻滞气机，便秘、舌质暗、脉沉为气机不畅的体现，舌根部白腻则提示气化不力，脾虚湿盛。同时热毒在内，湿热搏结扰动血分，外发肌肤则生脓疱，可见红斑、水疱、丘疹等多形损害；久病则血虚，肌肤失于濡养，皮损干裂失去光泽，可见皮屑、皲裂。治宜清热解毒除湿为主，兼行气养血活血，取自拟清热解毒汤加减治疗。

中医诊断：疕疮。

西医诊断：掌跖脓疱病。

治法：清热解毒，去湿止痒。

处方：

内服：拳参20g，蒲公英15g，蛇莓15g，白英15g，炒黄柏15g，茵陈15g，黄芩15g，土茯苓15g，决明子30g，生地黄15g，半枝莲15g，炒知母10g，紫草15g，枳实15g，泽泻15g，川萆薢15g。30剂。

外洗：拳参30g，土荆皮30g，蒲公英30g，生黄柏30g，明矾15g，苦参30g，半枝莲30g，马齿苋30g。15剂，水煎外洗。

二诊：2017年5月3日。皮疹范围较前缩小，脓疱偶有新发，皮肤干燥、脱皮。经调，色暗，量少。饮食、睡眠可，二便调。舌淡红，苔薄白，脉沉细。首诊重用大量苦寒之品旨在清热解毒，此次皮疹范围缩小，偶有新发脓疱，且大便情况明显改善，结合舌苔脉象，说明用药得效；此次可在前方清热、解毒、燥湿基础上，减少苦寒用品，加用健脾、养阴药物以顾护正气，如茯苓、丹参之类。外用药物去强效解毒之明矾，余同前。

处方：

内服：茯苓15g，生地15g，炒苍术15g，炒黄柏15g，茵陈15g，黄芩15g，半枝莲15g，蛇莓15g，白英15g，土茯苓15g，丹参15g，白花蛇舌草 15g，紫草 15g，益母草 15g，泽泻 15g，连翘 15g。20 剂。

外洗：原方去明矾，余不变。10 剂，水煎外洗。

三诊：2017 年 6 月 11 日。服药期间，足底脓疱未完全得到控制，间或暴发，皮肤仍干燥、脱皮；双手情况逐渐改善，指甲亦新生明显。用药 3 个月后脓疱再次发作，未得到控制，说明体内邪毒顽固未清，原方不可减少苦寒解毒之品，继续以清热解毒、燥湿止痒之法为重；同时汤药可加用动物药全虫、蜈蚣以深入经络，外洗加用鹤虱、百部，内外合用加强攻毒散结作用。

处方：

内服：全虫 4g，蜈蚣 2 条，半枝莲 15g，连翘 15g，拳参 15g，炒黄柏 15g，土茯苓 15g，猪苓 15g，川草薢 15g，炒苍术 15g，紫草 15g，生地 15g，茵陈 15g，泽泻 15g，蛇莓 15g，白英 15g。14 剂。

第 15 天开始去川草薢，继服上方 14 剂。

外洗：鹤虱、生百部、生黄柏、拳参、蒲公英、土荆皮、马齿苋、苦参各 30g。15 剂，水煎外洗。

四诊：2017 年 7 月 23 日。服药后，双手复发散在脓疱，皮肤干燥、脱皮，双足皮损情况较上次有好转，范围无扩大。饮食睡眠可，二便调。舌尖红，苔薄黄，脉沉数。钱老认为，上次用药期间少有暴发性脓疱，病情趋于稳定状态，此次可去猛攻之虫药，更换为植物药三颗针、败酱草，余药大致不变，继以清热燥湿、解毒散结之法为主。

处方：

内服：半枝莲 15g，蛇莓 15g，白英 15g，决明子 30g，枳实 15g，紫草 15g，蒲公英 20g，炒黄柏 15g，三颗针 15g，土茯苓 20g，炒苍术 20g，拳参 20g，生地 15g，黄芩 15g，茵陈 15g，败酱草 20g，茯苓 15g，生甘草 10g。30 剂。

外洗：土荆皮、苦参、败酱草、蒲公英、生黄柏、拳参各 30g。10 剂，水煎外洗。

五诊：2017 年 9 月 17 日。用药后双手皮损较前明显好转，并逐渐趋于稳定。足底仍有散在脓疱，皮肤干燥、脱皮，自觉瘙痒热甚。经调，量少。大便成形，1～2 天 1 次。舌淡红，苔薄黄，脉沉数。此次就诊，双手掌皮损较前明显好转，但足部改善不佳，故宜仍坚持清热解毒大法，但可酌情减少苦寒药物的使用。

处方：

内服：拳参 20g，半枝莲 20g，蒲公英 20g，炒黄柏 15g，川萆薢 15g，白英 15g，白花蛇舌草 20g，茵陈 15g，决明子 30g，生地 15g，土茯苓 20g，紫草 15g，炒苍术 15g，泽泻 15g。30 剂。

外洗：土荆皮、苦参、马齿苋、生大黄、半枝莲、拳参各 30g。15 剂，水煎外洗。

六诊：2017 年 11 月 1 日。手掌皮损趋于平稳，手部皮肤基本恢复正常；足底脓疱情况较差，大致半月暴发一次，新发脓疱时症状同前，痒甚难忍。饮食、睡眠可，二便调。经调，量少。舌淡暗，苔薄黄，脉沉数。钱老认为，鉴于患者症状反复，再结合舌苔、脉象情况，可知体内余热未清，同时亦有邪毒在内日久、瘀结脉络之象，故此次应在清热解毒基础上，再加活血通络之品。桃仁、红花为活血化瘀经典药对，可加强通络散结作用；再加咸品海浮石软坚散结，菝葜祛湿、消疮毒，同时二药与茵陈、泽泻配伍，可引湿热邪毒从小便而去。

处方：

内服：上方去土茯苓、决明子，加桃仁、红花各 10g，海浮石、菝葜各 15g，余药继用。20 剂。

外洗：土荆皮、苦参、马齿苋、生大黄、半枝莲、蒲公英各 30g，川椒（单包）15g。10 剂，水煎外洗。

七诊：2017 年 12 月 10 日。用药后足底脓疱较前明显减轻，未见复发，皮肤干燥、皲裂、脱屑；双手情况已趋于稳定，未见新发皮损，皮肤外观正常。经调，量少。舌淡，苔薄白，脉细数。此阶段皮损状态较为平稳，并趋于恢复正常，说明前阶段所用活血药物通达经络，使得全方效有所加。钱老认为接下来的治疗可去桃仁、红花，但不可轻易停用苦寒药物，需警惕体内热毒未清之嫌，故仍以清热解毒治法为主；同时苦寒方药服用日久未免伤中夺阴，此次可适当加用育阴滋补的平和之品，如酒黄精；外用药物原则不变。

处方：

内服：半枝莲15g，菝葜15g，海浮石15g，炒苍术15g，炒黄柏15g，生地15g，丹参15g，益母草15g，茯苓15g，酒黄精15g，玄参20g，蛇莓20g，白英20g，拳参20g，泽泻15g，连翘15g。30剂。

外洗：土荆皮、拳参、苦参、龙葵、马齿苋、半枝莲各30g。15剂，水煎外洗。

八诊： 2018年1月28日。足底内侧仍有间歇性脓疱出现，偶痒，但整体情况较前好转；双手情况稳定，未见新生皮损。大便成形，1～2天一次。月经调，量可。皮损逐渐趋于稳定，治疗上可继续清热解毒与育阴养血之法并行。

处方：

内服：前方去蛇莓、白英，加白花蛇舌草15g、当归15g，余药不变。20剂。

外洗：原方改龙葵为生大黄，余不变。8剂，水煎外洗。

九诊： 2018年3月7日。整体皮损情况趋于稳定，较前变化不大，少量脓疱，皮肤干燥、脱皮，经期双手暴发脓疱较明显。食少易腹胀，嗳气频繁，心烦，大便3～4天一次。舌淡胖，苔薄黄，脉弦数。此阶段继续前法，再根据患者当下全身症状，加用疏肝调志、行气消瘀之品，调理机体平衡，有助于病情好转。

处方：

内服：连翘15g，蒲公英15g，菝葜15g，炒苍术15g，炒黄柏15g，决明子30g，川草薢15g，茯苓15g，拳参15g，半枝莲15g，炒栀子10g，牡丹皮15g，泽泻15g，柴胡9g，厚朴10g，陈皮10g。25剂。

外洗：败酱草、马齿苋、拳参、苦参、土荆皮、生黄柏各30g。15剂，水煎外洗。

此次就诊后用药结束，微信随访，患者表示病情稳定，便停药观察，直至 2019 年初未再复发，亦未用药。

按语： 本案为湿热邪毒内蕴型脓疱疮，患者病情反复发作，钱老取自拟清热解毒汤进行加减治疗，整个治疗过程历时 1 年，后期恢复较好，皮损趋于稳定。首诊方中以拳参、蒲公英、半枝莲、蛇莓、白英等清热解毒药物为基础，黄芩、土茯苓重在除湿解毒，川草薢对顽固性湿热疮毒有很好的疗效。决明子润肠通便，枳实行气导滞，气行则血畅，防止大量苦寒药凉遏血脉，同时病久不乏有瘀，既对症治疗，又有未病先防之意；黄芩、黄柏、茵陈、泽泻共用，可清热利尿，引湿热邪气从小便而解；生地、炒知母清热养阴，合大量苦寒清热之品，寓"甘苦合化"之意，清热而不伤阴。诸药合用，多法合参，共奏清热解毒散结、燥湿止痒止痛之效，既解肌肤疮毒，又能顾护阴血而不伤正。外用方均采用皮肤科常用外用药，功效以清热燥湿止痒为主：土荆皮为杀虫止痒要药，白鲜皮可清热燥湿、祛风解毒，对湿热疮毒有良好疗效。拳参、蒲公英、马齿苋、半枝莲可清热解毒凉血，合之黄柏、苦参以清热燥湿止痒。此外，脓疱暴发期可用明矾、全虫、蜈蚣等力猛之药，加强全方清热解毒、燥湿止痒功效。最后，钱老重申中医"整体观念"的重要性，针对某一疾病治疗的同时，还需从整体出发，兼顾患者全身状态，以协调机体平衡，这对疾病的治疗大有裨益。

【病案二】

郭某，女，32 岁。初诊日期：2018 年 8 月 19 日。

主诉： 双足起皮疹 3 个月。

病史： 患者 3 个月前双足内侧缘出现红色丘疹、脓疱，疱内容物为黄褐色，逐渐干涸、脱屑，并不断有新皮疹出现，伴明显瘙痒。纳差，夜间入睡困难，大便溏，日 1~2 行，小便可。

查体： 双足内侧缘及足底部对称性红色斑片，其上可见粟粒大小丘疹、脓疱，脓疱呈黄褐色，部分干涸。舌暗，苔白厚腻，脉滑数。

临床分析：此案为掌跖脓疱病一例。皮损局限于足跖部位，表现为红色斑片，其上见黄褐色小脓疱，瘙痒剧烈，可以明确诊断。患者素有脾胃虚弱，水液输布失司，聚而生痰湿，日久蕴热，湿性重浊黏腻，循脉络下注，灼伤皮腠，而生脓疱、红斑；湿热阻滞气机，局部气血难以畅达，故皮疹反复难愈；脾胃运化失司，而见纳差；湿热上扰神明，入夜阳气不能入潜，故见入睡困难；湿热下迫肠道，清浊不分，故见便溏。结合其舌脉情况，辨为湿热血瘀证，治以利湿健脾、清热凉血。

中医诊断：病疮。

西医诊断：掌跖脓疱病。

治法：利湿健脾，清热凉血。

处方：

内服：金银花30g，连翘15g，炒苍术20g，炒薏米30g，炒白扁豆30g，赤芍15g，丹皮15g，炒白术20g，黄连6g，白豆蔻15g（后下），藿香12g，佩兰12g，半枝莲20g，厚朴10g，白梅花10g，蒲公英20g，盐黄柏15g，六一散20g，泽泻15g。14剂，水煎内服，每日一剂。

外洗：蒲公英30g，败酱草30g，半枝莲30g，土荆皮30g，生大黄30g，黄连20g，马齿苋30g。14剂，水煎外洗。

二诊：2018年9月2日。服上药14剂后皮疹减轻，口苦，纳差，胃痛，大便稀溏，日行一次。舌暗、苔薄黄微腻，脉滑数。

处方：

内服：炒苍术20g，炒白术30g，茵陈15g，金钱草20g，白扁豆30g，莲子肉30g，猪苓15g，焦三仙（各）10g，白豆蔻10g，玫瑰花10g，金银花30g，连翘15g，陈皮10g，丹皮15g，泽泻15g，盐黄柏15g。14剂，水煎内服，每日一剂。

外洗：盐黄柏30g，蒲公英30g，败酱草30g，半枝莲30g，土荆皮30g，生大黄30g，黄连20g，马齿苋30g。14剂，水煎外洗。

2019年3月12日随访，患者自觉经过半年中药治疗，病情趋于稳定，精神状态、饮食、睡眠明显改善，劳累或情绪剧烈波动时易反复。

通过服药配合调整生活方式，病情极大改善。

按语： 患者辨为湿热血瘀证，首诊方中以金银花、连翘、蒲公英清热解毒消痈，解气分之实热，并助血热透发。炒苍术、炒薏米燥湿健脾，炒白扁豆、炒白术益气行气、健脾祛湿，白豆蔻、厚朴气味辛香，行气醒脾利湿；上药共助脾胃运化，脾胃健运，饮食得化，气津得布。藿香、佩兰芳香化浊、祛湿和中，白梅花和胃化痰，泽泻利湿泄浊，黄连、黄柏清利中下二焦湿热；六一散中滑石质重而滑，可上清水源，下利膀胱水道，除三焦内蕴之热，使之从小便而出，以解暑湿之邪，少佐甘草和其中气，并可缓和滑石之寒性；上药相配，共奏清热解暑利湿之效。赤芍、丹皮、半枝莲共行清热凉血、活血化瘀之功，以助疹退。外用药予蒲公英、败酱草清热解毒排脓，半枝莲、马齿苋解毒化瘀，土荆皮、黄连清热杀虫、疗癣止痒，生大黄清热逐瘀生新。用药14剂后，患者皮疹明显好转，结合现症及舌脉，考虑患者湿象较前有所减轻，而热象仍在，故去上方藿香、佩兰、厚朴、炒薏米等温热药，予茵陈、金钱草利湿解毒消肿；莲子肉益气养心安神、焦三仙健胃消食和中、陈皮理气健脾，诸药平补脾胃；玫瑰花行气活血散郁。外用药较前加黄柏，增强清热利湿、消脓止痒之力。此病易反复发作，而过用寒凉药物清热解毒最易伐伤脾胃，治疗上应注意平衡二者关系。对于脾胃素虚或皮损好转者，应注重调理中焦脾胃，同时嘱其调整生活作息，防止复发。

【病案三】

李某，女，31岁，初诊日期：2018年9月16日。

主诉： 双手足起脓疱半月余。

病史： 患者于半个月前出现双手足红斑、脓疱，自觉疼痛，明显瘙痒。平素易口干口渴，纳可，眠差易醒，大便日1行，不成形，小便可。月经周期正常，量多，经色暗，血块多。

查体： 双侧手掌部、足底及足内侧缘可见灰红色斑块，其上密集小脓疱，疱液呈黄色，部分干涸、脱屑，散在脓疱脱落后的红色嫩薄表皮。

舌暗红，苔黄腻，中有裂纹，脉滑数。

临床分析：患者为青年女性，急性起病，皮疹对称，局限在双侧掌跖部，表现为红斑上反复发作的水疱、脓疱，伴明显瘙痒，可明确诊断为掌跖脓疱病。患者脾不布津，水液聚而生湿，湿久蕴热，湿热郁于经络血脉，流于肢末，局部湿热瘀毒相互搏结，而成红斑、脓疱；脾虚水液输布不均，津液不能上承，而见口干口渴；内热扰神，故眠差易醒；瘀热迫于冲任，胞脉蕴热而见行经量多，瘀血阻络而见血块、经色暗。结合舌脉及临床症状，患者既有湿热瘀毒下迫四末，又有脾虚失运，故治疗上应兼顾二者，清补并用，治以凉血解毒、利湿健脾。

中医诊断：病疮。

西医诊断：掌跖脓疱病。

治法：凉血解毒，利湿健脾。

处方：金银花 20g，连翘 15g，茯苓 15g，猪苓 15g，炒苍术 15g，炒白术 15g，半枝莲 15g，山药 15g，丹参 15g，生地 15g，蛇莓 15g，白英 15g，炒扁豆 20g，炒薏米 20g，徐长卿 15g，北豆根 6g，丹皮 15g，泽泻 15g，白茅根 15g。20 剂，水煎内服，每日一剂。

二诊：皮疹稍有好转，脓疱仍有新发。纳可，眠差易醒。月经正常，量中，有血块，大便日行 1～2 次，偏软，不黏。

处方：全蝎 5g，半枝莲 20g，蒲公英 20g，金银花 20g，连翘 15g，生地 15g，丹皮 15g，盐黄柏 15g，紫草 10g，泽泻 15g，土茯苓 15g，炒苍术 15g，蜈蚣 1 条，草薢 15g，草河车 20g，生甘草 10g。20 剂，水煎内服，每日一剂。

三诊：月经期脓疱少量复发，与之前相比脓疱变小，数量减少。晨起反酸，纳可，眠差。月经量中，痛经，有血块，大便日行 2～3 次，软、黏。脉滑数有力，舌暗红，苔厚腻，中有裂纹。

处方：半枝莲 20g，茯苓 20g，炒白术 30g，炒山药 20g，生地 15g，金银花 15g，白芍 15g，百合 15g，白梅花 10g，玫瑰花 12g，猪苓 15g，白花蛇舌草 20g，蛇莓 20g，白英 20g，土茯苓 15g，泽泻 15g，连翘

15g，草河车 15g，焦三仙（各）12g。30 剂，水煎内服，每日一剂。

四诊：脓疱明显减少，颜色转暗，经期仍有少量新发皮疹。大便日行 3 次，成形、偏软。舌暗苔薄滑，边有齿痕。

处方：茯苓 20g，猪苓 15g，土茯苓 15g，炒山药 20g，炒薏米 30g，半枝莲 20g，夏枯草 15g，泽泻 15g，厚朴 10g，陈皮 10g，生地 20g，丹皮 15g，白芍 15g，金银花 15g，草河车 15g，焦神曲 15g，焦山楂 15g，盐黄柏 12g。14 剂，水煎内服，每日一剂。

五诊：脓疱进一步减少，经期好转，仍有新发。饭后恶心反酸，月经调。大便不成形、黏。脉沉滑，舌暗苔薄。

处方：白梅花 10g，半枝莲 15g，猪苓 15g，土茯苓 15g，泽泻 15g，生地 15g，茯苓 20g，炒白术 30g，炒山药 20g，炒苍术 30g，炒扁豆 30g，徐长卿 20g，蛇莓 15g，白英 15g，盐黄柏 12g，厚朴 10g，蒲公英 15g，金银花 15g。20 剂，水煎内服，每日一剂。

六诊：红斑范围较前缩小，仍有少量新发脓疱，伴瘙痒。大便调，偏稀黏。

处方：半枝莲 20g，草河车 15g，猪苓 15g，茯苓 15g，蛇莓 15g，白英 20g，炒白术 30g，炒山药 20g，炒芡实 15g，生地 15g，金银花 15g，泽泻 15g，路路通 10g，天花粉 15g，丹皮 15g。30 剂，水煎内服，每日一剂。

七诊：红斑明显减退，部分区域已恢复皮色，未见明显新发皮疹；痛经。

处方：炒白术 20g，炒苍术 20g，炒薏米 20g，茯苓 20g，猪苓 15g，生地 15g，炒山药 20g，金银花 20g，白花蛇舌草 20g，车前子 15g（包煎），连翘 15g，木瓜 15g。14 剂，水煎内服，每日一剂。

八诊：患者皮疹几乎消退，仅见掌根部钱币大小红色斑片，无明显脓疱，夜尿频，无其他不适。

处方：炒山药 20g，炒苍术 20g，茯苓 20g，猪苓 15g，生地 15g，金银花 20g，白花蛇舌草 20g，车前子 15g（包煎），连翘 15g，炒薏米 20g，桑螵蛸 10g。14 剂。

按语：首诊方中金银花、连翘清热解毒，既可清气分实热，又可透发血中蕴热，北豆根清热解毒，祛风止痛；蛇莓清热解毒、散瘀凉血，白英清热解毒、利湿消肿，半枝莲解毒化瘀利湿，三者配伍，凉血解毒之力更强；生地味甘性寒，既能清热又可养阴，丹参养血活血，丹皮凉血活血，白茅根凉血解毒利湿，上四药共用以通血脉热结；茯苓、猪苓淡渗利湿健脾，泽泻利湿泄浊，炒苍术燥湿健脾，炒扁豆健脾化湿和中，炒薏米利水而不伤阴，利湿而不助燥，配合炒白术甘温益气健脾燥湿，山药益气健脾，上药共奏健脾利湿之效；徐长卿祛风化湿通络，长于止痛止痒。

全方清补并用，患者服 20 剂后，皮疹仍有新发，眠差，考虑尚有实邪未除，不耐补益，因此治疗思路转为先清实邪，待皮疹进展得到控制，随湿热瘀毒减轻，再逐渐加以补益。二诊时，去首诊方中健脾燥湿之品，治以清热解毒，凉血利湿。方中以金银花、连翘、蒲公英、半枝莲清热解毒，紫草、生地、丹皮清热凉血活血，泽泻利湿泄浊，炒苍术燥湿健脾，萆薢、黄柏清热利湿，土茯苓除湿解毒，草河车清热利湿、凉血解毒，加全蝎、蜈蚣性走窜，可搜剔经络所伏湿热瘀毒，生甘草调和诸药。

服二诊方 20 剂后，患者脓疱明显变小，数量减少，于经期有少量新发皮疹，自觉晨起反酸，经期腹痛、有血块，稍有腹泻，结合舌脉，患者仍有湿热瘀象，又见津伤，三诊治以清热解毒、益气养阴。三诊方中较二诊去搜剔经络、清热利湿之品，仍予金银花、连翘、半枝莲清热解毒；白花蛇舌草、蛇莓、白英凉血解毒；茯苓、炒山药、炒白术、焦三仙补脾益气、健胃消食；猪苓、泽泻利湿泄浊；土茯苓、草河车清热利湿解毒；白梅花涩平，可疏肝和胃，玫瑰花甘温，可行气解郁、和血止痛；白芍味酸入肝脾，百合味甘入心肺，二者一敛一润，共补阴液。

四诊时，患者皮疹明显减少，颜色转暗，经期仍有少量新发，未诉其他不适，其舌象见脾虚蕴湿之象，由舌色、苔色、疹色可见热象较前显著减轻，故四诊方较前减少清热解毒之品，偏重健脾利湿，方中加炒薏米、陈皮以补脾除湿；厚朴、夏枯草一温一寒，理气散结；丹皮配合生地凉血养血；黄柏清热除湿，专利下焦。

五诊时，患者疱疹进一步减轻，湿热瘀毒较前俱有所减，诉胃脘不舒，大便不成形，钱教授考虑此时患者皮疹已基本得到控制，实邪已轻，故本次用药着重补益脾胃，在首诊方基础上加减，去连翘、丹参、炒薏米、丹皮、白茅根、北豆根等，加蒲公英配合金银花共清气分，土茯苓、黄柏清热利湿，厚朴、白梅花疏肝理气和胃。

六诊时，患者红斑范围较前缩小，仍有少量新发脓疱，大便可，湿象较前减轻，故与五诊方相比，去炒扁豆、炒苍术、徐长卿、土茯苓、黄柏、厚朴等利湿燥湿之品，加炒芡实收敛除湿，天花粉清热养阴生津，路路通、丹皮凉血活血通络。

上方服用1个月后，红斑明显减退，部分区域已恢复皮色，未见明显新发皮疹，行经时小腹疼痛，未诉其他不适。七诊方治以健脾利湿清热，较前减半枝莲、蛇莓、白英等清热解毒药，加车前子清利下焦湿热，木瓜柔筋止痛。

八诊时，患者皮疹几乎消退，仅见掌根部钱币大小红色斑片，无明显脓疱，夜尿频繁，患者湿热不显，血瘀已清，仍治以健脾利湿清热，较前方加桑螵蛸以固精缩尿。

服药2周后患者皮疹消退，未复发。

【病案四】

潘某，女，26岁。初诊日期：2018年5月4日。

主诉：双掌跖起皮疹伴瘙痒7年。

病史：患者无明显诱因于7年前出现手掌、足跖部红斑、脓疱，干燥脱皮。近期加重，出现双侧掌心、掌腕部及足跖部脓疱、红斑，部分融合成片，手背、双下肢、足背大片红色斑块，伴剧烈瘙痒。纳可，眠差，大便黏，1~2天一次，小便黄。

查体：双侧手掌、掌腕、足底及足内侧可见边界清晰的红色斑片，其上散在脓疱，疱液色黄混浊，部分干涸，可见脱落后的薄膜。四肢及手足背部可见密集的钱币大小红色斑块，部分融合成片，境界清晰，其上覆盖银灰色鳞屑，可见薄膜现象及点状出血，散在抓痕、血痂。舌边红，苔白厚腻，脉沉。

临床分析： 患者青年女性，发病较早，病程较长，考虑为素有热毒蕴于体内，热伤脾胃，水津失布而生湿，湿与热结犯于血络，血热泛溢于肌肤，而见红斑，湿热循经下达四末，搏于肌腠之间，而见脓疱；热扰神明，故见眠差；湿热迫于下焦，而见大便黏、小便黄。湿性重浊黏腻，湿热阻于血脉，血行不畅，故见脉沉。结合舌脉及临床表现，患者为湿热伤血证，治以清热解毒、凉血利湿。

中医诊断： 痐疮。

西医诊断： 掌跖脓疱病。

治法： 清热解毒，凉血利湿。

处方：

内服：半枝莲20g，蛇莓15g，白英15g，紫草15g，茜草15g，蒲公英20g，土茯苓15g，青黛10g（包煎），大蓟15g，生地榆15g，连翘15g，泽泻15g，炒黄柏15g，全虫5g，茯苓15g，生地15g。28剂，水煎内服。

外洗：土荆皮30g，苦参30g，生大黄30g，半枝莲30g，败酱草30g，蒲公英30g，草河车30g，马齿苋30g。28剂，水煎外洗。

二诊： 掌心脓疱收敛、减少，手背、足背、双下肢皮色转淡，鳞屑减少，瘙痒程度减轻。

处方：

内服：蒲公英20g，苦参15g，全虫5g，紫草12g，生地榆20g，生地15g，大蓟20g，半枝莲20g，蛇莓15g，白英15g，黄芩15g，连翘15g，菝葜15g，茯苓15g，炒苍术15g，盐黄柏15g，泽泻15g，丹参15g。28剂，水煎内服。

外洗：同前。

三诊： 患者皮疹未见新发，原有红斑颜色较前转暗、转淡，部分恢复至皮色，斑块较前明显变薄，瘙痒减轻。诉新发鼻塞、鼻痒、流清涕等过敏性鼻炎症状。

处方：

内服：炒苍术 15g，盐黄柏 15g，炒白术 15g，半枝莲 15g，连翘 15g，全虫 5g，生地 15g，蛇莓 15g，白英 15g，生地榆 20g，苍耳子 10g，辛夷 10g（包煎），白芷 12g，徐长卿 15g，黄芩 15g，蒲公英 15g。28 剂，水煎内服。

外洗：苦参 30g，土荆皮 30g，半枝莲 30g，蒲公英 30g，生黄柏 30g，马齿苋 30g，白鲜皮 30g。28 剂，水煎外洗。

四诊：掌心脓疱明显好转，手背、足背、双下肢皮色逐渐转淡，瘙痒程度减轻。过敏性鼻炎症状明显改善。

处方：

内服：炒苍术 15g，盐黄柏 15g，全虫 5g，炒白术 15g，半枝莲 15g，大蓟 15g，小蓟 15g，生地榆 15g，青黛 8g（包煎），生地 15g，丹参 15g，白茅根 15g，连翘 15g，徐长卿 15g，蛇莓 15g，白英 15g，半枝莲 15g，茯苓 15g，虎杖 15g，土茯苓 15g。28 剂，水煎内服。

外洗：土荆皮 30g，败酱草 30g，盐黄柏 30g，蒲公英 30g，拳参 30g，半枝莲 30g。28 剂，水煎外洗。

五诊：掌心脓疱进一步好转，手背、足背、双下肢皮色接近正常，瘙痒程度减轻，鼻塞、鼻痒、流清涕等过敏性鼻炎症状反复。

处方：

炒苍术 15g，炒白术 15g，茯苓 15g，生地榆 15g，白茅根 15g，牛蒡子 12g，北豆根 5g，徐长卿 15g，半枝莲 15g，当归 10g，怀山药 15g，小蓟 15g，生地 15g，苍耳子 15g，辛夷 10g（包煎）。28 剂，水煎内服。

六诊：掌心脓疱基本痊愈，手背、足背、双下肢皮色正常，瘙痒程度缓解，鼻塞、鼻痒、流清涕等症状好转。

处方：

内服：徐长卿 30g，苍耳子 10g，辛夷 10g（包煎），北豆根 6g，天花粉 15g，金银花 15g，连翘 15g，草河车 15g，蒲公英 15g，板蓝根 15g，紫草 12g，野菊花 15g，牛蒡子 15g，凌霄花 15g，泽泻 15g，半枝莲 20g。28 剂，水煎内服。

外洗：芫花 15g，土荆皮 30g，拳参 30g，半枝莲 30g。28 剂，水煎外洗。

七诊：经过前六诊治疗，掌跖脓疱病基本痊愈，鼻塞、鼻痒、流清涕等症状明显改善。

处方：

内服：徐长卿 30g，苍耳子 12g，辛夷 10g（包煎），天花粉 15g，生地 15g，连翘 15g，半枝莲 20g，丹参 15g，当归 12g，生地榆 15g，蜂房 3g，赤芍 15g，茜草 10g，凌霄花 15g，蛇莓 15g，白英 15g。28 剂，水煎内服。

外洗：芫花 15g，土荆皮 30g，拳参 30g，半枝莲 30g。28 剂，水煎外洗。

按语：患者首诊见舌边红，为掌跖脓疱病热毒蕴结之象，故采用大量清热解毒之品，方中半枝莲、蛇莓、白英解毒凉血，蒲公英、连翘解毒，清气分实热；土茯苓、黄柏清热利湿、凉血解毒；青黛、紫草、茜草擅入血分，清热解毒、凉血消斑，配合大蓟、生地榆、生地等凉血止血，使血脉安宁，和血生肌；又以茯苓、泽泻健脾利湿，以助水液运化；对于干燥脱皮和剧烈瘙痒者，钱老喜加全虫以搜风剔络止痒。外洗方中土荆皮杀虫止痒，半枝莲、蒲公英、败酱草、马齿苋、草河车清热解毒，苦参清热燥湿，生大黄逐瘀生新。

用药 1 个月，患者症状明显好转。二诊时，钱教授去茜草、土茯苓、青黛，加苦参、黄芩、萹蓄清热利湿，炒苍术燥湿健脾，共同增强化湿之力，加丹参活血养血消斑；外洗方同前。

三诊时，患者病情进一步好转，新发过敏性鼻炎，故较前方加苍耳子、辛夷、白芷等疏风解表、宣通鼻窍，徐长卿祛风通络止痒，又加炒白术，配合原方炒苍术益气健脾祛湿，考虑皮疹减轻，故去二诊方中部分清热凉血药物。

患者四诊时鼻炎明显改善，故去大部分解表药，加小蓟、白茅根，配合大蓟凉血止血，虎杖利水渗湿。外洗药依然为清热、解毒、燥湿的思路，去苦参、马齿苋、白鲜皮，加败酱草、拳参清热解毒。

五诊时掌心脓疱进一步好转，手背、足背、双下肢皮色接近正常，瘙痒程度减轻，加北豆根清热解毒，在此基础上调理过敏性鼻炎，加用牛蒡子疏散风热，苍耳子、辛夷宣通鼻窍。当归补血，山药补气，培补气血。

六诊时继续加用板蓝根、野菊花清热解毒，凌霄花凉血祛风。

经过前六诊治疗，掌跖脓疱病基本痊愈，鼻塞、鼻痒、流清涕等症状明显改善，故去北豆根、金银花、草河车、蒲公英、板蓝根、紫草、野菊花、牛蒡子、泽泻，加生地、丹参、当归、生地榆、蜂房、赤芍、茜草、蛇莓、白英活血凉血滋阴，促进剩余皮损的消退。

【病案五】

王某，女，45 岁。初诊日期：2019 年 3 月 21 日。

主诉：双掌跖起皮疹伴瘙痒 1 年余。

病史：患者 1 年半前因产后脱发，大量服用羊肉、人参等进补，手指出现皮疹。1 年前皮疹蔓延至手掌及足跟部，于当地服用中药治疗，效果不显。皮疹每于经前较重，现手指、手掌散在脓疱、脱皮，伴甲损害，平素急躁易怒，焦虑，眠差，口干口渴，二便调，月经尚可。

查体：双侧小鱼际、手指、掌跖关节处及足跟内侧见边界清晰的红斑，其上可见小脓疱，大部分干涸，脱落处见红色嫩薄表皮，上覆较厚鳞屑，舌质暗苔白，脉弦细滑。

临床分析：此案为掌跖脓疱病一例，患者中年女性，于产后大量进食热性食物后出现手部皮疹，随后逐渐蔓延至掌跖部，临床表现符合掌跖脓疱病诊断。患者饮食化热，内热动血，血溢脉外，泛于肌肤皮腠之间而成红斑，热盛肉腐而成脓疱；热蕴中焦，脾胃运化失司，水津失布而生湿，湿与热结，阻碍气机，肝气不舒而急躁易怒；气机滞涩，津液不能上承而见口干口渴；气滞而血行不畅，故见舌暗、脉弦；内热扰神，心神不宁而焦虑、眠差。结合舌脉及临床症状，患者属湿热血热证，故首诊治以清热解毒、凉血利湿。

中医诊断：病疮。

西医诊断：掌跖脓疱病。

治法：清热解毒，凉血利湿。

处方：半枝莲20g，蛇莓15g，白英15g，金银花15g，连翘15g，夏枯草15g，土茯苓15g，天花粉15g，生地15g，赤芍15g，蒲公英20g，盐黄柏15g，苍术15g，茯苓15g，益母草15g，泽泻15g，茯神15g，紫草12g。14剂。

二诊：少量新发脓疱，原红斑较前变淡，范围缩小。

处方：金银花20g，忍冬藤20g，桑枝15g，半枝莲20g，蛇莓15g，白英15g，连翘15g，夏枯草15g，赤芍15g，炙鳖甲15g，苍术15g，盐黄柏12g，益母草15g，蒲公英20g，土茯苓20g，泽泻15g，全虫3g，生地15g。20剂。

三诊：左手指及手心明显好转，其他部位有所改善，手脚偶有针刺样痛痒感，左肋偶有疼痛感。月经延后，矢气频，咳嗽2个月余，近2周有浓痰，大便每天一行，不成形。

处方：金银花20g，连翘15g，白花蛇舌草30g，黄连5g，夏枯草15g，盐黄柏15g，炙鳖甲15g，生地15g，半枝莲20g，丹皮15g，炒苍术20g，茯苓20g，三颗针15g，泽泻15g，六一散20g，玄参15g。30剂。

服上方30剂后，微信随访，患者诉手掌及足跟部皮损基本消退，病情稳定，目前未复发。

按语：产后多阴虚津亏，而阳热偏亢，患者复进食大量温补之品，内热由生。首诊时以清实邪为主，即清血分热邪与中焦湿热。方中半枝莲、蛇莓、白英清热凉血解毒，为钱教授治疗掌跖脓疱病的常用配伍，金银花、连翘、蒲公英清热解毒，透营血分热邪外发；土茯苓、黄柏清热利湿，泽泻、苍术利湿泄浊，茯苓、茯神健脾利湿、宁心安神；生地、天花粉养阴清热，以防内热耗伤阴津；赤芍、紫草清热凉血，益母草养血活血通经，三药共用，使血热得清，血瘀得散；夏枯草苦寒，为清肝火、散郁结要药，助中焦结热得解。

　　全方以清热为主，兼补脾胃，服药14剂后皮疹较前有所改善，睡眠好转，综合舌、脉、症，患者实热得减，故去方中紫草、天花粉、茯苓、茯神，加桑枝、忍冬藤清热祛湿通络，并引药入四末；加炙鳖甲，配合原方生地重补阴精、清虚热；患者新发皮疹明显减少，病情基本得到控制，故加全虫搜剔久病入络之湿热瘀阻。

　　服药20剂后，患者左手指及手心明显好转，其他部位有所改善，月经后期，诉手足刺痛，胁肋部疼痛，考虑为气血瘀滞，不通则痛，故调整前方，加用白花蛇舌草清热解毒活血，黄连、三颗针清热利湿、通经活络，丹皮养血活血，六一散清热利湿除烦，玄参清热养阴生津。

　　三诊后红斑、脱屑、脓疱明显减轻，未见新发皮疹。

【病案六】

位某，女，53岁。初诊日期：2017年5月4日。

主诉： 双侧掌跖生小脓疱8月余。

病史： 患者8个月前双侧掌跖无明显诱因出现小脓疱，伴脱皮、瘙痒等症状，其间皮疹反复出现，逐渐加重，于当地治疗，效果不佳。现五心烦热，视物模糊、流泪，腹胀，眠差，二便调。既往甲状腺功能亢进8个月，现TSH值1.77mU/L（参考值0.27～4.20mU/L）；体检发现幽门螺杆菌（+）。

查体： 双侧掌根、足跟及足内侧缘红斑，皮肤嫩薄，散在小脓疱，脱屑、皲裂。舌暗红，苔白腻，脉弦滑。

临床分析： 此案为掌跖脓疱病一例。患者中老年女性，慢性病程，皮疹表现为局限于掌跖部红斑基础上发生的小脓疱，伴瘙痒，符合掌跖脓疱病诊断。患者素有脾胃不和，水液输布失司，聚而生痰湿，日久蕴热，湿性重浊黏腻，循脉络下注，灼伤皮腠，而生脓疱、红斑；湿热阻滞气机，局部气血难以畅达，故皮疹反复难愈；脾胃运化失司，食谷不化而见腹胀；热盛伤阴，虚火内灼而见五心烦热；虚火扰神而眠差。结合舌脉，治以清热解毒、凉血利湿。

中医诊断：病疮。

西医诊断：掌跖脓疱病。

治法：清热解毒，凉血利湿。

处方：

内服：蛇莓 15g，白英 15g，盐黄柏 15g，炒栀子 10g，拳参 15g，连翘 15g，半枝莲 15g，三颗针 15g，黄芩 15g，土茯苓 15g，苍术 15g，丹皮 15g，全蝎 3g，生地 15g，苦参 15g。20 剂，水煎内服，每日一剂，1 日 2 次。

外洗：土荆皮 30g，拳参 30g，蒲公英 30g，马齿苋 30g，黄柏 30g，苦参 30g。15 剂，煎汤外洗，水温不宜过高。

二诊：用药后诸症改善，手掌上略有几个小脓疱，但不明显，局部有瘙痒感，脚掌干裂，基本无水疱、脓疱。视物模糊。进食略多后，有胃胀、嗳气症状。

处方：

内服：蛇莓 15g，白英 15g，盐黄柏 15g，厚朴 10g，拳参 15g，连翘 15g，半枝莲 15g，三颗针 15g，黄芩 15g，土茯苓 15g，苍术 15g，丹皮 15g，全蝎 3g，生地 15g，枳壳 10g，焦神曲 15g。20 剂，水煎内服，每日一剂，1 日 2 次。

外洗：土荆皮 30g，拳参 30g，马齿苋 30g，苦参 30g，大黄 30g，红花 15g。20 剂，煎汤外洗。

三诊：原破溃处已基本愈合，手部皮疹范围明显缩小，用药后自觉胃部不适明显缓解。

处方：

内服：蛇莓 15g，白英 15g，盐黄柏 15g，厚朴 10g，拳参 15g，连翘 15g，半枝莲 15g，玄参 15g，土茯苓 15g，苍术 15g，丹皮 15g，全蝎 3g，生地 15g，焦神曲 15g，炒白术 15g，茯苓 15g，炒薏苡仁 15g，白花蛇舌草 15g。28 剂，水煎内服，每日一剂，1 日 2 次。

外洗：土荆皮 30g，拳参 30g，马齿苋 30g，苦参 30g，败酱草 30g，黄柏 30g。15 剂，煎汤外洗。

四诊：服药后，手脚瘙痒、疼痛、干裂情况较前好转，但仍起脓疱，脓疱处伴瘙痒和肿胀感，每于劳累、情绪波动时病情反复。眠安，二便调。

处方：

内服：蛇莓 15g，白英 15g，盐黄柏 15g，茯苓 15g，拳参 15g，连翘 15g，半枝莲 15g，三颗针 15g，白花蛇舌草 20g，土茯苓 15g，苍术 15g，焦神曲 15g，全蝎 3g，生地 20g，丹参 15g。28 剂，水煎内服，每日一剂，1 日 2 次。

外洗：新鲜马齿苋煎汤外洗。

五诊：服药后，脓疱、红斑范围减小，皮肤变软，原脓疱处仍然红肿、瘙痒，用药后胃部、睡眠、情绪情况良好，疲惫乏力明显改善，足心发热状况好转。

处方：

内服：蛇莓 15g，白英 15g，盐黄柏 15g，茯苓 15g，拳参 15g，连翘 15g，半枝莲 15g，三颗针 15g，白花蛇舌草 20g，土茯苓 15g，苍术 15g，焦神曲 15g，全蝎 3g，生地 20g，丹参 15g。20 剂，水煎内服，每日一剂，1 日 2 次。

六诊：服药后，脓疱范围减小，局部有痒感，无新发脓疱。眠安，二便调。

处方：

内服：蛇莓 15g，白英 15g，盐黄柏 15g，茯苓 15g，拳参 15g，连翘 20g，半枝莲 15g，三颗针 15g，白花蛇舌草 20g，土茯苓 15g，苍术 15g，茵陈 15g，全蝎 2g，生地 20g，丹参 15g，虎杖 15g。20 剂，水煎内服，每日一剂，1 日 2 次。

外洗：新鲜马齿苋煎汤外洗。

七诊： 近来疲乏，足跟、足大趾新起数个脓疱，晨起双目干涩，右目瘙痒，其他状况尚好。

处方：

内服：蛇莓 15g，白英 15g，盐黄柏 15g，玄参 20g，拳参 15g，茯苓 15g，半枝莲 15g，三颗针 15g，白花蛇舌草 20g，土茯苓 15g，苍术 10g，石斛 15g，全蝎 2g，生地 20g，丹参 15g，虎杖 15g。30 剂，水煎内服，每日一剂，1 日 2 次。

外洗：新鲜马齿苋煎汤外洗。

八诊： 用药后，手脚皮疹明显减轻，用药 10 天后脓疱未见新发，仍觉痒，局部皮肤增厚，其他均可。

处方：

内服：蛇莓 15g，白英 15g，菝葜 20g，玄参 20g，拳参 20g，茯苓 15g，半枝莲 15g，三颗针 15g，白花蛇舌草 20g，穿山甲 2g（打粉冲服），生地 20g，丹参 15g。20 剂，水煎内服，每日一剂，1 日 2 次。

九诊： 用药后，最近手脚偶尔起脓疱，余可。每晚一点左右会醒一次。大便每日晨起一次，小便频，饮多。

处方：

内服：蛇莓 15g，白英 20g，菝葜 20g，玄参 20g，当归 15g，茯苓 15g，半枝莲 15g，三颗针 15g，白花蛇舌草 20g，穿山甲 2g（打粉冲服），生地 20g，丹参 15g。30 剂，水煎内服，每日一剂，1 日 2 次，服药 2 日停 1 日。

十诊： 用药后，最近手脚偶尔起脓疱，余可。

处方：

蛇莓 15g，白英 20g，菝葜 20g，玄参 20g，当归 15g，茯苓 15g，半枝莲 15g，三颗针 15g，白花蛇舌草 20g，穿山甲 2g（打粉冲服），生地 20g，丹参 15g。20 剂，水煎内服，每日一剂，1 日 2 次，服药 2 日停 1 日。

按语：患者首诊方中，蛇莓味甘苦、性寒，可清热解毒、化瘀消肿、凉血止血，白英味苦、性寒，清热解毒、利湿消肿，半枝莲味辛苦、性寒，清热解毒、化瘀利尿，三者皆善治疗疮肿毒，合用而清热解毒之力更强，是钱教授治疗掌跖脓疱病的常用配伍；拳参、连翘清热解毒，黄柏、黄芩、苦参清热祛湿止痒，土茯苓、三颗针清热利湿，苍术燥湿健脾，上药共清湿热；炒栀子清热泻火除烦，治热病虚烦不得眠；丹皮、生地清热凉血，二者一行一补，共调血分；全蝎善于走窜，可使久病入络之湿瘀得除，又可止痛止痒。外用药清热解毒利湿，方中土荆皮利湿止痒，拳参、蒲公英、马齿苋清热解毒，黄柏清热利湿止痒。

用药20日后，患者皮疹控制尚可，仅少量新发，睡眠好转，食后腹胀、嗳气，为脾胃不和之象，故前方去炒栀子、苦参，加厚朴、枳壳理气健脾，焦神曲健胃消食。外用药方面，患者皮疹红斑、脓疱较前明显好转，热象有所减轻，故去蒲公英、黄柏，加生大黄、红花活血养血、逐瘀生新，以促进皮疹恢复。

三诊时，患者原破溃处已基本愈合，手部皮疹范围明显缩小，湿热得减，故调整前方，去三颗针、黄芩、枳壳，加炒白术、茯苓健脾益气利湿，炒薏苡仁健脾祛湿利尿，玄参配合原方生地清热凉血、养阴生津。

四诊时，患者皮疹有所反复，较前方去部分健脾燥湿之品，加三颗针与白花蛇舌草清热解毒、凉血利湿，丹参养血活血。外用药调整为马齿苋单味煎汤外洗。马齿苋有清热利湿、解毒消肿、消炎之效，《本草正义》谓其"最善解痈肿热毒"，外用亦是治疗诸疔疮肿毒之佳品。

五诊时，患者皮肤粗糙、异常增厚明显减轻，纳眠佳，五心烦热好转，效不更方，继服前方20剂。

六诊时患者无明显新发脓疱，增厚角质也有渐褪趋势，脾胃纳运恢复，故较前方去焦神曲，加茵陈、虎杖清热利湿、凉血活血。

七诊时散在新发小脓疱，双目干涩，右目瘙痒。考虑患者湿热减轻，又有津伤之嫌，故去连翘、茵陈，加石斛、玄参清热润燥、滋阴明目。

八诊时患者脓疱几乎消退，病情得到较好控制，故精简用药，减少清热利湿药物的使用，复以穿山甲散结搜风通络，以助肥厚皮损得以恢复。

服药 20 日，皮疹减轻，诸症好转，考虑患者病情基本得到控制，后期应养血活血以助肥厚皮损恢复正常，故将原方中拳参易当归，以养血活血润肤。

服药 1 个月后，患者病情已控制，为巩固疗效，继服前方。

【病案七】

周某，女，29 岁。初诊日期：2018 年 12 月 2 日。

主诉：双手反复起皮疹伴瘙痒 8 年余，加重 1 个月。

病史：患者 8 年前双手出现红斑和小脓疱，伴瘙痒，经外用激素等药物后缓解，此后反复发作。1 个月前双手出现红斑和小脓疱，逐渐增多，轻度瘙痒。平素纳眠可，大便调，小便黄，月经量少。

查体：双手掌和手指可见散在大片红斑和小脓疱，伴结痂、脱屑。舌腻，苔薄黄，脉弦滑。

临床分析：此案为掌跖脓疱病一例，患者青年女性，急性发病，慢性病程，皮疹表现为局限于掌跖部位的红斑、脓疱，皮疹呈对称分布，符合掌跖脓疱病表现。患者素体热盛，复感外湿，湿热毒邪蕴结肌肤，发为红斑、脓疱。从皮损辨证来看，红斑为血热之象外显，脓疱为湿热毒邪犯于肌肤。故首诊当以清热凉血、解毒除湿为法。予萆薢渗湿汤加减治之。

中医诊断：病疮。

西医诊断：掌跖脓疱病。

治法：清热凉血，解毒祛湿。

处方：半枝莲 15g，蛇莓 15g，白英 15g，蒲公英 20g，金银花 15g，连翘 15g，益母草 15g，赤芍 15g，丹皮 15g，盐黄柏 15g，萆薢 12g，丹参 15g，土茯苓 15g，草河车 15g，茯苓 15g，炒苍术 15g。14 剂，水煎内服，每日一剂。

二诊：患者服上方 14 剂后，仍有红斑、脓疱，新发皮损明显减少，伴口干，咽痛，眠差，大便日行 2 次，尿频，舌腻，苔薄黄。

处方：炒苍术 20g，牛蒡子 12g，夏枯草 15g，连翘 15g，半枝莲 20g，白花蛇舌草 20g，菝葜 15g，萆薢 15g，蒲公英 20g，泽泻 15g，赤芍 15g，生地 15g，生地榆 15g，大蓟 15g，柴胡 9g，草河车 15g。14 剂，水煎内服，每日一剂，分两次服。

三诊：患者服上方 14 剂后，皮损明显缓解，脓疱大部分干涸、结痂，舌质暗，舌苔白腻。

处方：半枝莲 20g，蒲公英 15g，连翘 15g，路路通 15g，苦丁茶 12g，炒苍术 15g，盐黄柏 15g，泽泻 15g，全蝎 15g，紫草 15g，丹皮 15g，土茯苓 15g，白英 15g，茯苓 15g。14 剂，水煎内服，每日一剂，分两次服。

患者服上方 14 剂后，微信随访，诉皮损基本消退，临床效果满意，故建议停药。

按语：患者以手掌大小鱼际部位密集脓疱、结痂为主要临床表现，初诊时治以萆薢渗湿汤加减。方中半枝莲、蛇莓、白英清热解毒，此三味亦为治疗肿瘤常用之品，此处取其祛旧生新之效；蒲公英、金银花、连翘、草河车清热泻火解毒，共清气阴热毒；黄柏清热利湿，土茯苓解毒除湿，二者共清下焦湿热；丹参、益母草养血活血调经；赤芍、丹皮行活血清热之功；苍术、茯苓助萆薢除湿邪，使湿与热解，分而除之。

二诊时患者新发皮损明显减少，仍见红斑、脓疱，伴口干、咽痛、眠差，为热伤津液、水津不布之象，患者湿热之邪已减，但血热之象仍显著，故酌减祛湿解毒之药，加凉血清肝之品，以增强凉血祛湿、收敛创面之力，以泽泻、菝葜利湿泄浊，生地、生地榆、大蓟清热凉血止血，白花蛇舌草清热凉血解毒，牛蒡子疏风清热、明目利窍，佐以疏肝理气、清泻肝火之夏枯草、柴胡。

三诊时，患者皮损明显缓解，脓疱大部分干涸、结痂，血热湿热之邪减轻，考虑其病程日久，络脉瘀阻，故酌加祛瘀通络之药，总体治以清热利湿、凉血通络，加路路通、全蝎剔络通经，苦丁茶、紫草清热解毒凉血，专利下焦，又以茯苓、苍术燥湿健脾，以防苦寒败胃。

 小　结

　　掌跖脓疱病是一种局限于掌跖部位的慢性复发性疾病。临床表现为红斑基础上周期性发生无菌性小脓疱，伴角化、鳞屑。本病部分患者可在其他部位发生银屑病皮损，或有个人、家族的银屑病病史，或可在将来发展为银屑病，另有部分患者与银屑病无关。本病好发于中年人，以女性更为常见，皮损常对称分布，受累部位呈灰红色斑块，常有鳞屑，脱去后可见光滑的暗红色嫩薄表面，斑块内可见较多的 2～5mm 小脓疱，脓疱最终干涸、脱屑，伴有不同程度的瘙痒，病情反复发作。西医学认为本病无明显促发因素，可能与扁桃体发炎有关，也有人认为是对汞、铜、锡等金属元素过敏所致。

　　中医典籍中无本病病名，《医宗金鉴·外科心法要诀》载有："病疮每发指掌中，两手对生茱萸形，风湿痒痛津汁水，时好时发久生虫。"又有："此证生于指掌之中，形如茱萸，两手相对而生，亦有成攒者，起黄白脓疱，痒痛无时，破津黄汁水，时好时发，极其疲顽。"其中言明"病疮"表现为"起黄白脓疱"，符合掌跖脓疱病的特征。历代医家多认为本病与血热、湿毒有关，饮食失节，脾失健运，湿热蕴久化毒，湿热火毒客于肌肤，淫于肌表而成；或由金石毒攻，循经走窜于掌跖，复与脾经湿热相合，外溢肌肤而成。亦有医家认为本病除血热、湿毒外，亦存在风邪因素，为风热湿毒诸邪合而致病的结果。风邪与湿邪、热邪相合，侵袭肌体，浸淫血脉，内不得疏泄，外不得透达，风性善行数变，故脓疱此起彼伏，瘙痒难忍。治疗上宜以清热凉血、解毒除湿为主。

　　钱老认为掌跖脓疱病的主要病机为素体热盛，湿热毒邪入血络，蕴结肌肤。其中，素体热盛往往由肝郁情志不舒，气机上越，引动相火而致。肝气过盛，反侮肺金，且乘脾土，而肺通调水道之功难彰，脾运化水湿之力难行，气机亦不通畅，故而湿热内蕴，毒气盛行，蕴久入血入络而成瘀滞，结于四肢末端血气最为脆弱处，发为掌跖脓疱病。在治疗上，钱老常以归经为肝、肾、肺、胃的苦寒药清热解毒消疮，如金银花、连翘、蛇莓、白英、半枝莲等；内热耗阴，故以清热凉血养阴药物治之，如生地、玄参、牡丹皮、赤芍等；湿热阻滞脉络成瘀者，予利湿活血养血，用药如土茯苓、白茅根、三颗针等；湿热循脉络入于四末，而手足发疹，须除经络伏邪，故予全蝎、路路通等化瘀通经活络。湿热不化，阻滞气机而脾胃运化失司，清利湿热常用黄柏、黄芩、泽泻、猪苓、菝葜等；脾胃虚弱者还需健脾利湿，如茯苓、炒薏苡仁、白豆蔻等；气郁不舒者，加用疏肝行气、健脾理气之品，如柴胡、香附、枳壳、厚朴、陈皮。

十二、玫瑰糠疹

【病案】

张某，男，38 岁。初诊日期：2019 年 4 月 12 日。

主诉：颈部、躯干及四肢近端皮疹，伴瘙痒 1 个月。

病史：患者 1 个月前左侧上胸部出现 1 处红斑，表面覆有鳞屑，偶尔痒，2 周后颈部、躯干部及四肢近端陆续出现类似皮疹，伴剧烈瘙痒。口不甚渴，纳眠可，大便秘结，2 日一行，小便微黄。发病 1 周前有发热、咽痛病史，自行口服连花清瘟胶囊后好转。

查体：颈部、躯干部及四肢近端见大小不等的椭圆形及圆形玫瑰红色斑片，表面可见少许鳞屑，皮损长轴与皮纹走向大致平行。舌红，苔黄腻，脉滑数。

临床分析：此案为玫瑰糠疹一例。钱老认为，患者外感风热之邪，由卫入里，内传脏腑，内陷营阴，造成气营两燔，故见皮损色如玫瑰。首诊治宜清营解毒，疏散风热，燥湿止痒，予解毒清营汤加减治之。

中医诊断：风热疮。

西医诊断：玫瑰糠疹。

治法：清营解毒，疏散风热，燥湿止痒。

处方：

内服：金银花 20g，水牛角 20g，连翘 15g，凌霄花 15g，丹皮 15g，生地榆 15g，白茅根 15g，白鲜皮 15g，野菊花 15g，苦参 15g，泽泻 15g，生地 15g，紫草 15g，蛇莓 15g，白英 15g，龙胆草 10g。14 剂。

外用：醋酸地塞米松软膏。

二诊：患者服上方 14 剂，皮损基本消退，临床效果满意，故建议停药。

按语：本案首诊方中，蛇莓、白英、水牛角、凌霄花、丹皮、生地榆、白茅根、生地、紫草清营解毒；金银花、连翘、野菊花疏散风热、清热解毒，金银花与连翘在本方中又有"透热转气"作用，使营分之热透达气分而解；苦参、白鲜皮、龙胆草清热燥湿止痒，泽泻利水渗湿泻热，燥湿与渗湿结合，祛除顽湿。由于患者的皮损主要位于上半身，本着"治上焦如羽，非轻不举"的原则，钱老在本方中运用金银花、连翘、野菊花、凌霄花等花类药物，取其轻清上浮，直达病所。诸药合用，共奏清热解毒、凉血活血、利湿止痒之效。首方服后，患者皮损基本消退，临床疗效满意，故建议停药。

小　结

　　玫瑰糠疹是一种常见的炎症性皮肤病。中医称为"血疳""风热疮"等。本病的特点为先在躯干部出现一块鳞屑性红斑，称为"母斑"，1～2 周后在颈部以下的躯干和四肢近端逐渐出现类似皮损，椭圆形，呈玫瑰红色或淡黄色，表面有糠秕状鳞屑，皮损的长轴与皮纹走行一致，对称分布，有不同程度瘙痒，经6～8周可自愈，多见于青壮年，春季多发。

中医认为本病主要是由于血热内蕴，复受风热，内外合邪，郁于肌肤，闭塞腠理而发。西医认为本病与感染（主要是病毒，此外还有细菌、真菌、寄生虫）、药物（皮疹多为非典型）、某些疾病（脂溢性皮炎、寻常痤疮等）有关，细胞免疫参与本病的发生。西医治疗本病以对症处理为主。中医常辨证论治，主要分型如下：风热蕴肤证，予消风散加减治之；风热血热证，予凉血消风散加减治之；血虚风燥证，予当归饮子加减治之。

钱教授认为本病为自限性疾病，治疗的主要目的是减轻症状、缩短病程。本病的主要病因病机为"热"与"风"，而清热疏风的药物性味多苦寒，故钱教授常在方中加入生地、玄参等，"甘苦合化"，使清热疏风而不伤阴。

十三、毛发红糠疹

【病案】

何某，女，31岁。初诊日期：2019年3月15日。

主诉：头部、后颈部及双侧上肢伸侧皮疹、瘙痒2年。

病史：患者2017年头部及后颈部出现丘疹、红斑、脱屑，就诊于当地医院，诊断为"毛发红糠疹"，予口服维生素A，外用尿素软膏，皮疹好转。2018年下半年复发，出现头部、后颈部及双侧上肢伸侧皮疹，伴偶尔瘙痒，就诊于当地医院，予口服维生素A及维A酸，外用尿素软膏及维A酸乳膏，皮疹未见明显好转。现为求进一步诊疗，遂就诊于我院皮肤科门诊。平日易怒，经期乳房胀痛，纳眠可，大便黏，每日一行，小便可。

查体： 头部见多数米粒至绿豆大小与毛囊一致的角化性丘疹，头油重，颈后部及双侧上肢伸侧见多处大小不等红色斑片，境界清楚，表面见糠秕状鳞屑。舌红，苔黄腻，脉滑数。

临床分析： 此案为毛发红糠疹一例。钱老认为，患者素体血热内蕴，煎灼营血，日久血脉涩滞，血行失畅，瘀血内阻，肌肤失于濡养，化燥生风，而见皮损角化脱屑，瘙痒；平日时常动怒，经期乳房胀痛，属肝火内盛。故首诊当以清热凉血，祛风活血，泻火除湿为法。予自拟方剂治之。

中医诊断： 狐尿刺。

西医诊断： 毛发红糠疹。

治法： 清热凉血，祛风活血，泻火除湿。

处方： 蛇莓 15g，白英 15g，半枝莲 15g，夏枯草 15g，路路通 15g，泽泻 15g，生地 15g，生地榆 15g，连翘 15g，金银花 15g，丹皮 15g，丝瓜络 12g，凌霄花 12g，盐黄柏 12g，紫草 10g，龙胆草 6g。30 剂。

二诊： 皮损变薄，颜色变浅，脱屑、头油减少，自述日常发怒次数减少，偶尔腹胀，眠可，大便每日一行，不成形，舌红嫩，苔白，脉数。治拟凉血活血，健脾燥湿。

处方： 蛇莓 15g，白英 15g，半枝莲 15g，炒白术 20g，苍术 15g，生地 15g，连翘 10g，金银花 10g，丹皮 15g，凌霄花 12g，茯苓 15g，丝瓜络 12g，路路通 15g，龙胆草 6g。28 剂。

三诊： 皮损基本控制，临床疗效满意。故建议暂时停内服汤药，若有反复随诊。

外用： 马应龙麝香痔疮膏。

按语： 本案首诊方中，蛇莓、白英、半枝莲、生地榆、凌霄花、紫草、丹皮清热凉血活血；金银花、连翘"透热转气"，使营分之热透达气分而解。两组药物相配，加强本方的清热之力。生地清热凉血滋阴，与第一组药物相和，"甘苦合化"，清热不伤阴。钱老认为皮损位于头颈部者，属湿热上蒸，可加金银花、连翘、凌霄花，取其轻清上浮、上达头面之意。黄柏、泽泻、夏枯草、龙胆草泻火除湿。路路通、丝瓜络祛风除湿通络，两药具有通达四肢经络的作用，皮损在四肢者用之，可使药效直达病灶，与花叶类药物相伍，则偏于上肢。诸药合用，共奏清热凉血、祛风活血、泻火除湿之效。首方服后，患者皮损变薄，颜色变浅，提示内热改善；出现偶尔腹胀、大便不成形、舌嫩，考虑为苦寒之药损伤脾胃之故，宜减少苦寒清热之药，加茯苓、炒白术、苍术健脾燥湿。二诊方服 28 剂后，皮损基本控制，临床疗效满意。

小结

　　毛发红糠疹是一种病因不明的丘疹鳞屑性疾病，本病特点是毛囊性角化性丘疹，似鸡皮疙瘩样，上有干燥白色鳞屑，或对称性境界清楚的红色斑片，其上有毛囊角化性丘疹，有大量干燥的糠秕状鳞屑，手掌、足跖伴角化过度，处理不当会发生红皮病，中医称为"狐尿刺"。西医认为本病可由遗传、维生素缺乏、角化障碍、内分泌功能障碍、肿瘤、感染等因素引起。组织病理示毛囊角栓，角化过度与角化不全交替。中医认为本病的主要病机为血热风燥。西医对本病无特效治疗方法。钱教授认为毛发红糠疹的主要病因病机为患者素体血热内蕴，日久耗伤津血，生风化燥，故见皮损色红，表面见鳞屑，因"治风先治血，血行风自灭"，又"饮入于胃，游溢精气，上输于脾，脾气散精"，所以治疗本病应以"凉血活血，健脾生津"为主。

十四、扁平苔藓

【病案】

梁某，女，57 岁。初诊日期：2019 年 12 月 27 日。

主诉：双侧大腿根部皮疹 3 年。

病史： 患者 3 年前出现右侧大腿根部皮疹，无瘙痒，曾于当地医院治疗，诊断为"皮炎"，予激素类药膏外用（具体药物不详），皮损稍有好转，2 年后皮疹复发，左侧大腿根部也出现类似皮疹，自行外用上次药膏，皮损稍见好转，但有新发，又自行口服盐酸西替利嗪片及更换外用药物（具体药物不详），皮损反复，遂就诊于我院皮肤科门诊。善太息，腰酸，纳差，眠可，大便不成形，每日 2～3 行，小便可。

查体： 双侧大腿根部见多数大小不等、境界清楚的多角形紫红色扁平丘疹，部分融合成肥厚性斑块，表面见一层光滑发亮的蜡样薄膜。舌红，苔白腻，脉弦细数。

检查： 皮损组织病理显示角化过度，颗粒层增厚，基底层细胞液化变性，真皮浅层淋巴细胞呈带状浸润，真皮浅层见噬黑素细胞。

临床分析： 患者正值更年期，易出现阴阳气血紊乱及肝肾亏虚等证。患者善太息、脉弦，可见素有肝郁气滞。肝主疏泄，调畅全身气机，肝脏功能失调，百病由生，气滞易致血行不畅，血瘀经络，肌肤失养，瘀血日久化热，故皮损色紫红；肝失疏泄，津液运行障碍，水湿内蕴，肝木克脾土，出现脾虚湿蕴，故见纳差、大便不成形、苔白腻；腰酸、脉细，为肝肾两虚之征。故首诊当以清热凉血，活血消肿，疏肝健脾，补益肝肾为法。予自拟方剂治之。

中医诊断： 紫癜风。

西医诊断： 扁平苔藓。

治法： 清热凉血，活血消肿，疏肝健脾，补益肝肾。

处方： 半枝莲 15g，蛇莓 15g，白英 15g，丹皮 15g，丹参 15g，生地 15g，茯苓 15g，炒白术 20g，女贞子 15g，沙苑子 15g，白芍 15g，柴胡 9g，郁金 10g，白芷 15g，白花蛇舌草 20g，炒苍术 15g，盐炒黄柏 10g。21 剂。

二诊： 患者服上方 21 剂后，皮损肥厚，颜色变浅，偶尔叹气，腰酸改善，纳眠可，大便不成形，每日 1 行，小便可，舌红，苔白，脉弦细。治拟清热凉血，活血消肿，疏肝健脾，补益肝肾。

处方：

内服：半枝莲 15g，蛇莓 15g，白英 15g，丹参 20g，莪术 10g，生地 15g，茯苓 15g，炒白术 20g，女贞子 15g，沙苑子 15g，白芍 15g，郁金 10g，陈皮 6g。21 剂。

外用：糠酸莫米松乳膏。

患者服上方 21 剂后，电话随访，诉皮损基本消退，临床疗效满意，建议暂时停药，若有反复随诊。

按语： 本案首诊方中，半枝莲、蛇莓、白英、丹皮、丹参、白芷、白花蛇舌草清热凉血、活血消肿，钱教授常使用蛇莓、白英治疗慢性湿疹、扁平苔藓等肥厚性皮肤疾病。茯苓、炒白术、炒苍术、盐炒黄柏健脾除湿，因患者皮损位于下焦，苍术、黄柏取"二妙"之意，专治水湿下注之证；柴胡、郁金疏肝解郁，行气活血；白芍、生地、女贞子、沙苑子补益肝肾，兼顾阴血。诸药合用，共奏清热凉血、活血消肿、疏肝健脾、补益肝肾之效。首方服后，患者脾虚湿蕴之证得到改善，故在原方基础上减苍术、黄柏，加陈皮平补脾胃，辅以理气，补而不壅；但皮损仍肥厚，故去原方中丹皮，改丹参 15g 为 20g，加莪术，加强活血化瘀、软坚散结功效；患者肝郁之证好转，故去柴胡。二诊方服 21 剂后，患者皮损基本消退，临床疗效满意。

小结

扁平苔藓是一种慢性或亚急性炎症性皮肤黏膜疾病。中医因其皮损色紫而称"紫癜风"，发于口中者称为"口蕈"。本病的特点为大头针大小紫红色多角形扁平丘疹，可相互融合，密集成片，表面光滑，可见蜡样薄膜、白色小斑点或细浅的白色条纹，称为 Wickham 纹，急性期可有同形反应，好发于四肢屈侧，常侵犯口唇、口腔及外生殖器黏膜，也常有甲损害。本病好发于成年人。组织病理：表皮角化亢进，颗粒层增厚，基底层细胞液化变性，真皮浅层带状淋巴细胞浸润。中医认为本病主要是由于风湿热侵袭或情志失和引起，肝肾阴虚，虚火上炎，熏蒸于口腔黏膜，可见"口蕈"。西医对本病的病因病机尚无定论，目前认为可能与自身免疫、遗传、神经精神因素、感染、药物、慢性病灶、代谢和内分泌失调等有关。

　　西医治疗本病的首选药物是糖皮质激素，此外还有抗组胺类药、维A酸类药、免疫调节剂、抗疟药物等。中医常采取辨证论治，主要分为以下几型：风热血瘀证，予消风散加减治之；肝郁血瘀证，予丹栀逍遥散合桃红四物汤加减治之；阴虚内热证，予知柏地黄汤加减治之。钱教授认为，本病的发生发展与情志关系密切，疏理肝气应贯穿治疗始终，方剂中可酌加郁金、香附等；扁平苔藓皮损色紫、肥厚，此乃"瘀"也，治疗时应加入活血化瘀之品，如莪术、丹参等；另外，蛇莓、白英药对常被钱教授用来治疗包括扁平苔藓在内的诸多肥厚性皮肤疾病。

十五、红皮病

【病案】

韩某，女，56岁。初诊日期：2018年6月15日。

主诉： 周身皮疹瘙痒1个月。

病史： 患者1个月出现周身皮疹，大量脱屑，伴瘙痒，就诊于当地医院，诊断为"红皮病"，具体用药不详，皮疹未见明显好转，遂就诊于我院皮肤科门诊。发病前2周用药史不详。现口渴，纳眠可，二便调。

查体： 周身弥漫性潮红、肿胀，脱屑甚，舌红，苔黄腻，脉数。

临床分析： 患者素体内热炽盛，先天禀赋不耐，邪毒内侵，毒热互结，内攻脏腑，外泛肌表而致肤色潮红、肿胀；内入营血，生风化燥，故见脱屑甚，伴瘙痒；内热煎灼，耗伤阴津，故见口渴；苔黄腻，为湿热之象。故首诊当以清热解毒，凉血除湿，生津止渴为法。予清瘟败毒饮加减治之。

中医诊断：脱皮疮。

西医诊断：红皮病。

治法：清热解毒，凉血除湿，生津止渴。

处方：金银花 15g，连翘 15g，凌霄花 15g，黄芩 15g，丹皮 15g，紫草 15g，生地 15g，龙胆草 6g，知母 10g，盐黄柏 15g，茜草 15g，生石膏 30g（先煎），竹叶 10g，生地榆 15g，炒栀子 6g，泽泻 15g，天花粉 15g。14 剂。

二诊：患者服上方 14 剂后，皮损颜色变浅，脱屑减少，仍肿胀、瘙痒，颈后部及双侧肘部皮损肥厚，咽痛，咽部红肿，口不渴，纳眠可，大便溏，每日 2～3 次，小便可，舌红，苔白，脉数。可见患者内热及湿热得以改善，且苦寒之药不宜久用，应中病即止，故减原方中部分苦寒之物；患者出现便溏症状，考虑为苦寒之品伤及脾胃所致，故加强原方健脾祛湿功效。治拟清热解毒，健脾祛湿，凉血止痒。

处方：金银花 15g，连翘 15g，丹皮 15g，生地 15g，泽泻 15g，冬瓜皮 20g，北豆根 6g，天花粉 15g，蒲公英 15g，茯苓 15g，黄芩 15g，苍术 15g，炒白术 15g，生薏米 20g，蛇莓 15g，白英 15g，苦参 15g，盐黄柏 15g，紫草 15g，地肤子 15g。14 剂。

三诊：患者服上方 14 剂后，皮损颜色暗红，少许脱屑，肿胀明显减轻，无瘙痒，颈后部及双侧肘部肥厚性皮损变薄，无咽痛，咽部无红肿，自汗，纳可，眠稍差，大便溏，每日 2 行，小便可，舌红，苔白，脉濡。患者皮损色暗红，考虑血热日久，灼伤血脉，致血行不畅，瘀血内阻，故加强活血化瘀之力；出现自汗，提示患者卫气亏虚，腠理不固，而致津液不自主外泄，故加益气固表止汗之品。治拟清热解毒，健脾祛湿，固表安神。

处方：金银花 15g，连翘 15g，蛇莓 15g，白英 15g，合欢花 15g，丹皮 15g，丹参 15g，生地 15g，炒苍术 15g，浮小麦 30g，炒白术 15g，茯苓 15g，紫草 15g，泽泻 15g，车前子 15g（包煎）。14 剂。

四诊：患者服上方 14 剂后，皮损颜色淡红，大部分皮损消退，少许脱屑，无肿胀、瘙痒，颈后部及双侧肘部肥厚性皮损基本消退，自汗，纳眠可，大便溏，每日 2 行，小便可，舌淡红，边有齿痕，苔薄白，脉濡。钱老认为火热证日久易耗伤阴血，故在治疗后期应加入滋阴养血之品；患者仍自汗，应加强固表止汗之力。治拟清热解毒，养血活血，健脾固表。

处方：茯苓 15g，炒苍术 15g，生地 15g，丹皮 15g，丹参 15g，炒白术 15g，泽泻 15g，金银花 15g，连翘 15g，浮小麦 30g，黄芪 15g，车前子 15g（包煎），白芍 15g，当归 10g。14 剂。

患者服上方 14 剂，电话随访，诉皮损基本消退，临床疗效满意。故建议暂时停药，若有反复随诊。

按语：本案首诊取清瘟败毒饮加减治疗。方中金银花、连翘清热解毒，又可"透热转气"，引营血之热转入气分而解；凌霄花、丹皮、紫草、茜草、生地榆清热凉血；生石膏、知母、竹叶、天花粉清热泻火、生津止渴；生地清热凉血护阴，味甘性寒，与上述苦寒清热之品相配，"甘苦合化"，清热不伤阴，钱教授在火热证的治疗中特别注意对阴津的顾护，体现了"既病防变"思想。黄芩、炒栀子、龙胆草、盐黄柏、泽泻清热除湿。诸药合用，共奏清热解毒、凉血除湿、生津止渴之效。

首诊后，患者皮损颜色变浅，鳞屑减少，提示患者内热及湿热得以改善，故减凌霄花、茜草、生石膏、龙胆草、生地榆、炒栀子；口不渴，减知母、竹叶。患者出现便溏症状，加茯苓、苍术、炒白术、生薏米健脾祛湿，冬瓜皮利水渗湿，此二组配合可加速皮肤肿胀的改善；咽痛、咽部红肿，加北豆根、蒲公英清热解毒、消肿利咽；患者颈后及双侧肘部皮损肥厚，加蛇莓、白英清热化瘀，此药对为钱老治疗肥厚性皮损的常用药；瘙痒改善不明显，加苦参、地肤子清热祛湿止痒。

二诊后，患者肿胀明显减轻，大便溏，每日 2 行，苔白，脉濡，故减冬瓜皮、黄芩、黄柏、生薏米，加车前子利水渗湿，利小便而实大便；

无咽痛、咽部红肿，减北豆根、蒲公英；无口渴，减天花粉；无瘙痒，减苦参、地肤子。患者眠稍差，加合欢花解郁安神、活血消肿；自汗，加浮小麦益气固表止汗。

三诊后，患者皮损及血热改善明显，故减蛇莓、白英、紫草；眠可，减合欢花。患者自汗改善不明显，加黄芪益气固表；再加白芍、当归滋阴养血。

四诊后，患者皮损基本消退，临床疗效满意。

小 结

红皮病为一种严重的炎症性皮肤病，红斑面积可达体表面积的90%以上，又称剥脱性皮炎、剥脱性红斑等。中医称为"脱皮疮"。本病的特点是全身皮肤弥漫性潮红、肿胀、脱屑。红皮病并非独立性疾病，常继发于其他皮肤病，除皮肤外，尚可累及黏膜、皮肤附属器及内脏器官。中医认为，本病是由于先天禀赋不耐，外感邪毒，或脏腑积热，热毒内扰，或病程日久，毒邪耗伤气阴而致。西医认为本病可由药物、某些皮肤病、恶性肿瘤等引起，但部分红皮病没有明显诱因，称为"特发性红皮病"。西医的治疗原则为积极治疗原发病，配合对症处理。中医常选择辨证论治，其具体分型如下：火毒炽盛证，予清瘟败毒饮或清营汤加减治之；血热夹湿证，予清营汤合龙胆泻肝汤加减治之；气阴两伤证，予增液汤合参苓白术散加减治之。

钱教授认为红皮病皮损色潮红，脱屑多，治疗应以清热凉血为主，但在前期就应加强对阴津的顾护，"既病防变"，可加生地、玄参等；"脾为后天之本"，脾主运化水谷精微，患者大量脱屑，损耗较多蛋白质，在加强营养的同时，可适当加入健脾药物，如白术、陈皮等，以促进吸收。钱教授还特别重视红皮病患者的日常调护，认为患者应注意保暖，预防感冒，注意润肤，可选择婴幼儿润肤乳等作用柔和、成分简单的产品。

十六、过敏性紫癜

【病案】

冉某，女，26 岁。初诊日期：2019 年 11 月 22 日。

主诉：双下肢皮疹 1 周。

病史：患者 1 周前咽痛、发热后，突然出现双下肢大小不等紫红斑点，逐渐有融合倾向，无痛痒，未使用药物，皮疹未见明显好转，遂就诊于我院皮肤科门诊。无发热，咽痛，乏力，纳差，眠差，大便不成形，每日 2 行，小便可，末次月经 10 月 23 日，自觉月经量较之前减少，经期 3 天左右。

查体：双下肢见多数密集大小不等紫红色斑疹，部分融合成片，部分稍隆起皮面，压之不褪色，腹软。舌暗红，苔薄白，脉沉细无力。

检查：血、尿、便常规未见异常，凝血功能检查未见异常。

临床分析：患者素体脾气虚弱，又外感风热毒邪，郁于皮肤脉络，热迫血行，溢于脉外，凝滞成斑，加之气不摄血，脉道失约，统摄无权，血不归经，故见大面积瘀斑。首诊当以益气健脾，凉血止血，化瘀消斑为法。予四君子汤加减治之。

中医诊断：葡萄疫。

西医诊断：过敏性紫癜。

治法：益气凉血活血，解毒消斑。

处方：茯苓 15g，炒白术 15g，陈皮 10g，山药 15g，茯神 15g，生黄芪 15g，丹皮 15g，丹参 15g，牛蒡子 15g，白茅根 15g，生地榆 15g，凌霄花 15g，玫瑰花 10g，生甘草 10g。14 剂。

二诊：2019 年 12 月 6 日。服上方 14 剂后，无新疹发生，原有皮疹基本消退，仅遗留踝部少数淡紫色斑点，乏力显著改善，纳眠可，大便成形，每日 1 行，小便可，舌淡红，苔薄白，脉濡。予人参归脾丸，8g/ 次，2 次 /d，2 盒。

2019年12月20日电话随访，患者皮损基本消退，临床疗效满意。建议暂时停药，若有反复随诊。

按语： 本案首诊取四君子汤加减治疗。方中茯苓、炒白术、陈皮、山药、生黄芪益气健脾，茯神补虚安神；丹皮、凌霄花凉血、散瘀、消斑，丹参凉血调经、散瘀消斑，玫瑰花活血调经；白茅根、生地榆凉血止血，钱教授认为过敏性紫癜中加入白茅根 - 生地榆药对，可减少后续血尿、便血出现，即"既病防变"；牛蒡子解毒利咽；生甘草益气解毒、调和诸药。诸药合用，共奏益气健脾、凉血止血、化瘀消斑之效。

首方服后，患者无新疹发生，原有皮疹基本消退，仅遗留部分，提示患者血热及脾气虚弱症状均得到显著改善，又患者素体脾气虚弱，本着"缓则治其本"的原则，予患者人参归脾丸益气健脾补其本。二诊服人参归脾丸2盒后，患者皮损基本消退，临床疗效满意。

小　结

　　过敏性紫癜是指侵犯皮肤或其他器官毛细血管及毛细血管后静脉的一种过敏性小血管炎，中医称为"葡萄疫""血风疮""紫斑"等。本病的特点为皮损常对称分布于四肢伸侧及臀部，尤以小腿多见，典型皮损为针尖至黄豆大小瘀点或瘀斑，亦可为红斑、斑丘疹、水疱或风团样损害，皮损经1~2周后逐渐转为褐色斑点或消退，但可反复出现，病程可持续数年，好发于儿童及青年，临床可分为单纯型、关节型、胃肠型、肾型四型。

　　中医认为本病为血不循经，溢于脉外，究其原因不外虚实两端：实证包括风热、血热、湿热，迫血妄行或不循常道，溢于脉外，凝滞成斑；虚证包括气虚及阴虚，气不摄血，脉道失约，溢于脉外而成紫斑，或虚火损伤血络，络破血出而成紫癜。西医认为本病的发生与感染（常见病毒、链球菌及支原体）、药物（青霉素、红霉素、灰黄霉素、四环素、奎尼丁、非那西丁等）、食物（虾、蟹、蛋、奶等）、昆虫叮咬、化学毒物、物理因素（如寒冷）、妊娠、其他变应原或淋巴瘤等有关。

西医治疗本病以对症处理、抗组胺、改善血管脆性为主，严重的关节型、胃肠型及肾型会应用激素治疗。中医常选择辨证论治，具体分型如下：风热血热证，予消风散合凉血五根汤加减治之；湿热蕴阻证，予宣痹汤合四妙勇安汤加减治之；阴虚火旺证，予知柏地黄汤加减治之；脾不统血证，予归脾汤加减治之。

钱教授认为本病应中西医结合治疗，这样可显著缩短病程，并重视患者的预防调护：①禁食辛辣、海鲜、牛羊肉等腥膻发物，尽量选择软食及易消化的食物，有些患者即使一开始表现为单纯型，在治疗期间如饮食不注意，易造成消化道大出血；②避免长时间站立、行走，尽量卧床休息，减少活动，注意间断抬高患肢。

十七、变应性皮肤血管炎

【病案】

王某，女，42 岁。初诊日期：2018 年 8 月 15 日。

主诉：双下肢及足部破溃伴疼痛 1 个月。

病史：既往曾确诊"过敏性紫癜"，用药后治愈。1 个月前出现双下肢及足踝处皮肤破溃，久不愈合。平素月经推迟 1 周左右，量少，经期偏短。大便干，2 日一行，乏力，畏冷。

查体：双下肢及足踝多处皮肤破溃、坏死，局部皮损中央凹陷性溃疡，周围红肿、皮温高。舌暗红，苔白腻，脉细沉。

临床分析：患者既往过敏性紫癜病史，目前出现的新症状是下肢皮肤坏死、破溃等多形损害，反复发作。钱老认为，患者平素畏寒乏力，且月经量少、经期短，大便干，考虑为素体本虚，病位在脾肾，统血无力，外遇热邪则发病。首诊当以清热解毒、祛邪为主，同时兼补脾肾以扶护正气。

中医诊断：瘀血流注。

西医诊断：变应性皮肤血管炎。

治法：清热凉血，兼补脾肾。

处方：当归15g，赤芍15g，川芎12g，生地15g，玄参15g，盐黄柏15g，蛇莓15g，白英15g，丹皮15g，丹参15g，黄芪15g，益母草15g，泽泻15g，川牛膝10g，金银花15g，连翘15g，茯苓15g，猪苓15g。30剂，水煎内服。

二诊：服上方后，患者皮损未见增加，坏死部位皮损明显减轻，未见新发坏死，局部溃疡仍在，周围皮色暗红，遗留色素沉着。大便每日一次，时稀时干，偏黏，口干口渴，纳眠可。舌质暗红，苔白有齿痕，脉滑数。皮损及大便情况有所好转，说明药证相合，可继续原方服用，再加白花蛇舌草20g增强清热解毒之力，黄芪加量至25g以增补益之功。余症可酌情加药。

处方：当归15g，赤芍15g，川芎12g，生地15g，玄参15g，盐黄柏15g，蛇莓15g，白英15g，丹皮15g，丹参20g，黄芪25g，益母草15g，泽泻15g，川牛膝10g，金银花15g，连翘15g，茯苓15g，白花蛇舌草20g，生白术15g，防己15g。30剂。

患者服完上方，电话随访表示整体症状改善，溃疡未见加重，表皮遗留大面积色素沉着，痛感渐无。钱老认为热毒仍在，正气可攻，可继服上方30剂巩固疗效。若有反复随诊。

按语：本案为变应性皮肤血管炎一例，属中医"瘀血流注"范畴，典型特点为多形性损害，常以紫癜性斑丘疹、坏死、溃疡为主，受累部位以小腿及踝部多见，具有反复发作倾向，多见于青年女性。钱老在长期临床实践中总结认为，该病为素体血分蕴热或体虚，复感外邪，如寒、湿、热邪，客于肌肤腠理而发。本病例特点为体虚加内有蕴热而发病，病势较重，首诊重在清热解毒，同时兼顾患者体虚，应注意扶助正气。

方中金银花、连翘、蛇莓、白英清热解毒，加当归、赤芍、川芎、生地、玄参、丹皮、丹参重在凉血活血。又配伍黄芪、益母草、茯苓、牛膝调补肝、脾、肾三脏，益气养血，以免凉药伤及正气及血脉。同时，茯苓、猪苓、泽泻、黄柏合用利水渗湿兼能泻热，可引热毒下行。全方合参，共奏清热解毒、补虚固本之效，祛邪而不伤正。

复诊时患者大便情况由初诊时的"干"变为"时稀时干"，再结合舌苔脉象，考虑属脾虚有湿，且仍有热。外部皮损情况大有缓解，但症状仍在，亦说明热象退而未除，因此在原方苦寒之药的基础上，增白花蛇舌草以加强清热解毒之力，与白术、防己共用，再加大黄芪用量，可增强健脾益气、利水祛湿之效，大便情况得以缓解。本病属于慢性反复发作性疾病，需长期用药以控制病情。

小 结

变应性皮肤血管炎是由循环免疫复合物介导的Ⅲ型超敏反应，主要侵犯真皮毛细血管及小静脉，临床表现为小腿、足踝部的紫癜性斑丘疹、脓疱、风团、结节、坏死、溃疡等多形性皮损，发作多呈对称性、反复性，皮损消退后可遗留瘢痕或色素沉着，常伴有关节炎、肌炎等，严重时可有内脏损害。本病属中医学"瘀血流注"范畴。

西医学认为本病为感染、药物、食物等诱导的免疫复合物形成进而造成的超敏反应，但多数患者难以找到确切的致病因素。中医认为本病为湿热阻滞脉络，使局部气血运行不畅，皮腠失养而发。有因于实者，为素体血分蕴热，复加外感湿邪，湿热互结；或素体痰湿内盛，郁而化热，湿热灼津，血瘀脉络，而见皮疹灼热红肿，疼痛明显，可伴有发热、咽痛、肌肉关节疼痛、便干等热象。亦有因于虚者，为脾胃不足，气血化生乏源，卫外不固，逢寒湿之邪侵袭，客于肌肤皮腠之间，阻滞经络，气血运行不畅。故见皮疹反复发作，呈暗红或暗紫色，疼痛不显，并见畏寒肢冷，舌体胖、色淡暗等寒湿闭阻症状。在治疗上，实者治以清热利湿，祛瘀通络，常予通络活血方合萆薢渗湿汤加减；虚者治以温化寒湿、温经通络，常予阳和汤合当归四逆汤加减。

钱教授重视"毒"在本病中的作用，认为无论寒热虚实，本病皆有毒结脉中，故在治疗上强调解毒药的应用，如以蛇莓、白花蛇舌草、忍冬藤、板蓝根等清热解毒凉血；生地、玄参、知母、白茅根等清热解毒护阴。此外，本病病在血分，毒热内伏，除清热凉血外，钱教授还重视"透法"，使血分伏郁之毒热得以透散而解，如以金银花、连翘清热解毒，透热转气；还可予生黄芪，取其生发之力，补气助血、托阳生新；气郁甚者可加香附、姜黄等行气通滞。本病易反复发作，至疾病后期，当以扶正为主，尤其注意补益脾肾，兼以疏肝，可用玉屏风散、六味地黄丸等为底方适度加减。此外，患者应注意按时作息，避免酒、羊肉、辣椒等辛辣发物，同时要预防感冒，以免加重病情。

十八、结节性红斑

【病案一】

张某，女，52岁。初诊日期：2015年1月9日。

主诉：双侧小腿伸侧皮疹灼热疼痛1周。

病史：患者1周前出现左小腿伸侧皮疹，伴灼热疼痛，未使用药物，1天前右小腿伸侧出现类似皮疹，遂就诊于我院皮肤科门诊。自觉肛周潮湿，腹胀，恶心，纳眠差，大便黏，每日一行，小便黄。既往糖尿病病史3年。

检查：双侧小腿伸侧见多处蚕豆至鸡蛋大小鲜红色斑，境界清楚，表面光滑，触之皮下有黄豆至蚕豆大小结节。舌红，苔黄腻，脉弦滑。

临床分析：患者素体脾虚湿盛，湿郁化热，湿热下注，阻滞经络，导致局部气血瘀滞而发病。首诊当以健脾利湿，活血通络，清热解毒为法。予三妙丸加减治之。

中医诊断：瓜藤缠。

西医诊断：结节性红斑。

治法：健脾利湿，活血通络，清热解毒。

处方：忍冬藤 30g，鸡血藤 20g，生地 20g，丹参 15g，水蛭 30g，地龙 10g，紫灵芝 1 袋，茯苓 15g，泽泻 15g，金银花 30g，苍术 20g，黄柏 10g，川牛膝 15g，木瓜 15g，白茅根 20g。14 剂，水煎内服，每日一剂，早晚分服。

二诊：患者服上方 14 剂后，皮损颜色转为暗红色，面积稍减，灼热疼痛减轻，触之结节减小。腹胀，恶心，纳眠差，大便可，每日一行，小便可，舌红，苔白腻，脉滑数。可见患者湿热及血瘀情况均得到一定改善，但仍腹胀、恶心、纳眠差，故加强原方清热健脾安眠之力，治拟健脾祛湿，清热活血。

处方：丹皮 10g，鸡血藤 20g，生地 20g，川牛膝 15g，地榆炭 15g，水蛭 30g，紫灵芝 2 袋，黄芪 30g，茯苓 15g，泽泻 15g，金银花 30g，木瓜 15g。14 剂，水煎服，每日一剂，早晚分服。

三诊：患者服上方 14 剂后，皮损颜色转为黄褐色，面积缩小，偶有疼痛，无灼热感，触之结节减小，部分结节消失。腹胀，食后加重，纳眠差，多梦，二便可，舌尖红，苔薄白，脉缓。患者皮损改善明显，去破血之物；根据现症及舌脉情况，拟增强健脾消食、清热安神之力。

处方：丹皮 10g，鸡血藤 20g，生地 20g，地龙 10g，焦山楂 10g，焦麦芽 10g，焦神曲 10g，紫灵芝 2 袋，茯苓 20g，山药 15g，金银花 30g，生白术 20g，茯神 15g，莲子肉 15g，丹参 15g。14 剂，水煎内服，每日一剂，早晚分服。

患者服上方 14 剂，电话随访，诉皮损基本消退，无灼热疼痛，临床疗效满意。故建议暂时停内服药，外用马应龙麝香痔疮膏，若有反复随诊。

按语： 本案首诊取三妙丸加减治疗。其中，茯苓、苍术健脾祛湿，黄柏、泽泻清热祛湿，木瓜化湿活络，多法合用，祛除内湿；忍冬藤、川牛膝、鸡血藤、丹参、水蛭、地龙活血通络，牛膝引药下行；白茅根清热止血，散收结合，防止大量活血药物有出血之弊；金银花清热解毒，生地清热养阴，二者"甘苦合化"清热不伤阴；紫灵芝安神。诸药合用，共奏健脾利湿，活血通络，清热解毒之效。

首方服后，患者湿热及血瘀症状得到一定改善，故去苍术、黄柏、丹参、地龙；又恐水蛭此类血肉有情之品量大有出血之弊，改白茅根为地榆炭，加大收敛止血作用，散收结合；并加黄芪，加强原方健脾之力，加丹皮增强原方清热之功，改紫灵芝为2袋增强原方安眠之效。

二诊方服14剂后，皮损明显改善，改破血之物水蛭为功效稍缓和的活血通络之品地龙；经上述二诊后，患者仍腹胀、食后加重，纳差，但苔薄白、脉缓，故去泽泻，增加茯苓用量，加山药、生白术、焦山楂、焦麦芽、焦神曲增强原方健脾消食之力，又患者出现多梦、舌尖红症状，考虑为黄芪引起，故去黄芪，加莲子肉、茯神、丹参清热安神。

三诊方再服14剂，患者皮损基本消退，临床疗效满意。

【病案二】

车某，女，29岁。初诊日期：2019年12月20日。
主诉： 双下肢散在皮下结节红斑2年，加重2个月。
病史： 2年前无明显诱因出现双下肢红斑结节，散在分布，以小腿伸侧居多；近2个月加重。现双下肢散在分布较多大小不等结节，局部肿胀、灼热、疼痛明显。双臂、颈部散在花状红疹，自觉发热、痛感明显。近3日发热，现体温恢复正常。大便正常，小便黄，时有腹痛；月经周期、经期正常，量少，经前有乳胀不适感。
查体： 双下肢散在分布数个花生米大小结节，呈暗褐色，略高于皮肤，局部压痛明显，皮温较高。舌暗，苔白腻，脉细滑数。

临床分析：此案为典型结节性红斑一例。根据患者临床表现，本病乃湿热搏结，阻塞经络，下注肌肤所致。此外，患者已有 2 年病史，久病致瘀，故该病的主要病理因素以湿、热、血瘀为主，以此取法，首诊当清热利湿解毒、化瘀散结止痛。

中医诊断：瓜藤缠。

西医诊断：结节性红斑。

治法：清热解毒，散结止痛。

处方：

内服：金银花 30g，连翘 15g，丹皮 20g，生地 20g，白茅根 20g，蛇莓 15g，白英 15g，半枝莲 20g，盐黄柏 15g，益母草 15g，苍术 10g，赤芍 15g，垂盆草 20g，泽泻 15g，路路通 15g，夏枯草 15g。14 剂。

西药：盐酸非索非那定 1 盒，盐酸西替利嗪片 2 盒，叶酸 1 瓶，元胡止痛滴丸 4 盒。

外用：马应龙麝香痔疮膏 2 支。

患者服药 14 剂，小腿结节缩小，红斑减退、遗留色素沉着，皮损轻微压痛、表面结痂。说明该方奏效，药证相合。可停用抗过敏、止痛类西药，继服该方，定期复诊。其间注意饮食清淡，少食辛辣油腻之品，以免内生湿热，加重病情。

按语：结节性红斑多见于女性，好发于小腿伸侧。发病前多有低热、全身不适或呼吸道感染等症状，钱老指出这一诱发因素要格外注意，问诊需全面，才能做到整体观念下的辨证论治。本案首诊重用大量清热利湿解毒之品金银花、连翘、蛇莓、白英、半枝莲、垂盆草等，以苦寒之性解内蕴热毒；同时，白茅根、泽泻、黄柏、益母草、苍术可引湿热毒邪从下焦而出，使邪有出路。湿热毒邪蕴于体内，阻塞脉络，气滞血瘀，致生皮下结节且硬痛，同时病久也易致瘀，故需用活血散结之品以消硬结。蛇莓、白英为钱老临床常用药对，在清热解毒的同时，还有很好的消肿散结功效，与路路通、夏枯草等合用，可增强通经活络之功，有效消除皮下硬节；此外，丹皮、生地、赤芍为清热凉血常用药物组合，具有很好的解热、镇痛、抗溃疡作用。全方合参，可收到良好的临床效果。

小 结

结节性红斑是一种发生于皮下脂肪的炎症性皮肤病。中医称"瓜藤缠"，因其结节如梅核，色红漫肿，又称"梅核丹""梅核火丹"。本病的特点为突发性蚕豆大或更大的皮下结节，红色，稍隆起于皮面，压痛明显，皮损数目不定，不融合，不破溃，皮损颜色逐渐变为暗红色、黄褐色，2～3 周可消退，不留萎缩瘢痕，但可有新疹出现，发病前可有上呼吸道感染、扁桃体炎等。好发于小腿伸侧，多见于青年女性，常反复发作。

中医认为，本病为素体内有蕴热，外感湿邪，湿热蕴结，或素体湿盛，郁而化热，湿热下注，阻滞脉络，局部气血瘀滞而发病；体虚之人，卫外不固，外感寒湿，或脾虚蕴湿不化，兼感寒邪，寒湿凝滞血脉肌肤。西医认为本病与感染、药物、自身免疫性疾病、恶性肿瘤等有关。实验室检查可有白细胞增高、红细胞沉降率加快、抗链球菌溶血素 O 升高等。组织病理示间隔性脂膜炎。

西医常给予抗生素治疗，伴关节等疼痛者，可予非甾体抗炎药，病情严重者可同时给予糖皮质激素。中医常选择辨证论治，具体分型如下：湿热血瘀证，予萆薢渗湿汤合通络活血方加减治之；寒湿阻络证，予阳和汤合当归四逆汤加减治之。

钱教授认为结节性红斑的病因病机主要是"湿"和"瘀"，"瘀"乃由"湿"所致，因典型皮损为皮下结节，并出现"不通则痛"，所以治疗时应首先将已成之"瘀"一举攻破，此时非血肉有情之品（如水蛭、地龙）不能及，但应把握好度，中病即止，在后续治疗中可多法合用，祛除顽湿。另外，还需重视本病的预防调护：①急性期应注意卧床休息，抬高患肢；②饮食清淡，忌饮酒、辛辣、海鲜、牛羊肉等。

十九、色素性紫癜性皮病

【病案】

周某，女，61岁。初诊日期：2019年6月28日。

主诉：双侧下肢密布小红点伴瘙痒1年。

病史：患者1年前出现双下肢密布小红点（皮下出血点），未高出皮肤，此后反复发作，伴痒，怕冷及吹风，双小腿浮肿，自觉沉胀，腰酸出虚汗，纳眠可，二便调。既往高血压病史。

查体：双下肢群集针尖大小红色至褐色的不规则小斑片，周围散布辣椒粉样瘀点，双小腿胫前水肿。舌尖红，苔白，脉沉细弦。

临床分析：根据患者临床表现，可排除过敏性紫癜（本病多见于年轻人，且与上呼吸道感染密切相关，多伴有尿血、便血等），后确诊为色素性紫癜性皮病。患者素有湿热，循经下注，湿热迫血妄行，血不循经，溢于肌表，而见双下肢瘀点；湿热下迫膀胱，膀胱气化失司，水液不行，积于下肢，而见双小腿浮肿沉重；湿热伏郁于内，气血不畅，四肢九窍不温，故畏寒、畏风；年老体弱，脾肾俱虚，血不养筋而见腰酸，阳不敛阴而见多汗。四诊合参，患者虽可见脾肾阳虚之象，但遵"急则治其标"，应先清在内之湿热、血热、血瘀，待实邪去后，再补脾肾，以防敛邪，故首诊治以凉血活血、清热利湿。

中医诊断：血疳。

西医诊断：色素性紫癜性皮病。

治法：凉血活血，清热利湿。

处方：

内服：金银花15g，连翘15g，生地榆15g，丹皮15g，白茅根15g，木瓜15g，防己15g，车前子15g，生地15g，白花蛇舌草15g，蛇莓15g，白英15g，紫草15g，茜草15g，滑石粉20g，生甘草10g。21剂。

外用：马应龙麝香痔疮膏2支、丁酸氢化可的松软膏2支（1∶1混合使用）。

1个月后微信随访，诉皮损基本消退，无新发，临床疗效满意，建议暂时停药，若有反复随诊。

按语： 首诊方中，金银花、连翘清热解毒，取"透热转气"之意，透发血分热邪外出；生地榆、白茅根凉血止血敛疮；丹皮"凉血不留瘀，活血不妄行"；紫草长于清血分热毒，茜草长于凉血化瘀止血，二药共用凉血效强，凉血止血、活血化瘀，为治紫癜要药；生地养阴清热凉血，白花蛇舌草、蛇莓、白英清热解毒凉血，滑石清热利湿，上药共清血分之湿热；木瓜祛湿舒筋、和血通络以治腰酸；防己、车前子清热祛湿，利水消肿。全方重在凉血活血、清热利湿，使实邪得解，血脉平和而皮疹得愈。

色素性紫癜性皮病为一组病谱性疾病，以主要局限于双下肢的多种紫癜性损害为特征，发病特点为病程长，迁延不愈，反复发作，初起为细小的出血性斑疹，逐渐融合成片，并不断有新的皮疹出现，病情进展缓慢，皮疹消退亦缓慢，皮疹日久因含铁血黄素沉积而呈现棕褐色，大部分患者伴不同程度瘙痒，其他临床合并症较少见。本病的具体病因不明，西医学认为重力和静脉压升高是重要的诱发因素，运动可能是激发因素，药物或食物也是可能的诱因。

本病属中医"血疳""血瘙"范畴，血不循经，溢于脉外，瘀在肌肤腠理是本病的重要病机。素体血热，外犯风湿热邪，郁于腠理，不得疏透，血溢脉外，瘀阻经络而为本病；或肝肾阴虚，虚火内盛，灼伤血络，迫血妄行，随湿热下注，瘀血流溢肌腠之间而生。治疗重在和血，血热甚者予凉血五根汤、犀角地黄汤；血瘀甚者予桃红四物汤加减。钱老认为本病本于脾肾亏虚，难以摄血，又有血热、血瘀之标，治宜凉血止血、补益脾肾，随证灵活加减。凉血可用生地、蛇莓、白英、白茅根、板蓝根、忍冬藤等；行血、化瘀止血常用紫草、茜草、三七、牡丹皮等；补益脾肾可用黄芪、白术、山药、熟地、山茱萸等。

二十、红斑狼疮

【病案】

张某某，女，47岁。初诊日期：2019年10月21日。

主诉：双手指关节肿胀10年余。

病史：红斑狼疮病史10余年，激素治疗7年，泼尼松开始每日12片，现在隔日1片，双手指关节疼痛，易感冒，腰酸，乏力，恶心，纳差，眠可，大便偶不成形，每日1行，小便可。

查体：未见明显皮疹，双手指关节轻度肿胀。舌质暗，苔白、局部有剥脱，脉沉无力。

检查：血常规示，红细胞3.39×10^{12}/L，血红蛋白104g/L，淋巴细胞百分比12.5%，中性粒细胞百分比79.2%；红细胞沉降率100mm/h；生化检查示，谷草转氨酶61.6U/L，谷氨酰转移酶289.4U/L。

临床分析：此案为系统性红斑狼疮一例。患者病程日久，无明显皮损，双手指关节轻度肿胀、疼痛，轻度贫血，细菌感染，肝损害。钱老认为，本例患者乃先天禀赋不足，肝肾亏损，又病程日久、药毒内侵，疾病后期见阴阳失和、气血亏虚、脾虚湿蕴，湿邪流窜关节，致关节肿胀、疼痛；患者气虚，卫表不固，故易外感邪毒。首诊予六味地黄丸加减治之。

中医诊断：红蝴蝶疮。

西医诊断：系统性红斑狼疮。

治法：补益肝肾，清热解毒，健脾祛湿，调和阴阳气血。

处方：蛇莓 15g，白英 15g，半枝莲 15g，秦艽 15g，生地 15g，丹参 15g，当归 15g，茯苓 15g，丹皮 15g，山萸肉 15g，山药 15g，白芍 20g，川断 15g，怀牛膝 15g，白花蛇舌草 20g，泽泻 15g，金银花 20g。30 剂。

二诊：患者服上方 30 剂，双手指关节肿胀改善，疼痛未减轻，复查血常规未见异常，腰酸改善，乏力、恶心、纳差，眠可，大便不成形，每日 1 行，小便可，舌质暗，苔白、局部有剥脱，脉沉无力。提示患者外感之邪已除，湿邪减轻，但脾虚未见明显改善，应加强健脾益气之力；患者舌质暗、关节仍疼痛，可加强行气活血之力。治拟补益肝肾，行气活血，健脾祛湿。

处方：蛇莓 15g，白英 15g，秦艽 15g，桑枝 10g，姜黄 10g，生地 15g，丹参 15g，当归 15g，茯苓 15g，丹皮 15g，山萸肉 15g，山药 15g，人参 3g，川断 15g，怀牛膝 15g，泽泻 15g，厚朴 10g，陈皮 6g。30 剂。

三诊：患者服上方 30 剂，双手指关节无肿胀，疼痛减轻，无腰酸，乏力减轻，无恶心，纳眠可，大便成形，每日 1 行，小便可，舌淡，苔薄白，脉细稍无力。提示患者脾虚及血瘀均得以改善。治拟补益肝肾，调和气血阴阳为主。

处方：蛇莓 15g，白英 15g，秦艽 15g，桑枝 10g，姜黄 10g，生地 15g，当归 15g，茯苓 15g，丹参 15g，山萸肉 15g，山药 15g，白芍 20g，川断 15g，怀牛膝 15g，泽泻 15g。30 剂。

患者服上方 30 剂，电话随访，诉关节症状已愈，血常规及生化检查基本恢复正常，已停服激素。钱老嘱其注意饮食起居，如有不适即来复诊。

按语：本案首诊取六味地黄丸加减治疗。方中川断、山萸肉温肝肾，怀牛膝补益肝肾、活血利水，山药补肺脾肾、益气养阴，当归、白芍补血活血护肝；茯苓、泽泻健脾祛湿，丹参、丹皮清热活血，茯苓 - 泽泻及丹参 - 丹皮与上述补益药物相配，使此方有收有散、有补有泻、补而不滞、泻而不伤。蛇莓、白英、半枝莲、白花蛇舌草、金银花清热解毒，既祛外感之邪又祛内蕴药毒；生地凉血护阴，此两组药物构成"甘苦合化"之法，清热而不伤阴。秦艽祛风湿、通络止痛，与茯苓 - 泽泻及丹参-丹皮两组相合，可显著改善因气滞血瘀及湿邪流窜所致的关节疼痛。

首诊后，患者外感之邪已除，故去半枝莲、金银花、白花蛇舌草；仍乏力、恶心、纳差、大便不成形，故加人参补一身之气，加厚朴、陈皮理气健脾，钱教授常在补益脾胃之中辅以理气之品，使补而不壅；关节仍疼痛，加桑枝、姜黄祛风湿、行气活血。

二诊后，患者情况大为好转，脾虚症状得以改善，故减人参、厚朴、陈皮；关节疼痛减轻，提示血瘀亦改善，故减丹参。

三诊后，关节症状痊愈，各项检查基本恢复正常，已停服激素，临床疗效满意。

小结

红斑狼疮（LE）是一种可累及皮肤及全身多脏器、多系统的自身免疫性疾病，属结缔组织病范畴。LE为病谱性疾病，病谱的一端为盘状红斑狼疮（DLE），另一端为系统性红斑狼疮（SLE），其间有亚急性皮肤红斑狼疮（SCLE）、深在性红斑狼疮（LEP）等亚型，属中医"红蝴蝶疮""日晒疮""马缨丹""阴阳毒""温毒发斑"等范畴。DLE的特点为面部蝶形盘状水肿性红斑，病变呈慢性局限性；SLE的特点为除面部等皮肤损害外，常累及全身多脏器、多系统，病变呈进行性，预后较差；SCLE的特点为好发于光照部位，特征性皮损有环形红斑型和丘疹鳞屑型两种，病程慢性，预后较好，少数可转化为SLE。

中医认为本病总由禀赋不足，肝肾亏虚，复感外邪，邪毒入里，阴阳失和，内伤于脏腑，外发于肌肤所致，病情常虚实夹杂，治疗时应注意标本兼治。西医认为本病的发生与遗传、性激素、物理因素、感染、心理因素、药物等有关。

西医治疗本病以糖皮质激素和免疫抑制剂为主。中医常选择辨证论治，具体分型如下：热毒炽盛证，予清瘟败毒饮加减；阴虚火旺证，予六味地黄丸合大补阴丸、清骨散加减；脾虚肝旺证，予四君子汤合丹栀逍遥丸加减；气滞血瘀证，予逍遥散合血府逐瘀汤加减。

钱教授认为 LE 应首选中西医结合治疗：急性发作期，应以糖皮质激素治疗为主，本着早期、足量原则，迅速控制病情，同时以清热解毒、凉血护阴的中药为辅。病情控制后，由于急性期炎症反应严重，对机体造成严重破坏，此时机体免疫力下降，又应用大剂量激素，易引起机体代谢、内分泌、水电解质等紊乱，中医辨证总属气血亏虚、阴阳失和，此时治疗应以中医药为主。急性发作期中药的介入，也为本期减少或逐渐停用糖皮质激素打下基础。

二十一、硬斑病

【病案】

温某，女，62 岁。初诊日期：2018 年 12 月 21 日。

主诉：左侧臀部皮疹 3 年。

病史：患者 3 年前发现左侧臀部出现 1 处拇指大小皮损，无痛痒，半年后皮损扩大，于各大医院就诊，诊断为"硬皮病"，其间予中西医多种方法治疗，均未见良好疗效。口不渴，纳差，眠可，大便干，每日一行，小便可。既往胆结石、胆囊炎病史。

查体：左侧臀部见 1 处鸡蛋大小暗红色斑块，境界清楚，边缘可见紫红色晕，中央见色素脱失，皮损左下部见 1 处黄豆大小黑痂，轻度萎缩，表面呈羊皮纸样，舌暗，苔白，脉弦数。

检查：皮损组织病理示真皮胶原纤维增生肥厚，排列致密，真皮和皮下组织小血管内膜增生，管壁增厚，管腔变窄，毛囊、皮脂腺及汗腺减少。

临床分析：患者素体血热内蕴，病程日久，灼伤阴血，使血行失畅，血脉瘀滞，瘀血内阻，肌肤失于濡养，而致皮损色暗红、萎缩；又患者纳差、苔白，此乃脾虚湿蕴。首诊当以清热解毒，凉血活血，健脾除湿为法。予犀角地黄汤治之。

中医诊断： 局限性皮痹。

西医诊断： 硬斑病。

治法： 清热解毒，凉血活血，健脾除湿。

处方：

内服：蛇莓15g，白英15g，金银花20g，半枝莲20g，夏枯草15g，焦山楂15g，白花蛇舌草20g，赤芍20g，丹参20g，生地20g，水蛭4g，泽泻15g，连翘20g，茯苓20g，决明子30g，丹皮15g。28剂，水煎内服。

外用：土荆皮30g，菝葜30g，半枝莲30g，生大黄30g，败酱草30g，蒲公英30g，草河车30g，马齿苋30g。20剂，水煎外敷。

二诊：患者用药5天后左下部黑痂变为溃疡，大小如蚕豆，用药12天溃疡面开始干燥缩小，服上方28剂后，溃疡基本愈合，皮损颜色变淡，萎缩减轻，表面脱皮。纳差，眠可，大便不成形，每日一行，舌暗红嫩，苔根黄腻，脉弦数。治拟清热解毒，祛风活血，健脾除湿。

处方： 半枝莲30g，白花蛇舌草30g，夏枯草20g，路路通15g，全蝎3g，醋莪术15g，丹参20g，生地20g，连翘15g，蛇莓15g，白英15g，菝葜20g，盐黄柏15g，绵萆薢15g，茯苓15g，生白术15g。28剂，水煎内服。

三诊：皮损颜色转淡褐色，萎缩好转，触之稍韧，无脱屑。纳眠可，二便常，舌暗红，苔根腻，脉数。治拟清热解毒，活血通络，健脾除湿。

处方： 半枝莲20g，菝葜20g，夏枯草15g，连翘15g，生地黄15g，红花6g，土茯苓15g，蛇莓15g，白英15g，白花蛇舌草20g，皂角刺12g，盐黄柏15g，生黄芪15g，莪术15g，丹参20g，茯苓15g。28剂，水煎内服。

患者服上方28剂，电话随访，诉皮损基本消退，局部皮肤色素沉着，触之弹性可，临床疗效满意。建议暂时停药，若有反复随诊。

按语： 本案首诊取犀角地黄汤加减治疗。方中蛇莓、白英、金银花、半枝莲、白花蛇舌草、连翘清热解毒；生地、赤芍、丹皮、丹参凉血活血，水蛭破血通经，焦山楂行气散瘀；泽泻、茯苓、夏枯草健脾除湿；决明子清热通便。方中金银花、连翘有"透热转气"作用，辅以祛湿凉血活血，给邪以出路。首诊外用方中，生大黄、菝葜、半枝莲、土荆皮清热化瘀，草河车、马齿苋、败酱草、蒲公英清热解毒，现代药理研究发现生大黄、土荆皮、菝葜等药物具有抗病原微生物（细菌、真菌等）、抗炎、调节免疫作用。诸药配伍，共同发挥清热解毒散瘀功效。

首方服后，患者皮损得以改善，水蛭乃血肉有情之品，其破血活血之力强劲，久用恐有出血之虞，但患者仍有血瘀之证，故去原方中水蛭、赤芍、丹皮，加莪术与丹参相配；患者服药后纳差未改善，出现大便不成形、舌嫩、苔根黄腻，考虑为苦寒之剂伤脾所致，故减原方中金银花、决明子、焦山楂、泽泻，用白术、草薢、菝葜、黄柏健脾祛湿化浊；血热血瘀日久，易生风化燥，出现脱屑等症状，故加路路通、全蝎祛风通络。

二诊方服28剂后，患者皮损无脱屑，则减原方路路通、全蝎；舌根仍腻，则改原方中绵萆薢为土茯苓、皂角刺，祛顽湿、通经络；皮损呈淡褐色，加红花活血通络，加速色素沉着的吸收；钱老喜在硬皮病治疗后期加黄芪来补表气，加速皮损恢复。

三诊方服28剂后，皮损基本消退，临床疗效满意。

小结

硬皮病是一种以皮肤和内脏胶原纤维进行性硬化为特征的结缔组织病，中医称为"皮痹""皮痹阻"。本病可分为局限性和系统性两大类。

局限性硬皮病常见以下类型：①硬斑病，又称斑状硬皮病，皮损早期为局部轻度潮红、水肿性斑块，而后变为象牙白色或淡黄色椭圆形斑片，周围绕以紫红色晕，表面有蜡样光泽，触之如皮革样硬，其上毛孔稍粗，局部不出汗，无毛发，数年后皮损软化，白色或淡褐色萎缩性瘢痕，多见于躯干部，常见于青壮年女性，一般只侵犯皮肤，不会演变成系统性硬皮病，预后较好；②线状硬皮病，皮损发硬、轻微至明显凹陷，呈带状、刀砍状，少数凹陷可向深处发展，使肌肉和骨骼发生硬化萎缩，甚至造成肢体残疾，多见于额部、单侧肢体，常见于儿童。

系统性硬皮病常见以下类型：①肢端硬化型硬皮病，皮损主要见于双手手指和面部之鼻部和口部，皮肤硬化，手指变细，鼻变尖，口唇变薄，口周出现放射状皱纹，双手温度较低，伴发雷诺征，多见于青中年女性，为系统性硬皮病中的轻型，不易侵犯内脏；②弥漫性硬皮病，先累及躯干皮肤，雷诺现象少见，易早期侵犯内脏，病程进展较快，预后不良；③CREST综合征，临床表现为皮肤钙化、雷诺现象、食管功能异常、肢端硬化、毛细血管扩张，出现以上3项即可诊断，内脏损害较轻，预后较好。

组织病理：早期真皮血管周围以淋巴细胞为主的炎症细胞浸润，胶原纤维肿胀和均质化，逐渐增生肥厚，排列致密；真皮和皮下组织小血管内膜增生，管壁增厚，管腔变窄甚至闭塞，毛囊、皮脂腺和汗腺减少或消失。

中医认为外感风寒湿邪是本病的主要病因，先天禀赋不足或情志失调、饮食劳倦是发病的内在因素。西医认为局限性硬皮病发病可能与外伤或感染有关，系统性硬皮病可能与自身免疫、血管病变和胶原合成异常有关。西医治疗以糖皮质激素为首选，可结合抗硬化、扩血管、抗凝等。中医辨证论治分型：风寒湿阻证，予蠲痹汤加减治之；肺脾两虚证，予六君子汤加减治之；肾阳不足证，予金匮肾气丸合阳和汤加减治之；血瘀经脉证，予桃红四物汤合黄芪桂枝五物汤加减治之。钱教授认为"脾为后天之本""脾主肌肉四肢""肺主皮毛"，硬斑病的病位主要在皮毛肌肉，故在治疗时应注重调理肺脾两脏，可适当加入黄芪、白术、人参，以提高疗效。

二十二、天疱疮

【病案】

李某，女，71岁。初诊日期：2018年5月12日。

主诉：躯干部反复发生水疱3年。

病史：患者3年前于前胸及后背部出现红斑，随之有水疱出现，界线清楚，疱壁薄易破，疱液透明，破损后皮肤损害处色红而潮湿，尼科利斯基征（简称尼氏征）阳性，确诊为寻常型天疱疮，外院曾予甲泼尼龙片口服，目前减量至1.5片/d（6mg/d）。现前胸及后背可见暗红色肥厚斑块，动辄汗出，纳眠可。大便日行1次，成形，小便频，夜尿每晚3～5次。既往银屑病，头皮处钱币大小红色斑块，表覆鳞屑，易剥脱，束状发，曾规律口服激素治疗，后因骨折停用激素致皮疹反复。有高脂血症病史。

查体：前胸及后背处可见暗红色肥厚斑片，散在糜烂面、痂皮，尼氏征（+）。舌质紫暗，苔薄白，脉弦滑。

临床分析：患者老年女性，既往已确诊为天疱疮及银屑病。素体血热，热毒炽盛，脾湿浸淫，湿热毒邪搏结于内，皮肤受湿热蒸蕴发为水疱、糜烂；湿热毒邪阻络，气血瘀滞，故见皮疹色暗红；脾受湿困，运化失司，卫气不生，无以固表而见多汗；湿邪下注膀胱，气化失司，而见夜尿频数。四诊合参，本例病性虚实夹杂，实为湿热毒邪蕴于血分，虚为脾受邪困，气阴化生不足。治以清热解毒、凉血利湿，并佐健脾补气。

中医诊断：①天疱疮；②白疕。

西医诊断：①寻常型天疱疮；②银屑病。

治法：清热解毒，凉血利湿。

处方：金银花15g，连翘15g，蛇莓15g，丹皮15g，白英15g，半枝莲15g，紫草10g，盐黄柏12g，炒苍术15g，茯苓15g，白花蛇舌草15g，炒薏苡仁20g，生地15g，车前子15g（包），泽泻12g，萆薢10g。14剂，水煎内服，每日一剂。

复方甘草酸苷片，口服，2 片 / 次，2 次 /d。

二诊： 现口服甲泼尼龙片，早 8～9 时，1.5 片 /d（6mg/d）。前胸及后背皮疹缓解，银屑病无新增皮疹。咽干，目胀，汗出多，纳眠可，大便日行 1 次，成形，尿频，每晚至少 3 次。舌暗，苔薄白，脉滑数。

处方： 生黄芪 15g，女贞子 15g，生地 15g，半枝莲 15g，茯苓 15g，炒白术 15g，紫草 12g，茜草 12g，蛇莓 15g，白英 15g，盐黄柏 12g，白花蛇舌草 15g，炒苍术 15g，丹皮 15g，萆薢 10g，生地榆 15g，泽泻 15g，车前子 15g（包煎）。30 剂，水煎内服，每日一剂。

三诊： 现仍口服甲泼尼龙片治疗中，1 片 /d。天疱疮及银屑病明显好转，周身皮疹基本消退，无新增皮疹。纳可，眠可，汗出多。晨起眼睑肿。大便日行 1～2 次，不成形。尿频，每晚起夜 3～4 次。舌暗，苔薄白，脉弦滑。

处方： 生黄芪 15g，女贞子 15g，生地 15g，半枝莲 15g，茯苓 15g，炒白术 15g，蛇莓 15g，白英 15g，盐黄柏 12g，白花蛇舌草 15g，炒苍术 15g，丹皮 15g，泽泻 15g，车前子 15g（包煎），丹参 15g，石斛 15g。15 剂，水煎内服，每日一剂。

四诊： 现口服甲泼尼龙片，1 片 /d。天疱疮及银屑病维持较好，无新增皮疹。纳可，眠可，口干咽干。大便日 1～2 次，成形。尿频仍有。舌暗红，苔薄，脉弦滑。

处方： 白花蛇舌草 20g，蛇莓 15g，白英 15g，茯苓 15g，生白术 15g，生黄芪 15g，生地 15g，半枝莲 15g，女贞子 15g，鸡血藤 15g，丹参 15g，盐黄柏 12g，怀山药 15g，车前子 15g（包煎），夜交藤 15g，沙苑子 15g。15 剂，水煎内服，每日一剂。

五诊： 现口服甲泼尼龙片，2 日 1 片。天疱疮及银屑病维持较好，无明显反复，无新增皮损。纳可，夜寐梦多。大便日 1～2 次，不成形。夜间尿频，3 次 / 晚。舌暗红，苔薄，脉弦滑。

处方： 白花蛇舌草 20g，蛇莓 15g，白英 15g，茯苓 15g，生白术 15g，生黄芪 15g，生地 15g，半枝莲 15g，女贞子 15g，丹参 15g，怀山药 15g，车前子 15g（包煎），夜交藤 15g，沙苑子 15g，白芍 15g，茯神 15g。30 剂，水煎内服，每日一剂。

按语：患者为天疱疮合并银屑病，在湿热毒蕴的基础上兼有脾失健运之象，故首诊方中金银花、连翘解表，透热外出；蛇莓、白英清热解毒凉血；半枝莲、紫草清热解毒、凉血化瘀；生地、丹皮清热凉血养血；白花蛇舌草清热利湿解毒，上药共清血分之热毒。黄柏、炒薏苡仁、车前子清热利湿，泽泻、草薢渗湿泄浊，上药共清湿热。复以炒苍术、茯苓健脾除湿，以利脾胃运化恢复。全方以清透并用法除毒热，利湿泄浊与健脾利湿并用除湿浊，使湿热毒邪均得以解除。并配合复方甘草酸苷片抗炎、调节免疫。

二诊时患者天疱疮及银屑病的进展得到控制，无新发皮疹，见咽干、目胀、多汗、尿频，结合舌暗苔薄白、脉滑数，提示患者仍有湿热蕴结，较前相比湿象稍减、表热已去，故去炒薏米、连翘、金银花。水津输布失常，阴液不足，虚热上犯故见咽干、目胀，予生黄芪、炒白术益气健脾，女贞子养阴润肝，生地榆、茜草凉血活血。

三诊时，天疱疮及银屑病皮疹明显消退，且激素可以减量，患者湿热症状较前显著减轻，故去紫草、茜草、草薢、生地榆；患者久病湿热毒邪，耗气伤阴，故加石斛养脾胃之阴，考虑患者有汗出较多、小便频、大便溏等水化不利表现，加丹参养血活血以利水。

随着患者病情好转，湿热血热渐去，久病之瘀渐现，故方中逐步去凉血利湿泄实之品，酌加活血祛瘀、健补气阴之药，四诊、五诊较三诊方去炒苍术、丹皮、泽泻、石斛，加沙苑子补肾助阳，怀山药、生白术健脾益气，鸡血藤、夜交藤养血化瘀通经，白芍养阴柔肝。因其夜寐梦多，加茯神健脾宁心安神。

1. 概述　天疱疮是一种慢性、大疱性皮肤病，属自身免疫疾病。西医学认为本病是由于患者自身免疫抗原抗体反应破坏表皮细胞间桥粒，导致棘层松解而造成。根据临床表现，本病可分为寻常型天疱疮、增殖型天疱疮、落叶型天疱疮和红斑型天疱疮 4 型。

（1）寻常型天疱疮：多于中年起病，约占所有天疱疮的 70%。皮疹可发于任何部位，表现为在外观正常的皮肤上突然发生疱壁薄而松弛的大疱，易破裂形成红色糜烂面，皮疹很少自愈，范围不断向周围扩展，尼氏征阳性，自觉疼痛，无明显瘙痒。在患病早期，多出现口腔黏膜损害，形成界线清楚的不规则糜烂面，灼痛明显。

（2）增殖型天疱疮：少见，发病年龄较寻常型小。皮疹好发于脂溢部位，初为松弛性水疱，易破裂形成糜烂面或蕈样、乳头样肉芽增生，有腥臭味。黏膜损害相对较轻，可发生于皮疹之前或之后。本病轻型呈慢性经过，可自行缓解，预后良好；重型在应用糖皮质激素前难以自行缓解。

（3）落叶型天疱疮：多见于中老年人，皮疹好发于头面、躯干部，初期局限，最终可泛发至全身，表现为在外观正常的皮肤或红斑上出现松弛性大疱，疱壁薄，极易破裂，形成红色、湿润、微肿的糜烂面，渗出物形成叶状结痂，尼氏征阳性。口腔黏膜损害少见，病程漫长，预后较好，易被糖皮质激素控制。

（4）红斑型天疱疮：好发于头面部，较少累及四肢。头面部皮疹类似盘状或系统性红斑狼疮，在局限性红斑上见脂性鳞屑、黄痂，继而在胸背、四肢处发生松弛性薄壁大疱，尼氏征阳性。一般无黏膜损害，或轻微黏膜损害。

2. 中医辨证论治   中医文献中有"火赤疮""天疱"等记载，与本病表现相符。《医宗金鉴·外科心法要诀》云："初起小如芡实，大如棋子，燎浆水疱，色赤者为火赤疮；若顶白根赤，名天疱疮。俱延及遍身，焮热疼痛，未破不坚，疱破毒水津烂不臭。"本病病机总体与湿热火毒相关：心肝火旺，肾阴不足，脾湿内蕴，湿热搏结于肌表而生水疱；或素有湿热，复感风湿热毒之邪而发病，久病则湿热毒邪郁结，伤阴耗气，而气阴两伤。按照临床表现，一般分为三种证型论治：

（1）毒热：毒热内炽，气营两燔，心经火盛，气血充斥于肌肤而发。多见于寻常型天疱疮，见遍身大小不等的燎浆水疱，基底鲜红，全身发热，口干，小便黄赤，大便干结，舌红苔黄，脉洪数。治以清热解毒、凉血清营，方用清瘟败毒饮加减。

（2）湿热：脾湿内蕴，湿阻气机，郁久化热，湿热蕴蒸肌肤，肤内水浸成疱，皮烂而浸渍糜烂。多见于红斑型及增殖型天疱疮，表现为遍身大疱，糜烂渗出明显，身热心烦，口渴便秘，口舌糜烂，小便短赤，舌红苔黄腻，脉弦滑数。治以健脾利湿、清热解毒，方用除湿胃苓汤加减。

（3）阴伤：年老体衰或久病内伤，加之湿热毒邪浸淫日久，伤阴耗气，成虚实夹杂之证。常见于寻常型天疱疮，水疱反复出现，病程日久，多汗口干，烦躁不安，神疲懒言，舌红或有裂纹，苔薄白或光剥，脉细数。治以滋阴清热、凉血解毒，方用化斑汤加减。

3.诊疗体会　钱教授认为凡发病急骤，皮损以红斑、水疱伴灼热为主者，考虑风湿之邪入里化热为毒，当清热凉血解毒，可用黄芩、黄柏、白花蛇舌草、生槐花、半枝莲、茯苓、泽泻等；凡病程日久，皮损以脱屑、叶状结痂、水疱不断出现为主者，考虑为气阴两伤之象，当益气养阴清热，可用麦冬、生地黄、知母、黄柏、牡丹皮、地骨皮、白芍、生甘草等。

二十三、脂溢性皮炎

【病案一】

彭某，女，35 岁。初诊日期：2021 年 3 月 27 日。

主诉：面部红斑丘疹半年。

病史：患者半年前出现眉两侧散在红斑丘疹，伴瘙痒，皮疹逐渐扩至鼻旁、口周，平素面部常有油腻，口渴，小便黄，大便每日一行。眠不实，易醒。月经周期正常，见血块，量少。

查体：眉毛两侧、鼻旁、口周可见弥漫性淡红斑，其上散在粟粒大小丘疹，部分有白色脓头，眉毛两侧有油腻性鳞屑。舌质暗，舌尖红，脉滑数。

临床分析：患者为青年女性，皮损为发生在脂溢部位的油腻性红斑丘疹，伴瘙痒，可明确诊断为脂溢性皮炎。患者素体湿热，湿热上犯，蕴蒸肌肤，故见面部皮脂分泌旺盛；湿热入于血分，泛溢于肌肤，而起红斑、丘疹；湿热灼津，而见口渴、溲黄；湿热阻滞气机，气滞则血瘀，胞宫血脉凝涩，故见月经血块、量少。结合皮疹与舌脉情况，钱老考虑其辨证属湿热上蒸头面，湿邪为患，故治疗当以清热解毒，活血祛湿为法。

中医诊断：面游风。

西医诊断：脂溢性皮炎。

治法：清热解毒，活血祛湿。

处方：金银花 20g，连翘 15g，金钱草 15g，夏枯草 15g，黄芩 10g，凌霄花 15g，冬凌草 15g，丹皮 15g，丹参 15g，益母草 15g，茵陈 15g，车前草 15g，泽泻 15g，泽兰 15g，天花粉 15g，生甘草 10g。14 剂，水煎服，每日 1 剂。

二诊：面部出油减轻，皮疹明显好转，睡眠改善，月经量仍较少，减上方中清热解毒药物，酌加疏肝养血益阴之品。

处方：白芍 30g，白芷 15g，茯苓 20g，生白术 20g，金银花 20g，冬凌草 15g，丹皮 15g，丹参 15g，益母草 15g，当归 15g，茯神 15g，泽兰 15g，泽泻 15g，金钱草 15g，车前草 15g，夏枯草 15g。14 剂，水煎服，每日 1 剂。

三诊：面部皮疹基本消退，面色暗沉，睡眠仍稍差，眠浅易醒，月经规律，口干渴。

处方：白芍 30g，茯苓 20g，生白术 30g，玫瑰花 12g，鸡冠花 15g，月季花 10g，白芷 15g，益母草 15g，当归 15g，夏枯草 20g，柴胡 10g，泽泻 15g，冬凌草 15g，合欢花 15g，茯神 15g，天花粉 15g。14 剂，水煎服，每日 1 剂。

嘱患者服上方 14 剂巩固疗效。微信随访，诉诸症缓解，建议目前可以停药，不适随诊。

按语：本案首诊，钱老以金银花、连翘、凌霄花、冬凌草轻清上扬之品疏散面部热邪；以茵陈、黄芩解毒清热利湿，金钱草、泽泻、泽兰、车前草利湿泄浊，给湿热以出路；夏枯草、天花粉清热散结；丹皮、丹参、益母草凉血活血；生甘草清热解毒、调和诸药。

服药后患者面部油性红斑及丘疹明显减轻，后续复诊延续此思路，二诊减清热解毒之连翘，同时加茯苓、白术固护脾胃，加白芍、白芷改善面部色泽，加茯神养血安神助眠。

三诊时患者皮疹基本消退，湿热之象显著减轻。根据患者诉求，将改善面部色泽的专病用药比例增加，进一步减少清热利湿之品，加入大量花类药物如合欢花、玫瑰花、鸡冠花、月季花等，以疏肝健脾、养血安神，使面部气血和畅，面色荣润。经过月余调理，终获良效。

【病案二】

黄某，男，24 岁。初诊日期：2018 年 2 月 9 日。

主诉：头皮瘙痒、脱屑，出油较多 10 年余。

病史：患者 10 余年前开始出现头屑过多伴瘙痒症状，曾外用某洗发水洗发，效果一般。曾口服异维 A 酸胶丸，效果佳，但服药后脱发严重，胃胀。现头皮偶有红疹，不高出皮肤，红疹上有脱皮，瘙痒。下颌部起红疹，出油较多。患者平素经常熬夜。大便黏，日行一次。小便黄。

查体：头皮及下颌可见粟粒大小红色丘疹，头皮有油腻白色细碎鳞屑，下颌部红色丘疹、脓疱。舌边有齿痕，苔白腻，脉濡略迟。

检查：真菌镜检结果阴性。

临床分析： 患者青年男性，主症为近年来头屑偏多，检查可见头皮及下颌有粟粒大小红色丘疹，头皮有油腻白色细碎鳞屑，除外真菌感染，可确诊为脂溢性皮炎。钱老指出，该患者虽头屑较多，已十年有余，但病情不甚严重，经久不愈是因为湿热互结，然热毒邪气尚未入血，因而皮损可见散在红色小丘疹；患者素体脾虚，无力运化湿浊、水谷及药物，故湿邪难去。服其他药胃胀，且有大便黏、小便黄等伴随症状，舌体亦有齿痕，苔白腻，此为湿热蕴肤、脾虚湿蕴证，治当清热解毒、健脾利湿。

中医诊断： 面游风。

西医诊断： 脂溢性皮炎。

治法： 清热解毒，健脾利湿。

处方：

内服：金银花 20g，连翘 15g，炒苍术 15g，猪苓 15g，盐黄柏 15g，泽泻 15g，蛇莓 15g，白英 15g，黄芩 15g，茵陈 15g，土茯苓 15g，茯苓 15g，蜂房 5g，焦三仙各 15g，萆薢 15g。14 剂，水煎服，每日 1 剂。

外用：二硫化硒洗剂。

二诊： 服上药 14 剂后，头屑明显减少，下颌皮疹消退。近一周，两侧口角下有干燥、脱皮，不疼不痒。胃纳可，眠可。大便干，日行 2 次。小便黄。自觉近期上火。舌淡，边有明显齿痕，苔白腻。脉濡略迟。

处方：

内服：金银花 20g，连翘 15g，炒苍术 15g，猪苓 15g，盐黄柏 15g，泽泻 15g，蛇莓 15g，白英 15g，黄芩 15g，茵陈 15g，土茯苓 15g，茯苓 15g，蜂房 5g，焦三仙各 15g，萆薢 15g，紫草 15g，黄连 6g。14 剂，水煎服，每日 1 剂。

外用同前。

三诊： 服上方 14 剂后，头部皮疹完全消退。自述近期房事较频，头皮病情出现反复，以头侧部为甚。皮损脱屑，不甚痒。大便日行 2 次，质偏稀。舌淡，边有明显齿痕，苔白腻。脉濡。

处方： 金银花 20g，连翘 15g，蜂房 5g，猪苓 15g，泽泻 15g，茵

陈 15g、黄芩 15g、蛇莓 15g、白英 15g、萆薢 15g、炒苍术 15g、土茯苓 15g、夏枯草 15g、路路通 15g、茯苓 15g、炒白术 20g。14 剂，水煎服，每日 1 剂。

外用同前。

服上方 14 剂后，患者头部皮疹消退，建议停药，不适随诊。

按语：首诊方中，钱老用金银花、连翘清气分之实热；炒苍术、盐黄柏合为二妙，为清热燥湿之要药；猪苓、泽泻利水泻热，使邪从小便出；蛇莓、白英、蜂房解毒通络，抑制皮屑过度增生。其中，蜂房一味，据钱老经验，能引药上行头部，对于头部皮损肥厚者尤为适宜。黄芩、茵陈、土茯苓、萆薢清热利湿；茯苓、焦三仙助脾健运水谷，清利湿热邪气并固护脾胃正气为一体。

二诊时原发皮损明显好转，又见内热症状，且患者湿邪阻滞日久而致血不荣络，故钱老守原法再加紫草凉血、黄连清心，共走血分，驱热邪外出，患者药后皮疹一年未复发。

三诊时患者因房劳导致疾病复发，大便溏稀，故钱老去二诊方中消导之焦三仙，而用健脾燥湿助运之炒白术；又因皮损复发于头侧胆经所循之处，故以夏枯草散肝胆之邪，与路路通共奏软坚散结、排湿之功；又因复发皮损色不红、不甚痒，故去方中清血热之紫草、黄连。

【病案三】

牛某，女，39 岁。初诊日期：2019 年 4 月 26 日。

主诉：头面部红疹伴瘙痒 2 个月。

病史：2 个月前患者头面部长红疹，伴瘙痒症状，后用吡美莫司乳膏、西替利嗪见好。近几天反复，遇热则红。平素口干渴，偶有胃痛，放射至后背，喜食辛辣，大便黏，一天一次，排便困难，月经规律，有血块。既往有子宫肌瘤、甲状腺炎、左乳结节切除术后病史。

检查：双侧面颊及头皮散在淡红色粟粒大小丘疹，局部皮肤弥漫潮红，其上可见细碎鳞屑，舌暗苔白，脉细弦。面部真菌、螨虫阴性。

临床分析： 根据皮损特点，可明确诊断为脂溢性皮炎。综合患者整体情况，考虑辨证乃湿热为患，瘀滞经络，上蒸面部则为红疹，且影响胃肠功能以致胃痛、便黏排出不畅。治疗当以清热除湿、行气活血为法。

中医诊断： 面游风。

西医诊断： 脂溢性皮炎。

治法： 清热除湿，行气活血。

处方： 金银花20g，连翘15g，凌霄花15g，夏枯草15g，丹皮15g，赤芍15g，益母草15g，白茅根15g，泽泻15g，野菊花15g，黄芩12g，厚朴10g，陈皮10g，川楝子10g，玫瑰花10g，栀子8g。14剂，水煎服，每日1剂。

二诊： 服上药14剂后，面部红疹明显好转。口干渴，排便改善，舌暗有齿痕。

处方： 金银花20g，连翘15g，凌霄花15g，夏枯草15g，丹皮15g，赤芍15g，益母草15g，生地15g，天花粉15g，泽泻15g，野菊15g，黄芩12g，厚朴10g，陈皮10g，枳实10g，玫瑰花10g，栀子8g。14剂，水煎服，每日1剂。

三诊： 服上药14剂后，面部红疹消退，头部皮疹显著减轻，偶尔伴有新发。舌质暗苔白，脉沉滑，纳眠可。

处方： 金银花20g，凌霄花15g，白菊花12g，生地15g，百合15g，益母草15g，丹参15g，白茅根15g，天花粉15g，茵陈15g，丹皮12g，盐黄柏12g，炒苍术12g，黄芩12g，玫瑰花10g。14剂，水煎服，每日1剂。

患者服上方14剂后，微信随访，诉皮疹完全消退，嘱停药，不适随诊。

按语： 本例患者为典型的湿热为患所致的脂溢性皮炎，其皮损状态与整体症状俱为湿热之象，故首诊以金银花、连翘、凌霄花清凉开窍，疏风散邪，夏枯草、丹皮清热凉血散结，赤芍、野菊花、栀子清热解毒，益母草、白茅根、泽泻、黄芩清热除湿，厚朴、陈皮理气燥湿，玫瑰花、川楝子行气活血。

后续复诊时均延续此思路，二诊加天花粉以增强清热解毒力量，见口渴、舌暗有齿痕，故将川楝子易为枳实，以行气消食导滞，助脾布津。三诊时诸症均已明显缓解，故而简化药方，将野菊花变为白菊花，去连翘、栀子等大苦寒药，换成黄柏、苍术以清热行气除湿，热象既减，湿热实邪大减，故三诊更重固护阴津，加用生地、百合以养脾阴。

【病案四】

刘某，女，31岁。初诊时间：2019年7月5日。

主诉：面颊部小红疹半年余。

病史：半年前，患者双侧面颊开始起红疹，近期泛发至下颌，顶端有白色粟粒，瘙痒，每于月经前后加重。平素白带量多，纳可，眠差，大便质黏，小便调，口渴多饮。

检查：双侧面颊及下颌部散在针尖大小淡红色丘疹，部分上有脓头，面部油腻，舌淡苔白，脉濡。

临床分析：根据患者面部皮损情况，可明确诊断为脂溢性皮炎合并痤疮。钱老指出，患者平素白带多、大便黏，面部油腻，舌淡苔白，乃素体脾虚，运化失常，湿邪内阻之象，湿邪郁久化热，上蒸头面而发为红色丘疹，热盛化腐成脓而见小脓头；且皮损情况与月经周期相关，结合考虑为湿热下注，冲任失调；湿热扰神，故而眠差；湿热灼伤津液，水液难以上承，则见口渴多饮。治疗当以清热利湿、益气滋阴为法。

中医诊断：面游风伴粉刺。

西医诊断：脂溢性皮炎伴痤疮。

治法：清热利湿，益气滋阴。

处方：

内服：金银花15g，连翘15g，凌霄花15g，生地15g，茯神15g，合欢花15g，百合15g，茯苓15g，山萸肉15g，生黄芪15g，生白术15g，丹皮15g，泽泻15g，滑石粉15g，黄芩10g，生甘草6g。21剂，水煎服，每日 1 剂。

外用：盐酸环丙沙星凝胶。

因患者居于外地，微信随访，服上方 21 剂后，诉双侧面颊皮疹基本消退，睡眠情况改善，嘱其停药观察，不适随诊。

按语：本案中，钱老予金银花、连翘、凌霄花疏上焦风热，助血分热邪透发而解；生地、山萸肉、丹皮清热凉血滋阴，使血和而斑疹自消；生黄芪、茯神、茯苓、生白术益气健脾，助脾运化水液、展布气机，而积聚之湿热自除，又加黄芩、泽泻、滑石粉以助清热除湿；百合润肺脾，以助津液输布恢复；合欢花解郁安神；生甘草清热解毒，又调和诸药。诸药合用，使得上焦之热得清，脾湿自下焦而去，则皮疹逐步消退，临床效果满意。

小 结

脂溢性皮炎是指发生于头面及胸背等皮脂溢出部位的一种慢性炎症性皮肤病。表现为初发于头部，严重时向面部、耳后、腋窝、上胸部等皮脂分泌旺盛部位发展的丘疹，可融合成大小不等的黄红色斑片，上覆油腻性鳞屑或结痂，伴有不同程度的瘙痒。西医学认为本病的发生可能与皮脂分泌增多或化学成分改变有关，但具体病因不明。

脂溢性皮炎属于中医"面游风"范畴。《医宗金鉴》有言："此证生于面上，初发面目浮肿，痒若虫行，肌肤干燥，时起白屑……由平素血燥，过食辛辣厚味，以致阳明胃经湿热受风而成。"

中医认为，本病属肺热熏蒸、湿热上蒸或风热血燥所致，可从以下几方面辨证论治。①脾胃湿热证：素体脾胃虚弱，或嗜食寒凉损伤脾胃，脾胃运化失司，水湿内停，蕴久化热；或喜肥甘厚腻，脾胃运化不及而生湿热，湿热蕴蒸肌肤而成，临床表现为皮肤油脂分泌旺盛，皮损呈红斑、糜烂、渗出，有油腻鳞屑，并伴见舌苔厚腻、大便黏腻等湿热表现。治以清热利湿、健脾化浊，常用仙方活命饮合龙胆泻肝汤加减。②肺经风热证：素体阳盛，亢热上升犯于肺经，肺经风热泛于肌肤，而见鲜红色斑片，伴灰白色鳞屑，有明显瘙痒，常伴口渴、急躁、便干等症。治以清热解毒、疏风凉血，常用枇杷清肺饮合黄连解毒汤加减。③血虚风燥证：风为阳邪，经久不散则伤阴血，致阴虚血燥，肌肤失养而见皮肤干燥，瘙痒，有白色糠状鳞屑，肌肤毛发干枯少泽，常伴脱发、舌红少苔、脉细等表现。治以养阴润燥、祛风活血，方用当归饮子加减。

钱教授认为本病初起时面部常有油腻感，可继发痤疮、体癣等红斑丘疹鳞屑性疾病，当患者有辛辣刺激饮食习惯（如酒、辣椒等）、睡眠不规律时，可加重病情。此时考虑为湿热上蒸，可选用黄芩、黄柏、泽泻、知母、枇杷叶、牡丹皮、茯苓、白茅根、侧柏叶、车前草等加减组方，清热除湿。久治不愈者，皮肤可能出现油脂分泌少，但大量脱屑，此时考虑为血虚风燥，当滋阴养血祛风，可选当归、丹参、地骨皮、牡丹皮、生地、蝉蜕、防风加减。外治方面，可在早期予以水剂、洗剂外洗或湿敷，组方同前口服方；久病者反而应当注意保湿，予以乳膏、软膏涂抹。此外，长期用药患者一定要注意脾胃的保护，适当加入健脾消食药如白术、陈皮、厚朴、鸡内金等，在固护脾胃之外，还可协助增强利湿功效。

二十四、痤疮

【病案一】

黄某，女，35 岁。初诊日期：2020 年 10 月 15 日。

主诉：口周部皮疹疼痛 5 个月。

病史：患者 5 个月前出现口周部皮疹，偶尔疼痛，自行外用夫西地酸乳膏，皮疹未见明显好转，遂就诊于我院皮肤科门诊。平素喜食冷饮，四肢末端凉，月经正常，口干，乏力，嗜睡，腹胀，纳差，小便可，大便不成形，每日3～4行。

查体：口周见多数、散在与毛囊一致的绿豆大小炎性红色丘疹，部分顶端见粟粒大小脓疱，见多处暗红色痘印，全面部出油多，舌胖淡，边有齿痕，苔白厚稍黄，脉左关弦、右关濡。

临床分析：此案为寻常痤疮一例。钱老认为，本例患者平素喜食冷饮，过食生冷寒凉之品，脾胃受损，脾主升清，主运化水谷精微，运化失司，故见口干、腹胀、纳差、大便不成形等症状；脾主运化水液，运化失司，水湿郁滞，郁而化热，湿热内蕴，故见全面部出油多；脾主四肢肌肉，脾气虚弱，故见乏力、嗜睡；患者素体肝气郁滞，肝失调达，阳气内郁，气郁致厥，故见四肢末端凉，肝木乘土，又加重脾虚。故首诊当以健脾益气，祛湿止泻，疏肝解郁为法，方选参苓白术散加减治之。

中医诊断：粉刺。

西医诊断：痤疮。

治法：健脾益气，祛湿止泻，疏肝解郁。

处方：茯苓15g，山药15g，莲子肉15g，炒白术20g，党参15g，金银花15g，连翘15g，凌霄花15g，藿香12g（后下），佩兰12g，泽泻15g，炒薏苡仁30g，炒芡实15g，炒栀子10g，黄芩10g，柴胡10g，白芍15g。14剂。

二诊：皮损颜色变浅，数量减少，痘印基本消退，面部出油减少，四肢末端温，口不干，乏力、嗜睡、腹胀改善明显，纳可，小便可，大便成形，每日2行，舌淡红、边有齿痕，苔白，脉濡。治拟健脾益气、祛湿止泻、活血化瘀。

处方：茯苓15g，山药15g，莲子肉15g，炒白术20g，党参15g，金银花15g，连翘15g，凌霄花15g，乳香3g，没药3g，泽泻15g，炒芡实15g。14剂。

二诊后，患者服上方14剂，微信随访，诉皮损基本消退，无痘印、痘坑遗留，临床疗效满意，建议暂时停药，若有反复随诊。

按语：本案首诊取参苓白术散加减治疗。方中党参、山药健脾益气，炒白术、炒薏苡仁、茯苓、泽泻健脾祛湿，炒芡实、莲子肉健脾止泻，藿香、佩兰芳香化湿，炒栀子、黄芩清热燥湿；金银花、连翘消肿散结、清热解毒，促进粉刺消退；凌霄花活血化瘀，钱教授常在治疗痘印时加入此药，因"治上焦如羽，非轻不举"，凌霄花为花类药，其性轻清上浮，可上达头面使痘印快速消除；柴胡疏肝解郁、升举阳气以使郁热外透而四肢温，白芍养血敛阴，与柴胡相配，一升一敛，使郁热透解四肢，温而不伤阴。

首诊后，患者脾虚、肝郁、湿蕴症状均有明显改善，故去柴胡、白芍等疏肝之品，减藿香、佩兰、黄芩、栀子、炒薏苡仁等健脾祛湿之物；又考虑粉刺消退后可能会遗留痘印、痘坑，故加入乳香、没药以行气活血生肌，防痘印产生。

二诊后，患者皮损基本消退，临床疗效满意。

【病案二】

董某，女，28岁。初诊日期：2020年11月21日。

主诉：面部皮疹反复3年，持续加重半年。

病史：患者3年前出现面部皮疹，偶尔疼痛，未使用药物，皮疹时好时坏，反复发作。近半年因工作压力大并需经常熬夜，导致皮疹持续性加重，遂就诊于我院皮肤科门诊。平素喜食辛辣油炸之物，月经规律，痛经，有血块，纳眠可，小便可，大便黏，每日1行。

查体：全面部多数、散在粟粒至绿豆大小、与毛囊一致的红色炎性丘疹，部分顶端见脓疱，下颌部较重，鼻部及双侧面颊部见多数白头或黑头，全面部出油多。舌红苔黄腻，脉滑数。

临床分析：此案为寻常痤疮一例。钱老认为，患者素体阳热偏盛，肺胃蕴热，循经上犯，熏蒸于面部而发疹；又患者平素过食辛辣油腻，内生湿热，蕴结胃肠，上蒸颜面致面部出油多；患者近半年工作压力大、强度高，过度劳损，冲任失调，而致气滞血瘀，故见痛经、有血块。首诊当以清热祛湿、活血通经为法，予五味消毒饮加减治之。

中医诊断：粉刺。

西医诊断：痤疮。

治法：清热祛湿，活血通经。

处方：

内服：金银花 20g，蒲公英 15g，炒栀子 10g，连翘 15g，黄芩 15g，丹皮 15g，生薏米 30g，茯苓 15g，泽泻 15g，侧柏叶 15g，夏枯草 15g，香附 12g，益母草 15g，凌霄花 15g，车前草 15g。14 剂。

外用：夫西地酸乳膏。

二诊：皮损颜色仍红，偶有新发，部分皮损顶端仍见脓疱，白头、黑头减少，面部出油减少，纳眠可，小便可，大便秘结，2 日 1 行，舌红苔白腻，脉滑数。治以清热解毒，祛湿活血，通便。

处方：

内服：金银花 20g，蒲公英 15g，炒栀子 10g，连翘 15g，黄芩 15g，丹皮 15g，茯苓 15g，泽泻 15g，侧柏叶 15g，夏枯草 15g，益母草 15g，香附 12g，凌霄花 15g，车前草 15g，垂盆草 20g，冬凌草 15g，北败酱草 15g，炒决明子 20g。14 剂。

外用：夫西地酸乳膏。

三诊：皮损颜色变浅，数量减少，无脓疱，白头、黑头减少，面部出油改善明显，月经正常、无痛经、无血块，纳眠可，二便可，舌淡红苔白，脉数。治以清热解毒，活血祛湿，调补冲任。

处方：

内服：金银花 20g，炒栀子 10g，连翘 15g，黄芩 15g，丹皮 15g，茯苓 15g，泽泻 15g，夏枯草 15g，当归 10g，白芍 20g，凌霄花 15g。14 剂。

外用：积雪苷霜软膏。

患者服上方 14 剂，微信随访，诉皮损基本消退，无痘印、痘坑遗留，临床疗效满意，故建议暂时停药，若有反复随诊。

按语：本案首诊取五味消毒饮加减治疗。方中金银花、连翘、蒲公英清热解毒、消肿散结；炒栀子、夏枯草、黄芩清热泻火、燥湿散结，生薏米、茯苓、泽泻、车前草利水渗湿，燥湿与利湿结合，多法合用，祛除顽湿；侧柏叶清热凉血，此外钱老认为侧柏叶具有祛除面部多余油脂的功效，丹皮、香附、益母草活血调经，凌霄花活血化瘀、祛痘印。钱老在本方中用了金银花、连翘、凌霄花等花叶类药物，取其轻清上浮特点，可向上直达病所。诸药合用，共奏清热祛湿、活血通经之效。

首方服后，患者湿热得以改善，故去生薏米；但患者内热未见明显改善，故加败酱草、垂盆草、冬凌草清热解毒、利湿活血；又患者出现大便秘结，故加决明子清热润肠通便。

二诊后，患者内热及湿热均明显改善，故去车前草、蒲公英、垂盆草、冬凌草、北败酱草；月经现已正常，故去益母草、香附；无便秘，去决明子；面部出油改善明显，去侧柏叶；患者平素工作压力大、强度高，过度劳累，冲任失调，冲任亏损，"急则治其标，缓则治其本"，故加当归、白芍调补冲任。

三诊后，患者皮损基本消退，临床疗效满意。

【病案三】

李某，女，20岁。初诊日期：2019年12月13日。

主诉：面部皮疹反复发作2年。

病史：患者2年前出现面部皮疹，偶尔疼痛，曾自行外用药膏（具体不详）及面膜（具体不详），之后皮疹时好时坏，反复发作，月经前加重，遂就诊于我院皮肤科门诊。现经前乳房胀，月经周期正常，经期5天，有血块，痛经；纳差，腹胀，呃逆，小便可，大便溏，每日2行。

查体：全面部多数密集粟粒至绿豆大小毛囊性红色炎性丘疹，部分顶端见粟粒大小脓疱，可见多处绿豆大小暗红色斑。舌红，苔白腻，边有齿痕，舌下静脉色紫迂曲，脉弦数。

临床分析： 此案为寻常痤疮一例。钱老认为，本例患者素体肝郁气滞，以致气滞血瘀，气郁化火，上犯颜面而发疹；肝郁日久，肝木乘脾，脾土受损，运化失司，故见纳差、便溏；又肝主疏泄，调畅全身气机，疏泄失司致中焦升降失常，故见腹胀、呃逆。首诊当以疏肝理气，清热解毒，活血祛湿为法，予逍遥散加减治之。

中医诊断： 粉刺。

西医诊断： 痤疮。

治法： 疏肝理气，清热解毒，活血祛湿。

处方：

内服：金银花 30g，连翘 15g，凌霄花 15g，黄芩 15g，丹皮 15g，桃仁 10g，红花 10g，益母草 15g，柴胡 10g，夏枯草 15g，路路通 15g，茯苓 15g，白术 15g，皂角刺 12g，焦山楂 15g，焦神曲 15g，焦麦芽 15g，焦槟榔 6g。14 剂。

外用：过氧苯甲酰凝胶，每晚 1 次。

　　　　盐酸环丙沙星凝胶，每早 1 次。

二诊： 皮损颜色仍红，有新发，仍见脓疱，痘印减少，经前乳房轻度胀，月经周期、经期正常，无血块，无痛经，纳差、腹胀改善，无呃逆，口干，小便可，大便溏，每日 1 行，舌红，苔白，边有齿痕，舌下静脉正常，脉数。治以清热解毒，消肿散结，健脾活血生津。

处方：

内服：金银花 30g，连翘 15g，夏枯草 15g，路路通 15g，蒲公英 20g，皂角刺 15g，赤芍 15g，焦神曲 15g，焦山楂 15g，丹皮 15g，天花粉 15g，瓜蒌 30g，生地 15g，凌霄花 15g，茯苓 15g，白术 15g。14 剂。

外用：过氧苯甲酰凝胶，每晚 1 次。

　　　　盐酸环丙沙星凝胶，每早 1 次。

三诊： 皮损颜色变浅，数量减少，无新发，无脓疱，无腹胀、口干，纳眠可，二便调，舌稍红，苔薄白，脉数。提示患者内热改善明显，患者自述口服汤药困难。综合上述各种情况，予清热散结、理气活血中成药口服。

处方：

内服：清热散结胶囊，3瓶；加味逍遥丸，3盒。

外用：积雪苷霜软膏。

患者服上述药物14天，微信随访，诉皮损基本消退，无痘印、痘坑遗留，无经前乳房胀，月经正常，无痛经、血块，临床疗效满意，建议暂时停药，若有反复随诊。

按语：本案首诊取逍遥散加减治疗。方中金银花、连翘清热解毒、消肿散结，夏枯草清热消肿散结，皂角刺消肿排脓，此四味药物可促进粉刺消退；凌霄花活血化瘀，丹皮凉血活血，桃仁、红花、益母草活血调经，此组活血药中，凌霄花为花类药，其性轻清上浮，可引其他药物直达头面，加速痘印消除；黄芩清热燥湿、泻火解毒，柴胡疏肝解郁清热，此二味药物配合，可清除因肝郁化火引起的肝热；焦山楂、焦神曲、焦麦芽、焦槟榔消食除胀，白术、茯苓健脾祛湿；路路通通经，消除乳房胀痛。诸药合用，共奏疏肝理气、清热解毒、活血祛湿之效。

首方服后，患者气滞血瘀及肝郁肝热得以改善，故可去掉黄芩、桃仁、红花、益母草、柴胡、焦麦芽、焦槟榔等疏肝泻热、理气活血药物；但患者内热未见明显改善，故加蒲公英、天花粉、瓜蒌清热解毒、消肿散结，赤芍清热凉血，两组药物配合，气血两清；患者出现口渴，提示已出现阴津耗伤，故加生地，性味甘寒，清热养阴，与本方苦寒清热之品构成"甘苦合化"之法，清热与护阴同行。二诊后，患者内热改善明显，予清热散结、理气活血中成药口服。三诊后，患者皮损基本消退，临床疗效满意。

【病案四】

吕某，男，38岁。初诊日期：2020年11月5日。

主诉：头面部皮疹反复发作5年。

病史：患者5年前出现头面部皮疹，伴灼热疼痛，曾就诊于当地医院，诊断为"痤疮"，予盐酸米诺环素胶囊、异维A酸软胶囊口服，夫西地酸乳膏外用，皮疹好转，偶有新发。患者近期熬夜、饮酒、食辛辣油腻后皮疹再次暴发，遂就诊于我院皮肤科门诊。现口干，纳眠可，大便黏，2日1行，小便黄。

查体： 头面部见多数绿豆至黄豆大小毛囊性炎性暗红色丘疹或脓疱，部分融合，头枕部、双侧下颌部及下颏部见多处黄豆至蚕豆大小紫色结节、囊肿或凹陷性瘢痕，全面部出油多并见多数大小不等痘印。舌紫红，苔黄腻，脉滑数。

临床分析： 此案为聚合型痤疮一例。患者素体阳热偏盛，肺胃蕴热，循经上犯，熏蒸于面部而发疹；又平素经常熬夜、饮酒、食辛辣油腻，胃肠化湿生热，上蒸颜面而致面部出油多，湿热郁久，凝聚为痰，阻滞气血，致使湿热痰瘀互结，聚结于颜面、头部，发为囊肿、结节。首诊当以清热解毒，祛湿活血为法。予五味消毒饮加减治之。

中医诊断： 粉刺。

西医诊断： 痤疮。

治法： 清热解毒，祛湿活血。

处方：

内服：金银花20g，连翘15g，夏枯草15g，炒皂角刺12g，黄芩15g，赤芍15g，蒲公英20g，玄参20g，盐黄柏15g，决明子30g，泽泻15g，天花粉15g，败酱草15g，茵陈15g，茯苓15g，车前草15g，丹皮15g，炒栀子12g。14剂。

外用：盐酸环丙沙星凝胶，每早1次；过氧苯甲酰凝胶，每晚1次。

二诊： 患者皮损颜色淡红或紫，丘疹及脓疱数量减少，但结节及囊肿未见明显变化，面部出油减少，口干减轻，纳眠可，大便不成形，每日2行，小便可，舌紫红，苔黄腻，脉滑数。治以清热解毒，燥湿化痰，活血化瘀。

处方：

内服：夏枯草15g，连翘15g，皂角刺12g，金银花20g，黄芩15g，茵陈 15g，败酱草 20g，赤芍 15g，玄参 20g，天花粉 15g，车前草 15g，盐黄柏 15g，苍术 15g，茯苓 15g，泽泻 15g，凌霄花 15g，丹皮 15g，法半夏 10g，陈皮 10g，决明子 30g。14 剂。

外用：盐酸环丙沙星凝胶，每早 1 次；过氧苯甲酰凝胶，每晚 1 次。

患者服上方 14 剂，微信随访，诉皮损基本消退，无新发，临床疗效满意，建议暂时停药，若有反复随诊。

按语：本案首诊取五味消毒饮加减治疗。方中金银花、连翘、蒲公英清热解毒、消肿散结，黄芩、炒栀子、夏枯草清热泻火、燥湿散结，天花粉清热泻火、消肿排脓、生津止渴，败酱草清热解毒、消痈排脓，皂角刺消肿排脓，此组药物可达到"急则治其标"的目的，可迅速控制聚合型痤疮的发展；赤芍、丹皮清热凉血、活血化瘀；黄柏清热燥湿，茵陈清热利湿，泽泻、茯苓、车前草利水渗湿，燥湿与利湿结合，多法合用，祛除顽湿；玄参清热护阴，性味甘寒，与本方中苦寒清热之品构成"甘苦合化"之法，清热不伤阴；决明子清热通便。诸药合用，共奏清热解毒，祛湿活血之效。

首方服后，患者内热得以改善，故减蒲公英、栀子；患者出现大便不成形、次数增多，考虑苦寒伤脾所致，故加苍术健脾燥湿，又脾为"生痰之源"，健脾可加速痰湿的清除；患者结节及囊肿未见明显变化，部分皮损色仍紫，故加半夏、陈皮燥湿化痰，凌霄花活血化瘀。

二诊后，患者皮损基本消退，临床疗效满意。

【病案五】

孙某，女，9 岁。初诊日期：2019 年 3 月 22 日。

主诉：额部皮疹反复发作 1 年。

病史：患者 1 年前出现额部皮疹，偶尔痒，未使用药物，皮疹反复发作，遂就诊于我院皮肤科门诊。患者第二性征尚未发育，平素喜食炸鸡等油炸食品，纳差，眠可，二便调。

查体：额部见多数、密集粟粒大小毛囊性炎性红色丘疹，部分顶端见针尖大小脓疱，见多处绿豆大小紫色痘印，面部出油多。舌红苔白，脉数。

临床分析：此案为寻常痤疮一例。患者素体阳热偏盛，肺胃蕴热，循经上犯，熏蒸于面部而发皮疹；又平素喜食炸鸡等油炸食品，内生湿热，蕴结胃肠，上蒸颜面致面部出油多。故首诊当以清热解毒，健脾利湿为法，予五味消毒饮加减治之。

中医诊断：粉刺。

西医诊断：痤疮。

治法：清热解毒，健脾利湿。

处方：

内服：金银花 15g，连翘 12g，蒲公英 12g，黄芩 10g，白茅根 12g，凌霄花 10g，芦根 15g，丹皮 10g，炒栀子 10g，生地 10g，茯苓 15g，焦山楂 10g，泽泻 10g。7 剂。

外用：盐酸环丙沙星凝胶，每早 1 次。

二诊：患者服上方 7 剂后，皮损颜色变浅，数量减少，无脓疱，无新发，面部出油稍改善，纳差，眠可，二便可，舌红苔白，脉数。治以清热解毒，健脾消食。

处方：

内服：金银花 15g，连翘 12g，蒲公英 12g，白茅根 12g，凌霄花 10g，丹皮 10g，生地 10g，茯苓 15g，焦山楂 10g，泽泻 10g，侧柏叶 10g，焦神曲 10g。7 剂。

外用：盐酸环丙沙星凝胶，每早 1 次。

二诊后，患者服上方 7 剂，微信随访，诉皮损基本消退，无痘印、痘坑遗留，临床疗效满意。故建议暂时停药，若有反复随诊。

按语：本案首诊取五味消毒饮加减治疗。方中金银花、连翘、蒲公英清热解毒、消肿散结，黄芩、栀子清热泻火燥湿，白茅根清热凉血、清肺胃热，芦根清热生津，生地清热凉血生津，芦根和生地性味皆甘寒，此患者为儿童，"纯阳之体""稚阴稚阳"，故在应用苦寒药物治疗火热证时，更应注意"未病防变""甘苦合化"，使清热不伤阴；茯苓、泽泻健脾利湿；焦山楂消食散瘀，钱教授在临床中发现焦山楂具有较好的控制面油的作用，凌霄花活血化瘀，丹皮凉血化瘀，焦山楂-凌霄花-丹皮可加速痘印的消除。

首方服后，患者内热明显改善，故去栀子、芦根、黄芩；患者仍纳差，故加焦神曲消食和胃；面部出油改善不明显，故加侧柏叶清热凉血、去面油。二诊后，患者皮损基本消退，临床疗效满意。

小结

痤疮是皮肤科最常见的慢性炎症性毛囊皮脂腺疾病，中医称为"粉刺""肺风粉刺"等。主要临床表现为白头粉刺、黑头粉刺、炎性丘疹、脓疱，严重时见结节、囊肿、瘢痕、萎缩等，易反复发作，好发于面部、胸背上部，青春期好发，但由于现代人饮食作息不规律，临床上中青年痤疮反复发作者逐年增加。临床常见的类型有寻常痤疮、聚合型痤疮、青春期前痤疮等。

中医认为本病与素体阳热偏盛、肺胃热盛、胃肠湿热及肝气郁滞等有关。西医认为痤疮是一种多因素的皮肤附属器官疾病，目前主要认为内分泌失调、血清或皮肤组织中雄性激素水平过高、皮脂分泌过多、毛囊导管角化多度，以及毛囊内微生物感染是痤疮发病的主要原因。除此之外，免疫、遗传、血液流变学的改变也被认为与痤疮发病有关。

西医治疗主要采用抗生素、抗雄性激素类药物、维A酸类药物等。中医常选择辨证论治，具体分型如下：肺胃热盛证，予枇杷清肺饮加减治之；胃肠湿热证，予茵陈蒿汤合黄连解毒汤加减治之；肝郁血瘀证，予逍遥散合桃红四物汤加减治之；痰瘀互结证，予二陈汤合血府逐瘀汤加减治之。

　　钱教授认为痤疮的主要病机为热，故治疗时在辨证论治的基础上应注重清热；对痘印的治疗，可等同于局部血瘀，所以在痤疮治疗的中后期，钱老喜用凌霄花等花类药物，其性轻清上浮，可向上直达病所，快速减少或消除痘印。除药物治疗外，痤疮患者的日常调护亦非常重要：①饮食方面，少食或禁食甜食、多脂及辛辣煎炸刺激性食物；②保持面部清洁，可用温水洗脸，但不能清洁过度，临床上痤疮与敏感肌并存的患者越来越多，这与清洁不当密不可分；③护肤品应尽量选择清爽型；④禁止用手挤压粉刺，以防炎症扩散、愈后遗留凹陷性瘢痕。

二十五、玫瑰痤疮

【病案一】

　　赵某某，女，54 岁。初诊日期：2019 年 5 月 11 日。

　　主诉：面部起红疹 1 个月，加重 4 天。

　　病史：患者 1 个月前出现面部红色斑丘疹，4 天前进食大量蒜后鼻部、唇周皮疹加重，局部瘙痒。现手足凉，口干、胃痛，大便不畅，日行一次，小便黄。50 岁绝经。

　　检查：鼻部、唇周可见弥漫潮红斑片，其上密集分布针尖至粟粒大小丘疹，部分丘疹顶端有脓点，伴脱屑。舌质暗红、苔白腻，脉细滑。螨虫镜检阳性。

　　临床分析：患者素有体热，情志不舒，郁而化火，上蒸头面而发为本病，复又食用辛辣食物，引动伏火而见病情急性加重；气机郁滞，经络不通，四肢不荣，故见手足冷；肝火犯胃，胃火炽盛，故见胃痛；胃热，水津失布，湿浊内生，水津不能上归于肺，故见口干；湿热结于下焦，故见大便不畅、小便色黄。结合舌脉，辨证为湿热郁滞证。治以清利湿热、行气和血，首诊予解毒清营汤加减。

中医诊断：酒渣鼻。

西医诊断：玫瑰痤疮。

治法：利湿解毒，行气和血。

处方：

内服：金银花 30g，连翘 15g，凌霄花 15g，野菊花 12g，黄芩 15g，川楝子 10g，天花粉 15g，泽泻 15g，丹皮 15g，紫草 15g，蒲公英 15g，冬凌草 10g，白鲜皮 15g，白茅根 15g。14 剂。

外用：硅霜。

二诊：上方服 14 剂后，皮损明显好转，色变淡，范围减小。耳痛，头痛，咽痛、咽痒，舌质暗红、苔白腻、根黄，脉沉。

处方：金银花 30g，连翘 15g，冬凌草 12g，厚朴 10g，陈皮 10g，黄芩 15g，蒲公英 15g，白茅根 15g，炒薏米 20g，凌霄花 15g，丹皮 15g，紫草 15g，野菊花 12g，车前草 15g，生地 15g，鸡内金 15g，牛蒡子 12g，金莲花 15g。14 剂。

三诊：服药上方 14 剂后，鼻旁皮疹基本消退，但下颌部可见散在红色质硬丘疹，咽干口苦，大便日行 1～2 次，质黏，小便黄，舌质暗、苔腻微黄，脉滑。

处方：金银花 30g，拳参 20g，连翘 15g，茵陈 15g，黄芩 15g，盐黄柏 15g，炒苍术 15g，天花粉 15g，法半夏 10g，陈皮 10g，野菊花 15g，龙葵 15g，泽泻 15g，决明子 15g，生栀子 12g，白茅根 30g。14 剂。

服上方 14 剂后，下颌皮疹基本消退，诸症缓解，嘱患者暂停服药，不适随诊。

按语：根据患者临床表现，钱老在首诊和二诊中，考虑其一方面有热邪侵袭肌肤，另一方面脏腑气机不通。故首诊予金银花、连翘清热解毒，善透热外出；凌霄花、野菊花，二药性凉，轻清上浮，可凉血泻热；蒲公英、冬凌草皆入肝胃，清热解毒、活血散结；黄芩、川楝子清泻肝火，行气清热；白鲜皮、泽泻清热利湿泄浊；丹皮、紫草、白茅根清热凉血；天花粉清胃热、养胃阴。全方共清气分血分之热，又可利湿泄浊，清肝和胃。

服药14剂后，患者皮疹明显好转，但仍见耳痛、头痛、咽痛等，结合舌脉，较前方稍加健脾燥湿之力。耳痛、头痛、咽痛考虑肝胃湿热循经上犯，调整前方，去川楝子、天花粉、泽泻、白鲜皮，加车前子清肝经湿热，牛蒡子、金莲花清热利咽解毒，生地清热养阴、凉血消斑，更以炒薏米、厚朴、陈皮、鸡内金燥湿健脾消食。

服药后患者鼻周皮疹基本消退，有咽干口苦、溲黄，治疗有效，但仍有内热未清，故继以清热解毒、凉血利湿治疗。以金银花、连翘透热，黄芩、黄柏、茵陈利湿清热；拳参、龙葵、野菊花、白茅根清热解毒凉血，天花粉、生栀子共清胃热；决明子、泽泻利湿泄浊；炒苍术、陈皮、清半夏健脾和胃燥湿。全方仍以清肝胃湿热为主，佐以健脾燥湿，使内热得以透利而解。

【病案二】

赵某，男，26岁，初诊日期：2020年6月3日。

主诉：面部发红、出油、皮疹12年，加重1个月。

病史：12年前患者面部发红、出油、皮疹反复发作，每于夏天加重，天凉减轻。近1个月口周、鼻两侧皮疹加重，平素口干口渴，大便黏，每日一行，受凉易腹泻。

查体：舌体胖大，舌质暗，脉弦滑。

临床分析：患者青年男性，慢性病程，急性发作。面部发红出油多年，近1个月见口周、鼻两侧皮肤弥漫潮红，其上密集分布针尖大小丘疹、脓疱，可考虑玫瑰痤疮。患者素体湿热内蕴，上蒸头面而发疹、出油多；湿热易受暑热引动，故每于夏季皮疹加重；湿热困阻脾胃，脾不布津而见口干口渴，脾湿下迫大肠而见便黏、泄泻。结合其舌脉及临床诸症，可辨为脾虚湿热证，病性虚实夹杂，治以健脾除湿，清热解毒。首诊方予除湿胃苓汤合解毒清营汤加减。

中医诊断：酒渣鼻。

西医诊断：玫瑰痤疮。

治法：健脾除湿，清热解毒。

处方：金银花 20g，连翘 15g，黄芩 15g，丹皮 15g，茯苓 15g，炒白术 20g，茵陈 20g，凌霄花 15g，厚朴 10g，陈皮 10g，泽泻 15g，蒲公英 15g，天花粉 15g，生地 15g，白茅根 15g，侧柏叶 15g。14 剂。

盐酸米诺环素，50mg，2 次 /d。

二诊：服上方 14 剂后，面部较前好转，皮疹较前变小，红已消退，油出减少。睡眠较晚，口苦，咽部偶痒，大便一天一次。口渴，呃逆，胃胀。舌淡，苔薄黄，脉沉缓。

处方：金银花 20g，连翘 15g，黄芩 15g，牡丹皮 15g，茯苓 15g，绵茵陈 20g，凌霄花 15g，陈皮 10g，泽泻 15g，蒲公英 15g，天花粉 15g，生地 15g，白茅根 15g，麸炒枳壳 12g，焦山楂 15g，炒栀子 10g。14 剂。

余同前。

三诊：服上方 14 剂后，面部皮疹进一步减轻，胃胀、呃逆已愈，口渴，大便偏稀，不成形。舌淡苔薄白，舌尖红，脉数。

处方：金银花 20g，蒲公英 20g，连翘 15g，黄芩 15g，半枝莲 20g，蛇莓 15g，白英 15g，茯苓 20g，麸炒白术 20g，干姜 10g，夏枯草 15g，生侧柏叶 15g，赤芍 15g，广金钱草 20g，泽泻 15g，车前草 15g，莲子肉 20g，茯神 15g。21 剂。

四诊：服上方 21 剂后，面部出油减少，整个面部皮疹收敛、减轻，个别新起。大便质稀而黏，日 1～2 次，口干渴，四肢凉。舌质暗红，苔湿滑，脉弦滑。

处方：

内服：金银花 20g，败酱草 15g，连翘 15g，黄芩 15g，蛇莓 15g，白英 15g，茯苓 20g，炒白术 20g，夏枯草 15g，赤芍 15g，广金钱草 20g，泽泻 15g，车前草 15g，茯神 15g，姜厚朴 10g，陈皮 10g，鱼腥草 30g。21 剂。

外用：甲硝唑凝胶。

五诊： 服上方 21 剂后，面部出油减轻，脓疱明显减退。大便干，入睡晚。舌尖边红，苔白，脉弦滑。

处方： 金银花 20g，败酱草 15g，连翘 15g，黄芩 15g，蒲公英 20g，茯苓 20g，夏枯草 15g，赤芍 15g，泽泻 15g，车前草 15g，决明子 30g，炒栀子 15g，侧柏叶 15g，天花粉 15g，黄连 8g，菝葜 15g。21 剂。

1 个月后，微信随访患者，诉皮损基本消退，诸症好转，临床效果满意，嘱其停药，不适随诊。

按语： 患者素有湿热，湿热易碍脾胃，而脾不布津亦可加重湿热症状，形成恶性循环。本例着重清利湿热，辅以健脾化湿。方中金银花、连翘透热外出，可利疮痈消散；蒲公英、凌霄花清热解毒、活血散结，为止疮要药；黄芩、茵陈、泽泻清热利湿泄浊；侧柏叶、白茅根、丹皮清热凉血养血；天花粉、生地清热生津、消肿排脓，上药共清湿热、血热；并以厚朴、陈皮理气健脾、温化脾湿；茯苓、炒白术健脾益气除湿。

服药后，患者皮疹有所好转，治疗有效，仍有眠晚、口苦、咽痒、呃逆、胃胀等症状。内热灼津，上蒸于口咽，而见口苦、咽痒；气机升降失司，胃气上逆，故见呃逆、胃胀。因此，较前方去侧柏叶，加炒枳壳行气通滞，焦山楂健胃消食，共助胃气恢复，炒栀子清热泻火除烦。

服二诊方后，患者皮疹进一步减轻，胃胀、呃逆已愈，仍觉口渴，大便偏稀。三诊仍治以清热利湿健脾，与一二诊不同的是，三诊患者舌尖红，所清之热更偏重血分热邪，故予半枝莲、蛇莓、白英、赤芍等凉血，金钱草、夏枯草散结；在健脾方面加大力度，加用莲子肉、茯神健脾宁心，还重视温脾，加干姜温胃健脾，以防药性寒凉中伤中焦。

服三诊方后，患者皮疹几近痊愈，但见便黏、肢冷等症状，便黏为湿热结于肠道，肢冷为气滞，阳气不达四末所致，故四诊继用前法，并加鱼腥草、败酱草清解肠道湿热，加厚朴以温中理气，助气机恢复。同时配合甲硝唑凝胶外用抗感染。

服四诊方后，患者面部出油减轻，脓疱明显减退，但出现大便干、入睡晚，结合舌脉，处方中去清热解毒之蛇莓、白英，去炒白术、金钱草、茯神、姜厚朴、陈皮等利湿去油之物，加蒲公英、天花粉清热散结，加快剩余皮疹的消退，炒栀子、侧柏叶、黄连、菝葜清泻心肝之火而助眠，决明子泻火润肠通便。

小结

　　玫瑰痤疮又称酒渣鼻，多见于30～50岁，是一种发生于鼻及鼻周的慢性炎症性疾病。本病病因尚未明确，目前西医学认为血管舒缩神经失调，毛细血管长期扩张是主要原因，此外还与毛囊蠕形螨虫等的感染有关。辛辣食物、饮酒、高温或寒冷刺激、情绪刺激、内分泌障碍、免疫功能紊乱、幽门螺杆菌感染等也是重要的加重或诱发因素。本病进展缓慢，大致可分为三期：①红斑与毛细血管扩张期：表现为鼻及鼻周红斑，每于激惹时明显，久而成为持续性红斑，可见树枝状毛细血管扩张，毛囊孔扩大。②丘疹脓疱期：在红斑与毛细血管扩张的基础上反复出现毛囊性丘疹、脓疱，但无粉刺，严重时可见炎症性结节、疖肿或囊肿。③鼻赘期：长期充血、感染可导致鼻部的结缔组织增生、皮脂腺增大，而使鼻尖肥大畸形，表面可见明显扩大的皮脂腺开口。

　　中医文献称本病为"酒齄""赤鼻"等，《诸病源候论·面体病诸候》载："酒齄候，此由饮酒，热势冲面，而遇风冷之气相搏所生，故令鼻面生齄，赤疱匝匝然也。"现代医家一般认为本病属于肺胃热盛或脾胃湿热，复感风邪、酒毒等，以致面部出现红斑丘疹，病久气血凝滞，皮疹色紫暗，缠绵难愈。或因肺胃积热或脾胃湿热上蒸于面鼻部，复遇风寒外束，凝结于肌肤而致。或有平素嗜酒之人，久受酒气熏蒸，热毒积聚不散，发于面鼻部而成。或毛孔壅塞日久，局部气血凝滞而生。本病常见三种证型，一为肺胃热盛证，常见于红斑期，治以清泻肺胃积热，予枇杷清肺饮加减；二为血热毒蕴证，多见于丘疹脓疱期，治以凉血清热解毒，可予凉血四物汤合黄连解毒汤加减；三为血瘀凝滞证，多为鼻赘期，鼻头紫红肥大，治以清热活血、化瘀散结，可予通窍活血汤加减。

　　钱教授认为本病的发生内有湿热蕴蒸，外有风邪侵犯，在治疗上重视清热利湿、疏风解毒。清热利湿主要用车前草、薏苡仁、茯苓、黄芩、黄柏、白茅根等，疏风解毒主要用金银花、连翘、桑叶、枇杷叶、芦根等。同时要注意叮嘱患者合理清洁面部，温水配合香皂温和清洗即可；饮食方面应避免辣椒、酒、羊肉等热性食物。

二十六、斑秃

【病案】

李某，女，55岁。初诊日期：2021年4月21日。

主诉：头顶局部脱发2年余，近半年加重。

病史：患者2年前曾发一次斑秃，未予治疗，头发一直未长出，近半年原脱发斑面积逐渐增大。平素动辄汗出，神疲乏力，纳眠可，二便调，去年已绝经。既往月经不规律，经后脱发加重。

查体：头顶部可见2处片状脱发，面积分别为2cm×2cm、5cm×5cm，皮疹周围发松脱。舌体胖大，苔白，边齿痕，脉沉细。

临床分析：患者中老年女性，既往斑秃病史，半年前复发，至今脱发未生，属中医"油风"范畴。患者年老体弱，久病斑秃，肝肾不足，局部气血不能荣养肌肤，毛发根空而脱落；肝肾亏虚，冲任失养，气血不能充荣胞脉，故既往月经不规律；行经后气血损耗，血脉不充，发为血之余，故经后脱发严重；肝肾亏虚及脾，则脾失健运，水液舒布失常，内生痰湿，故见舌体胖大，舌边齿痕；脾胃运化失司，气血化生乏源，肌肉失养，故见神疲乏力；卫气不固，故见动辄汗出；肝肾不足，气血不充脉络，故见脉沉细。结合临床症状及舌脉表现，患者属肝肾不足证，兼有脾虚气血不足之象，首诊治以滋补肝肾、益气活血。

中医诊断：油风。

西医诊断：斑秃。

治法：滋补肝肾，益气活血。

处方：

内服：当归 15g，川芎 12g，熟地 15g，黄精 15g，炒山药 15g，女贞子 15g，枸杞 15g，旱莲草 20g，炙首乌 10g，川断 15g，补骨脂 10g，生黄芪 15g，菟丝子 15g，浮小麦 30g，桑椹 30g，生甘草 10g。30 剂。

外洗：红花 15g，当归 15g，熟地 15g，黄精 15g，补骨脂 10g，水蛭 6g，旱莲草 20g。1 剂。注：用 75% 酒精浸泡 2 周后，去渣留液，制成酊剂，涂于脱发处，每日一次。

二诊：微信随访患者，脱发斑片处已有少量毳毛生长，乏力症状明显减轻，嘱患者守原方继服 30 剂，外用同前。

三诊：微信随访患者，脱发斑片基本消退，临床疗效满意，嘱患者可以停药。

按语：本例是一位长期慢性斑秃患者，肝肾不足加之脾虚失运，气血化生不足，发根失养而发为本病。钱老首诊采用滋补肝肾、益气养血之法，方中当归、川芎养血活血，熟地、炙首乌充养血脉，四药同用，共补阴血；女贞子养阴通经和血，旱莲草益肾阴、乌须发，黄精、山药补气养阴、健脾益肾，桑椹补血滋阴，四药共补肝肾之阴；枸杞润而滋补，专于补肾生津益气，菟丝子补肾助阳益精，补骨脂暖肾，可于阴中生阳，为壮火益土之要药，川断补肾助气、强血脉，四药共补肝脾之阳；生黄芪益气助运，使补而不滞，又可固表止汗，配伍浮小麦收敛固表，二者共治虚汗不止；生甘草清热益气，调和诸药。外用药亦治以养血活血益阴，酊剂可活血并促进药物渗透，方中红花、当归、水蛭活血通经；熟地、黄精养阴益肾，旱莲草、补骨脂强发固脱。钱教授内外并治，阴阳共补，气血同调，滋养毛发，内服及外用药治疗1个月后，原患处已有细软毛发生长，周围发根坚实不易脱落，乏力好转，效不更方，且患者不能面诊，故继予首诊治疗方案，直至痊愈。

斑秃是指患者头发突然成片脱落，呈圆形或不规则形，局部皮肤光亮，一般无明显自觉症状，甚者出现全秃及普秃，以青壮年多见。现代医学多认为本病与遗传、情绪应激、内分泌失调、自身免疫、环境等因素有关。中医称为"油风""鬼剃头"。历代医家认为多由外感病邪乘虚而入或瘀血、血热等引起。如《诸病源候论·鬼舐头候》中有："人有风邪在头，有偏虚处则发秃落，肌肉枯死。或如钱大，或如指大，发不生，亦不痒，故谓之鬼舐头。"《外科正宗·油风》中有："油风乃血虚不能随气荣养肌肤，故毛发根空，脱落成片，皮肤光亮，痒如虫行，此皆风热乘虚攻注而然。"《医宗金鉴》中有："毛孔开张，邪风乘虚袭入，以致风盛燥血，不能荣养毛发。"《医林改错》曰："头发脱落，名医书皆言伤血，不知皮里肉外血瘀，阻塞血路，新血不能养发，故发脱落。无病脱发，亦是血瘀。"

钱老借鉴前人经验，考虑治疗斑秃的中医辨证主要从以下几方面进行：①肝肾不足，精血不荣毛发，此种情况一般见于幼儿斑秃，或成年人斑秃经久不愈者，纯虚无实。治疗以滋补肝肾为法，可用六味地黄合二至丸加减，配合部分凉血止血药如生槐花、白茅根等。②外邪袭扰，损害腠理。此种常见于突发的斑秃患者，外邪侵害经络，气血不和损害毛发。治疗上当疏风散邪，可用防风、生槐花、蝉蜕、连翘等。③情志不舒，肝郁气滞。此种常见于长期劳累、压力大及失眠、心情不佳的患者，气滞血瘀不能濡养毛发。治疗上当疏肝解郁、行气活血，可用逍遥丸加减。

二十七、黄褐斑

【病案一】

李某，女，35 岁。初诊日期：2019 年 4 月 12 日。

主诉： 面部色斑 4 年余。

病史： 2013 年因闭经于北京某医院就诊，查性激素六项示：FSH 6.03U/L，LH 3.51U/L，PRL 16.82μg/L，E_2 24.12pg/ml，T 0.48μg/L，PRG 0.85μg/L，诊断为多囊卵巢综合征，予炔雌醇环丙孕酮片（达英 -35）治疗 2 年后体重明显增加遂停药，面部出现褐色斑片。上次月经 4 月 6 日，行经 4～5 天。月经初潮 20 岁，现月经周期 3～4 个月。纳可，眠差，二便调。

查体： 双侧面颊、颧骨上部及眼周可见对称性大小不等的淡褐色小斑片，部分融合成大片，舌质暗，脉滑细。

临床分析： 患者青年女性，既往闭经史，服炔雌醇环丙孕酮片治疗 2 年后，出现颜面部对称性褐色斑片，无自觉症状，黄褐斑诊断明确。患者先天不足，肾阴亏虚，乙癸同源，水火不济，虚火煎灼血脉，血凝脉内难以荣养肌肤，而生暗褐色斑片；肾阴不足，精血亏虚，冲任气血虚少，血海不能满溢，故月经初潮来迟，行经量少，渐至停闭；虚热内扰心神，则眠差；肝体失养，气机疏泄不利，水谷精微输布失常，而体胖；其舌暗、脉滑细亦为虚火炼血生瘀之象。结合舌脉症状，本例辨为肝肾阴虚，虚火煎灼血液而生瘀滞之证，故首诊治以补益肝肾、养血活血。

中医诊断： 黧黑斑。

西医诊断： 黄褐斑。

治法： 补益肝肾，养血活血。

处方： 当归 15g，生地 15g，白芍 15g，川芎 12g，红花 10g，益母草 15g，丹参 15g，制鳖甲 12g，鸡冠花 15g，月季花 12g，玫瑰花 12g，枸杞子 12g，女贞子 15g，旱莲草 20g，制黄精 12g，白芷 12g。

二诊：服上药 42 剂后，颜面部褐色斑片颜色转淡，皮肤划痕试验阳性，本次月经周期 34 天，行经 5 天，色量正常。纳可，睡眠先好转后又不佳，入睡困难。大便质软。舌淡暗、苔白、边有齿痕，脉弦涩。

处方：当归 15g，生地 15g，白芍 15g，川芎 12g，红花 10g，益母草 15g，丹参 15g，制鳖甲 12g，鸡冠花 15g，月季花 12g，玫瑰花 12g，枸杞子 12g，女贞子 15g，旱莲草 20g，制黄精 12g，白芷 12g，凌霄花 15g，徐长卿 15g。

三诊：服上药 42 剂，现稍痛经，色量可，色斑略淡，易疲累，纳眠可，二便调，舌淡暗、苔白，脉弦涩。

处方：当归 15g，生地 15g，白芍 15g，川芎 12g，制鳖甲 15g，女贞子 15g，旱莲草 20g，制黄精 15g，白芷 12g，枸杞子 12g，鸡冠花 15g，月季花 12g，丹参 15g，生黄芪 15g，沙苑子 15g，菟丝子 15g。

微信随访患者，诉色斑基本消退，诸症好转，临床效果满意，嘱其停药，不适随诊。

按语：本例为多囊卵巢综合征合并黄褐斑，属肝肾阴虚、瘀热互结证，首诊予四物汤合二至丸加减，方中当归、生地、白芍、川芎清热凉血、养血活血；红花、益母草、丹参养血活血调经；制鳖甲滋阴潜阳、退热除蒸，鸡冠花味甘性凉，《玉楸药解》谓其"清风退热，止衄敛营"，二药共清血分虚热；月季花、玫瑰花气芳香，疏肝行气、活血调经，可使肌肤颜色变好；白芷通滞散瘀，透热外出。上药共奏养血、活血、凉血、行气之功，消血分之瘀与热。旱莲草益肾阴；女贞子补肝肾，可"养阴气，平阴火，解烦热骨蒸"；枸杞子味重而纯，补阴生气；制黄精养阴滋肝益肾，四药共补肝肾阴精。

服药 42 剂后，患者皮疹变淡，月经情况好转，出现皮肤划痕症，仍有入睡困难，舌淡暗苔白、边有齿痕，脉弦涩。首诊方治疗效果佳，考虑皮肤划痕症为风热搏于肌表的表现，故较前方加凌霄花、徐长卿。凌霄花"入肝行血"，清热祛风、载药上行，徐长卿祛风通络，二药共用，清热祛风止痒。

三诊患者皮疹色淡，睡眠好转，自觉疲乏，为阳气亏虚之象，故较前加用生黄芪、菟丝子、沙苑子补益脾肾阳气，去红花、益母草、玫瑰花等活血行气之品，以防耗气。

患者三次就诊，处方皆以补益肝肾，养血活血为主，随病情变化而灵活加减。

【病案二】

王某，女，41岁。初诊日期：2018年8月18日。

主诉：面部色斑10余年。

病史：患者10余年前开始出现面部褐色斑片，平素睡眠晚，纳可，二便调。月经后期，行经血块多、量少。

查体：面部对称性褐色斑片，部分连成大片，边界不清。舌暗红、边有齿痕，苔白腻，脉弦涩。

临床分析：患者中年女性，面部皮疹10余年，表现为对称性褐色斑片，边界不清，可明确诊断为黄褐斑。患者素体脾胃不足，运化失司，气血化生乏源，气虚无力运血而成血瘀，治以益气健脾、祛瘀除湿为法。

中医诊断：黧黑斑。

西医诊断：黄褐斑。

治法：益气健脾，祛瘀除湿。

处方：金银花20g，连翘15g，凌霄花15g，鸡冠花15g，玫瑰花10g，益母草15g，茯苓15g，盐黄柏15g，炒苍术15g，泽泻15g，土茯苓15g，丹皮15g，生地15g，玄参15g。30剂。

二诊：服上方30剂，色斑减轻，月经延后1周，痰多。舌苔根部白腻，脉细滑。

处方：金银花20g，连翘15g，凌霄花12g，生槐花15g，月季花12g，玫瑰花12g，益母草15g，冬凌草10g，白芍10g，女贞子15g，炒苍术15g，法半夏10g，陈皮10g，白蔻仁10g（后下）。30剂。

三诊：服上方30剂，色斑明显好转，月经色暗，量较前增多，血块减少，大便偏稀，偶口干。舌红苔白腻，脉沉。

处方： 丹皮 10g，丹参 15g，益母草 15g，白芍 15g，玉竹 15g，黄精 15g，熟地 15g，鸡冠花 15g，玫瑰花 12g，月季花 10g，女贞子 15g，沙苑子 15g，柴胡 9g，泽泻 15g，泽兰 15g，百合 15g。30 剂。

微信随访患者，诉色斑基本消退，诸症好转，临床效果满意，嘱其停药，不适随诊。

按语： 本例患者证属脾虚湿蕴，气血不足，兼有瘀滞。首诊予以花类药物如金银花、凌霄花、鸡冠花、玫瑰花等轻清上浮之品，直达面部而益气化瘀祛斑，益母草、茯苓、盐黄柏、炒苍术、泽泻、土茯苓等健脾除湿，丹皮、生地、玄参凉血护阴散瘀。次诊患者舌苔根部白腻，脉细滑，月经延后一星期，痰多，故加用法半夏、陈皮、白蔻仁健脾行气祛痰，亦有通络之效。三诊时色斑已明显好转，随症加减，患者口干，故予玉竹、黄精、百合、熟地等补肾滋阴生津，另加柴胡升阳疏肝，丹参增强活血之力，诸药合用以维持祛斑之效。

【病案三】

辛某，女，35 岁。初诊日期：2013 年 11 月 4 日。

主诉： 面部色斑 4 个月。

病史： 患者 4 个月前发现面部长色斑，脱发，月经后期，量少，行经 7 天，纳差，眠可，大便调。

查体： 两侧颧部淡褐色斑片，边界较清晰，舌红苔白，脉沉弦。

临床分析： 患者青年女性，发现面部对称性淡褐色斑片，无明显自觉症状，符合黄褐斑诊断。女性多思多虑，易肝失疏泄，气滞则血瘀，不能上荣于面而生斑；气郁从火化，热郁于内，故见舌红、脉沉弦；肝郁犯脾，脾胃运化失司，故见纳差；脾虚不运，气血化生乏源，胞脉不充，故见月经后期、行经量少；发为血之余，血虚则发失所养，而见脱发。结合舌脉及临床表现，患者属肝气犯脾、气郁化热，首诊治以行气透热、凉血健脾。

中医诊断：鼾黑斑。

西医诊断：黄褐斑。

治法：行气透热，凉血健脾。

处方：金银花30g，茯苓15g，玫瑰花10g，连翘15g，麸炒白术15g，月季花10g，丹皮15g，麸炒僵蚕10g，生黄芪30g，生地15g，鸡冠花10g，白芍15g，黄芩15g，炒栀子6g，酒黄精15g。14剂。

二诊：2015年4月29日。面部色斑近2年，颜色加重。现经前乳房胀痛，月经准，色暗，有血块，少腹痛。大便偏稀，每日2～3次，舌暗苔白，脉细滑。

处方：

内服：当归10g，川芎10g，生地15g，白芍15g，黄精15g，泽兰15g，泽泻15g，益母草15g，鸡冠花15g，月季花10g，玫瑰花10g，茯苓15g，炒白术20g，盐知母10g，盐黄柏10g，生黄芪20g。30剂。

外用：氢醌霜乳膏10g。

三诊：2018年10月3日。脱发，颞部褐色斑片，眠差，易醒，多梦盗汗，白天恶寒，疲乏无力，月经正常，量多色红，带下较多，口干，大便日行1次，便稀黏，脉弦细，舌暗、苔黏腻。

处方：当归10g，川芎10g，生地15g，白芍15g，黄精15g，泽兰15g，泽泻15g，益母草15g，鸡冠花15g，月季花10g，玫瑰花10g，茯苓15g，炒白术20g，生黄芪20g。60剂。

服上方60剂后，电话随访患者，诉脱发、多梦、恶寒、乏力、带下多等症状缓解，色斑明显减退，嘱暂停服药，不适随诊。

按语：本例患者就诊时间跨度较大，首次就诊属肝气犯脾、气郁化热证，治以行气透热、凉血健脾。首诊方中玫瑰花、月季花芳香开散，疏肝行气活血；金银花、连翘辛凉解表、清热解毒，炒僵蚕升浮宣透，"能入皮肤经络，发散诸邪热气"，三药共助气郁之伏热透发；黄芩、炒栀子泻火利湿除烦，可清解内热；丹皮、生地、鸡冠花清热凉血、益阴敛营，共清血分之热，防止郁热耗血伤阴；黄精、白芍共补阴液；茯苓、炒白术、生黄芪补气健脾利湿，助脾胃运化，利气机升降。全方治郁热以清透并举之法，加之疏肝行气，健脾养阴，使气血自和，而色斑减退。

患者二诊为初诊近 2 年后，仍为黄褐斑，见面部色斑加重，并伴经前乳房胀痛、经色暗伴血块、少腹痛等症状。患者素体肝气不舒，肝气郁于本经，故见经前乳房胀痛；气滞则血瘀，面部肌肤不荣，故见面部色斑加重；胞脉气滞血瘀，冲任不通，故见月经色暗伴血块；气滞血瘀循肝经下犯，不通则痛，故见少腹痛。肝犯于脾，津液输布不均，湿邪下迫大肠而见便稀；结合舌脉，患者二诊属气滞血瘀夹湿证，故治以行气养血，健脾利湿。方中以当归、川芎养血活血，生地、白芍养阴充脉，四药共补血脉；玫瑰花、月季花气味芳香，疏肝理气活血，为调经要药；泽兰入血分，善行血利湿、通经化瘀，泽泻入气分，善清热利湿泄浊，二者共用，一温一寒活血利水之力更强；茯苓、炒白术、生黄芪益气健脾利湿，黄精补脾之阴，四药共补脾胃；鸡冠花、知母清热养阴凉血；益母草活血通经，黄柏清热利湿。上方重在理血，行气以养血，清热以凉血，养阴以充血，使血和斑退。

三诊在二诊的 3 年后，患者颧部褐色斑片反复，伴脱发、夜眠易醒、多梦盗汗、恶寒疲乏等症。与二诊相比，患者仍有气滞血瘀夹湿热，但阴虚较前明显，去前方黄柏、知母，方中以生地、白芍、黄精补阴，茯苓、泽兰、泽泻利湿，全方仍治以行气养血、健脾利湿。

小 结

　　黄褐斑，也称为肝斑、蝴蝶斑，是临床常见的面部色素沉着性皮肤病，以女性患者居多。其皮疹表现为黄褐色、暗褐色或深咖啡色的斑片，深浅不定、形状不一，典型皮疹位于颧骨突出部和前额，可累及眉弓、眼周、鼻背等部位，皮疹边缘清楚或呈弥漫性。本病病因尚不明确，血中雌激素水平高是主要原因，紫外线是一种外源性刺激因素，另外还与长期应用氯丙嗪、苯妥英等药物有关。

中医学称本病为"黧黑斑",认为面部色斑与女子气血虚弱、月经失调及胞宫寒冷等因素有关。肾属水,其色黑,肾精亏虚,精血不足,不能上荣于面,或肾阴亏虚,虚火暗耗,亦可致皮肤色黑不泽,形成黧黑斑。

钱老指出,黄褐斑作为一种常见于中年女性的色素沉着斑,一般病程较长且容易反复发作,与平素的情绪、生活作息、日晒密切相关。患者往往伴有情志不畅、暴晒、熬夜等既往史,在面部色斑的基础上,还可合并月经、睡眠、饮食等问题。钱老认为本病主要是瘀滞与虚的问题,涉及肝脾肾三脏。所谓瘀滞,即肝郁气滞,血脉滞涩,气血瘀滞于内,若从热化,则生伏热。虚即肝脾肾三脏气血阴阳亏虚,尤以阴虚多见,阴液亏虚,脏体失养,其功用亦废,则见肝失疏泄、肾失纳藏、脾失健运。在治疗上,以行气活血为大法,适当配伍补益药物。活血行气除常见的丹参、益母草、桃仁、白芍、牡丹皮、川芎、佛手、香附外,花类药材是必不可少的祛斑之选,如玫瑰花、月季花、红花、槐花、凌霄花、金银花等。补益肝肾药物则可以六味地黄丸作底方,加红景天、菟丝子等,健脾可加陈皮、山药、薏苡仁等。此外,对于内生郁热者,钱教授还常予僵蚕、蝉蜕、连翘等升浮宣发之品透散伏热,与生地、黄芩、黄柏等清热之品,清透并举,使热去而气血自和。

二十八、黑变病

【病案】

赵某,女,44岁。初诊时间2019年3月12日。

主诉: 躯干、双下肢起皮疹4年余。

病史: 患者4年前胸颈部出现红斑,伴轻度瘙痒,后瘙痒减轻,颈部毛孔周围出现深浅不一的褐黑色斑片，随后于腰背部及双股内侧出现相同皮疹，无明显瘙痒。现腰痛明显，头晕乏力，纳可，常有紧张焦虑情绪，影响睡眠，甚则彻夜不寐，大便 1～2 日 1 行，排便顺畅，小便调。月经周期 28～30 日，行经 7～9 日，初 2～3 日量多，后可，经前小腹疼痛。

查体：颈部、腰背部、双股内侧可见色调深浅不一的褐黑色斑片，呈网状或斑点状分布，伴毛细血管扩张，无明显皮肤萎缩。舌淡，苔薄白，脉沉细滑。

临床分析：患者中年女性，4 年前暴露、摩擦部位出现红斑、瘙痒，后成褐黑色斑片，伴毛细血管扩张，结合接触史、病情进展过程可明确诊断为黑变病。患者平素好思虑，"忧则气聚，思则气结"，气机郁滞，复受化学物质所伤，气血循行不畅，肤失所养而生黑斑；肝郁气机逆乱，脑失所养，故见头晕；乙癸同源，肝郁气滞，肝体失养及肾，而肾阴亏虚，筋骨失养，故见腰酸；气结碍脾，气血化生乏源，故见乏力；虚火上炎，阴不敛阳，心神失养，故入睡困难，甚至彻夜不眠；气血瘀滞累及冲任，使胞脉气血壅滞，不通则痛，则见经前小腹疼痛，月经量多。结合舌脉症状，患者病性属虚实夹杂，实为气血流通不畅而生瘀滞，虚为肝郁失养累及脾肾，而成肝肾阴虚，脾失健运，以肝肾阴虚较为突出，故辨证为阴虚瘀滞证。首诊处方治以补益肝肾、行气活血，方用定经汤合二至丸加减。

中医诊断：面尘。

西医诊断：黑变病。

治法：补益肝肾，行气活血。

处方：当归 15g，白芍 15g，熟地 15g，黄精 15g，女贞子 15g，沙苑子 15g，旱莲草 20g，生黄芪 15g，云茯苓 15g，生白术 20g，丹参 15g，郁金 15g。30 剂。

二诊：服药 1 个月后，原皮疹颜色较前稍有变淡，肤色较前均匀，毛细血管扩张有所减轻，睡眠差，纳可，小便可，大便秘结，2～3 天 1

行，行经 7 日，前 3 日量多，无血块。舌暗，苔白腻，脉沉细。

处方：生黄芪 20g，当归 15g，茯苓 15g，白芍 15g，生白术 15g，沙苑子 15g，郁金 15g，柴胡 15g，玫瑰花 15g，炙首乌 10g，枸杞子 12g，丹参 15g，山药 10g，女贞子 15g。30 剂。

三诊：服二诊方 1 个月后，原皮损肤色较前均匀，疹色明显减退，毛细血管扩展不显，腰酸、头晕、乏力诸症好转，情绪焦虑较前明显好转，眠可，大便规律，2 天 1 次。舌稍暗，苔薄白，脉沉。

处方：生黄芪 20g，当归 15g，茯苓 15g，白芍 15g，生白术 15g，沙苑子 15g，郁金 15g，柴胡 15g，玫瑰花 15g，炙首乌 10g，枸杞子 12g，丹参 15g，山药 10g，女贞子 15g，黄精 15g。30 剂。

微信随访，患者诉面部及躯干色斑基本消退，诸症得解，嘱暂停服药，不适随诊。

按语：首诊方中，白芍、当归养血柔肝，丹参养血活血；熟地黄、黄精、女贞子、旱莲草滋阴益肾，以养冲任，共补肝肾之体；沙苑子补肾温阳，生黄芪升助脾阳，郁金疏肝解郁，三药共助肝脾肾脏气布展，恢复其用；茯苓、生白术补气利湿健脾，以利气机升降，血行有力。

患者服药 1 个月后，皮疹有所改善，但有大便秘结，睡眠仍差，舌暗苔白腻，脉沉细，为阴虚气滞之象。气结大肠，无力运化，故见便秘；气不行血，而见舌暗、脉沉细；气不布津，则见苔腻。二诊仍有阴虚之象，原一诊方中熟地黄滋腻碍胃，脾虚痰饮多者服之有腻膈之弊；旱莲草性纯阴，《本草正义》谓其"非阳盛之体，不应多用"；黄精为"补养脾阴之正品"，其性亦滋腻，痰湿痞满气滞者不宜服之，故二诊方中去上三味，而予枸杞子、炙首乌补肾益阴。《本草汇言》载："枸杞子……能使气可充，血可补，阳可生，阴可长，火可降，风湿可去，有十全之妙用焉。"何首乌气温通达，可滋肝养血，《玉楸药解》载有"何首乌……辅以燥土暖水之味，佐以疏木导经之品……不至助湿败脾"，故加柴胡、玫瑰花以疏肝行气，山药益气健脾。与一诊方相比，二诊方行散之力加强，更使补而不滞。

　　服药 1 个月后，患者皮疹明显消退，一般情况佳，钱教授再于二诊方中加黄精补脾阴，以助气血运化，充养皮肤，使皮疹尽退。

　　本病病程漫长，证属肝肾阴虚者，需注意久服滋腻养阴之品有碍胃之嫌，因此应加行气助运之品，使虚者受补。

小结

　　皮肤黑变病是一种发生于暴露部位的慢性皮肤色素沉着性疾病。多发于中年人，以女性患者多见，病程漫长，可发生在曝光部位及摩擦部位。一期为红斑期，表现为斑状充血伴瘙痒，继而在红斑处出现网状或斑状色素沉着；二期为色素沉着及毛孔角化期，表现为颜面部、颈部、四肢等部位的斑状或网状色素沉着，多伴有毛孔角化；三期为皮肤异色症期，患处除色素沉着外，还可见表皮萎缩及毛细血管扩张，而毛孔角化减轻或消失。本病皮疹形态与发病部位相关，面颈部常呈网状，四肢躯干常为斑状或点状。皮疹色调污秽，可呈深浅不一的灰黑色、褐黑色或紫黑色等。部分患者还伴有头晕头痛、乏力纳差、消瘦等全身症状。

　　西医学认为本病为内外因共同导致，外因与职业接触有关，并将本病的致病因素归结为三大类，一是煤焦油、石油及其分馏产品；二是橡胶添加剂及橡胶制品；三是部分颜料、染料、劣质化妆品等。内因尚不明确，一般认为与内分泌紊乱及神经精神因素相关。

　　中医古籍中无"黑变病"病名，结合临床表现，可属"鼾黑斑""面尘""黑瘅"等范畴。中医对本病病因病机的认识还在探索中，目前多认为在发病早期，为风毒郁热结于肌肤，风性开泄，易袭阳位，故表现为发生在面颈等暴露部位的红斑，伴灼热、瘙痒。风与热皆为阳邪，久病易损阴津，耗伤肝肾，肾属水，其色黑，肾阴精不足，虚火上炎，使肾色外露，故见皮肤垢浊色黑；肝肾阴虚日久及脾胃，脾胃运化失司，气血化生乏源，肌肤失养，故皮肤失荣色枯，呈灰黑色或灰褐色。肝体失养，疏泄失常，气机郁滞；阴亏日久，血脉失养，血虚而瘀，气滞血瘀于肌肤，而见斑片呈紫褐色或紫黑色。由此可见，本病的发生与肝脾肾三脏密切相关，气滞血瘀为重要病机。

在治疗方面，需强调补益肝肾、活血通络，常用六味地黄丸合逍遥散加减。另外，还需结合病程进展阶段及患者体质调整用药，早期风热毒郁者，需加以清热解毒、祛风通络，常用药如荆芥、防风、忍冬藤、鸡血藤等；病久及脾胃，而气血亏虚者加以健脾益气养血，常用药如山药、生黄芪、当归、桃仁等；久病及络者，加以通络逐瘀，常用药如鬼箭羽、莪术、茜草、路路通等。

钱教授在治疗本病时多以行气活血、补益肝肾为法，常用香附、柴胡、玫瑰花疏肝行气散郁；丹参、红花活血养血。在补益肝肾方面，钱教授强调阴阳并补，以熟地黄、旱莲草、女贞子等补益肝肾阴津，并加沙苑子、枸杞子等补肾阳气，以助阴液化生。养阴益肾多为滋腻之品，钱教授注意健脾助运，常用陈皮、茯苓、生白术等理气除湿健脾，而不致壅滞。

二十九、白癜风

【病案】

史某，女，28岁。初诊日期：2018年10月12日。

主诉：躯干、四肢散发白斑十余年。

病史：患者十余年前无明显诱因出现双手、腹部、颈部、足部等多处白斑，此后面积逐渐增大，曾采用多种中西医治法，效果不佳。平素纳可，眠差，睡眠浅。月经有血块，痛经。

查体：双手、腹部、颈部、足部等多处皮肤呈斑片状色素脱失，边界清楚，无明显脱屑，亦无瘙痒及疼痛感。舌质暗，苔薄白、边有齿痕，脉沉细。

辅助检查：真菌镜检查阴性，伍德灯检查阳性。

临床分析：根据患者病史及相关检查，可确诊为白癜风。该患者病程长达十余年之久，病因以肝肾亏虚为主；且存在痛经、月经伴血块之症，结合舌质暗、脉沉细，综合考虑，本案病位在肝肾，兼有瘀血阻滞经络，血不养肤。故首诊可予补益肝肾，加之活血化瘀，相辅相成以治之。

中医诊断：白驳风。

西医诊断：白癜风。

治法：滋补肝肾，活血化瘀。

处方：当归12g，丹参15g，川芎12g，茯神15g，百合15g，合欢皮15g，玫瑰花12g，茯苓15g，生白术15g，怀山药15g，益母草15g，月季花10g，旱莲草20g，女贞子15g，郁金15g，柴胡8g，熟地15g，香附10g，补骨脂10g。30剂，水煎内服，每日一剂。

二诊：原皮损区域出现色素岛，白斑面积未见扩大。痛经及睡眠情况明显好转。舌质暗，苔白。皮损见色素岛、全身症状好转，为经络畅通，气血渐和，肌肤得养的表现。此阶段可于前方加用首乌、黄精等药，以补肝益肾固本，调和气血，濡养肌肤。

处方：生白术15g，怀山药15g，当归12g，川芎12g，丹参15g，茯神15g，合欢皮15g，制首乌12g，旱莲草20g，女贞子20g，熟地15g，黄精15g，补骨脂10g，柴胡8g，郁金15g，益母草15g，百合15g，枸杞子10g。30剂，水煎内服，每日一剂。

二诊后服药30剂，患者皮损色素岛不断增多，继服上方巩固疗效。

效不更方，以上方加减治疗6个月后，白斑基本消失，恢复正常肤色。

按语：钱老考虑本案为长期、慢性病程的白癜风患者，认为久病则瘀，故首诊以当归、丹参、玫瑰花、川芎、月季花、益母草等理气活血祛瘀药为主，推助气血运行以助皮损复色，加旱莲草、女贞子、熟地、山药、补骨脂等滋补肝肾阴虚、健脾益气养血，可助精血运行以濡养肌肤。总之，活血助行兼有补养，共调气血以复皮色。复诊时患者痛经明显好转，白斑色素岛出现，说明气血得通，此时应调整思路，溯本求源。患者久病损耗过大，肝肾亏虚，肤色润泽依赖于肝肾精血的濡养，故此阶段治法宜以补养为主，补中有行。遂于原方基础上去行气药香附，将女贞子加量至20g，同时再加制首乌、黄精、枸杞子主入肝肾二经，加强滋补肝肾之力以治本，收到满意疗效。

小结

　　白癜风是一种较常见的后天色素性皮肤病，临床表现为局限性或泛发性皮肤黏膜色素完全脱失，呈指甲至钱币大小、近圆形或不规则形的乳白色或瓷白色斑点或斑片，边界清晰，大小不一。目前西医对白癜风的具体发病原因尚未完全明确，认为其与遗传、自身免疫、精神因素、黑素细胞破坏、微量元素缺乏等有关。

　　中医称为"白驳风""白定""白点风""白癜"等，认为本病为风邪侵袭、气血失和、脉络瘀阻所致。素体肝肾精血亏虚，或久病体衰，肝肾不足，复感风邪，搏于肌肤；或情志内伤，肝郁气滞，气不行血而致局部气血失和；或受金石所伤、化学灼伤等，致络脉瘀阻、毛窍闭塞，种种原因致使肌腠失养，皮肉色白。本病病程迁延，常因暴晒、精神刺激、急性创伤及手术等应激作用加重。

　　钱教授认为白癜风本于肝肾不足，风邪侵袭、肝肾亏虚分别是本病从初期至久病的主要病理变化，肤生白斑终需责之"血不养肤"，气血不通既是致病因素，又是病理产物，作为其中关键环节贯穿疾病始终。先天不足者，卫外不固，易受风邪所扰，本病早期风邪外袭，侵犯肌肤脉络，风性善行而数变，病情发展迅速，表现为突发、持续进展的白斑；或因情志波动，骤然扰动肝气，表现为泛发或位置不定的白斑，色泽或明或暗，可伴有胸胁不舒、乳房胀痛等症状，病情因情绪变化而加重。随着疾病进展，实邪阻滞经络，气血不通，新血难生，无以濡养肌肤，表现为位置固定的白斑，多呈地图状或斑块状，可伴有局部刺痛，女性患者亦可见月经色暗、有血块等血瘀症状。疾病慢性迁延至后期，肝肾虚损与气血不畅并存，常可累及后天，使脾胃运化失司，气血化生乏源，而虚瘀更甚。素体阳虚者表现为皮损每于秋冬季加重，伴肢冷畏寒、便溏溲清等脾肾虚寒表现；素体阴虚者，皮肤粗糙干燥，伴头晕耳鸣、腰膝酸软等肝肾阴虚表现。

纵观古籍，本病在治疗上多以"清宣肺气、疏风散邪"为主，随着后世医家对本病病因病机的认识逐渐清晰，发展出滋补肝肾、益气活血、活血补肾等治法。钱教授认为在本病早期，皮疹有进展加重的趋势，应先治实，以祛除实邪为要。因于外风者治以疏风清热，方用消风散加减；因于肝气不舒者治以疏肝解郁，方用逍遥散加减，热象较重者，可酌加生槐花、牡丹皮、生地黄等凉血活血之品。至中后期，则以补虚通滞为主，肝肾阴虚者常用二至丸合当归川芎汤，加补骨脂、制首乌等；脾肾阳虚者，可予补阳还五汤合附子理中汤加减。此外，钱教授在临床工作中也结合现代中药药理研究结果，中草药对于恢复酪氨酸酶活性、调节免疫功能、增强光敏感等方面起到了重要作用。研究表明，川芎、补骨脂、旱莲草等有激活酪氨酸酶的作用；白芷、虎杖等可增强光敏感，都是临床中治疗白癜风的常用药物。

三十、鱼鳞病

【病案】

刘某，男，31岁。初诊日期：2019年11月15日。

主诉： 全身皮肤干燥 3 年余。

病史： 患者 3 年前出现全身皮肤干燥，以双小腿为重，皮肤呈鱼鳞状改变，伴脱屑，偶尔痒。纳可，入睡稍晚，大便黏，1 日 1 次，小便可。

查体： 四肢、躯干皮肤干燥、粗糙，双小腿可见鱼鳞样鳞屑，色泽深灰，散在抓痕。舌尖红，苔白腻，边有齿痕，脉细沉滑。

临床分析： 患者皮损在双侧下肢，呈现鱼鳞样干燥化，可确诊为鱼鳞病。患者为青年男性，病程日久，考虑先天脾肾不足，肝肾阴虚。脾胃运化失司，气阴化生乏源，水津输布失常，肌肤失养，故见皮肤干燥；气虚则血虚、血滞，故肌肤甲错如鱼鳞；脾不布津，湿浊内生，下迫大肠而见便黏；阴虚则阳偏亢，邪易从火化而生内热，故见舌尖红；阳气不能潜藏，故入睡晚。结合舌脉及临床表现，患者为气阴两虚血燥证，其气虚、阴虚、血燥均责之于脾，故首诊治以养血润燥，清热健脾。

中医诊断： 蛇皮癣。

西医诊断： 鱼鳞病。

治法： 养血润燥，清热健脾。

处方： 当归 15g，熟地 15g，川芎 12g，茯苓 15g，生白术 15g，山药 15g，生地 20g，鸡血藤 20g，威灵仙 20g，生黄芪 15g，蛇莓 15g，白英 15g，女贞子 20g，夜交藤 20g，生甘草 10g。30 剂。

二诊： 服上药 30 剂后，痒稍减，小腿皮损呈块状分裂，脱屑减少，鱼鳞状皮损减轻。服药 10 余日后出现痤疮，大便干，一日一次，小便稍黄。口渴，舌根厚腻，舌体大，苔黄，边有齿痕，脉弦滑。纳眠可，额头面颊散在丘疹，色红。

处方： 当归 15g，生地 20g，川芎 12g，丹参 15g，鸡血藤 30g，女贞子 20g，茯苓 20g，生白术 20g，金银花 20g，连翘 15g，山药 15g，威灵仙 20g，生黄芪 15g，白芍 15g，生甘草 10g。30 剂。

三诊： 服上药 30 剂后，瘙痒明显缓解，皮肤干燥及鱼鳞样皮损明显改善，稍脱屑。口渴，纳眠可，二便调，舌暗、边有齿痕，苔少，脉弦细。

处方：当归 15g，熟地 15g，黄精 15g，制首乌 10g，生地 30g，丹参 20g，莪术 15g，生白术 30g，威灵仙 20g，生黄芪 15g，鸡血藤 20g，女贞子 10g，沙苑子 15g，石斛 15g，百合 15g，茯苓 20g。30 剂。

按语：本案为鱼鳞病一例，患者气血阴津亏虚，钱教授予健脾益气助阴血生，益阴清热助内热消解。首诊方中，当归、川芎养血活血；生地、熟地、女贞子养阴清热、充养血脉；生白术、山药、茯苓、生黄芪益气健脾祛湿，使脾胃运化恢复，而气血津液得生；又有鸡血藤、威灵仙除湿活血通络；蛇莓、白英清热凉血利湿；夜交藤通络活血，安神助眠；生甘草既可加强本方益气健脾祛湿之力，又可调和诸药。患者服药 1 个月后，皮肤干燥、脱屑情况较前有所好转，睡眠好转，却见痤疮出现，及大便干结、小便黄等症状，考虑患者脾胃被湿热所扰。湿热蕴蒸，上犯于额面而见额头、面颊散在红色丘疹、脓疱；湿热困阻脾胃，热伤阴液，加之脾不布津，而见口渴、便干、舌体胖大、苔厚腻。因此，二诊方较前去熟地、蛇莓、白英、夜交藤，加金银花、连翘清热解毒，以助内热透发；加大茯苓、生白术剂量以助健脾；又以白芍养阴柔肝、丹参养血活血，加强补养气血阴津之力。三诊间隔时间较久，患者皮疹已有明显好转，湿、热等实邪不显，故加强养阴润燥、活血通络之力，以黄精、制首乌、石斛、百合益阴生津润燥，沙苑子养阳以助阴液化生，加莪术破血消癥，以去肌肤甲错。

小 结

　　鱼鳞病是一种常见的遗传性角化障碍性皮肤病，以寻常性多见。寻常性鱼鳞病在出生后几个月即开始发病，有 95% 的患者 3 岁前就出现。其典型皮疹表现为四肢、躯干皮肤干燥、粗糙、色素加深，有蛇皮或鱼鳞样脱屑。秋冬季节皮疹加重，夏季汗腺、皮脂腺活跃时症状减轻或消失。

　　中医学称本病为"蛇身""蛇皮癣"。《诸病源候论》："……人皮肤上，如蛇皮而有鳞甲，世谓之蛇身也。"而《金匮要略》书中提到的"肌肤甲错""肌若鱼鳞"等症状的描述，亦较为相似，但并非确指本病。本病多因先天禀赋不足，肝肾亏虚，气血滞涩，不能荣润皮肤，以致肌肤失养，粗糙甲错。先天不足，肾精衰少，精亏则血亦不足，肝体失养，日久化燥生风，血燥风盛，肌肤失荣，此即肝肾阴虚证，治以养阴润燥、滋补肝肾，可予一贯煎合六味地黄丸加减。禀赋不足，肾气虚衰，先天累及后天，脾气亦损，纳运失司，气血化生不足，肌肤失于润养，即为脾肾虚弱证，治以益气养血、补益脾肾，可予养血润肤饮合右归丸加减。久病不愈，体虚生瘀，气血滞涩无力，瘀阻经脉，新血难生，肌肤失养，即瘀血阻滞证，治以益气生血、活血化瘀，可用补阳还五汤合大黄䗪虫丸加减。

钱教授认为，鱼鳞病本于先天禀赋不足，精血不荣，化燥生风，病久又有气血瘀滞经脉，新血不得生，终成鳞甲披覆之形。治疗上常以补肝脾肾，行气活血为基本治法。滋阴养血可用熟地、山茱萸、生地、白芍、黄精、玄参、女贞子、地骨皮、当归等；阳虚者需调补脾肾，可予生白术、茯苓、山药、生黄芪、沙苑子、枸杞子等；行气活血可用佛手、香附、鸡血藤、牡丹皮、川芎、莪术、丹参等。另外，鱼鳞病患者应坚持外用润肤剂或药膏，注意保暖，避免刺激皮肤，适当补充维生素 A 可以有效缓解皮肤粗糙、干燥症状。

三十一、反应性穿通性胶原病

【病案】

梁某，女，69 岁。初诊日期 2019 年 4 月 9 日。

主诉：四肢、躯干出现斑丘疹、溃疡 4～5 年，加重 1 个月。

病史：4～5 年前上肢出现环形斑丘疹，部分有破溃结痂，外用药膏

（具体不详）有效，皮疹可消退，但反复发作，已确诊为反应性穿通性胶原病。近 1 个月皮疹加重。

检查：躯干、四肢多发大小不等的孤立丘疹，中央脐凹，填充淡黄色角化性物质，部分破溃覆黑痂，溃疡边缘堤状隆起，周围绕以红晕，右上肢丘疹互相融合成大片，周围红晕。舌暗红，苔白腻，脉沉数。

临床分析：患者中老年女性，皮损表现符合反应性穿通性胶原病诊断。患者近 1 个月皮疹明显加重，需进一步完善相关检查以除外其他内脏疾病，故首诊未予口服药物治疗，仅予他扎罗汀倍他米松乳膏外用抗炎、抑制表皮增殖。

诊断：反应性穿通性胶原病。

处方：他扎罗汀倍他米松乳膏，外用。

二诊：2019 年 5 月 10 日。经检查，除外其他内脏疾病。治疗后稍好转，但仍有病情反复，皮疹以四肢、肩胛部、腰部为重，瘙痒较前加重，严重影响睡眠及生活质量。白带多，已绝经，纳可，小便偏黄，大便黏。舌暗红，苔白腻、根黄，脉沉而数。

结合初诊情况，患者素有湿浊热毒蕴结于内，阻滞经络，日久成瘀，湿浊瘀热外犯肌肤，故见肤生垢浊硬质痂皮，皮疹瘙痒难忍；脉络瘀阻，皮肉失养，故生破溃黑痂，反复发生，经久不愈；邪毒与正气搏结，故见皮疹周围红晕；湿热扰神，故见夜眠难安；湿热下注而见白带过多；湿热结于大肠，故见便黏。结合舌脉，患者辨证为湿热化毒证，治以清热解毒、利湿通络，方用解毒清营汤加减。

治法：清热解毒，利湿通络。

处方：

内服：连翘 15g，蒲公英 15g，夏枯草 15g，路路通 15g，土茯苓 15g，黄柏 15g，苦参 15g，紫草 15g，生地 15g，赤芍 15g，蛇莓 15g，白英 15g，白鲜皮 15g，金银花 20g，乌蛇 10g，全蝎 3g。7 剂。

复方甘草酸苷片，盐酸非索非那定片，盐酸西替利嗪片，口服。

外用：马应龙麝香痔疮膏。

1 周后微信随访，患者诉躯干及四肢部皮疹好转，瘙痒明显改善，诸症得解，嘱守方继服 1 周，外用药同二诊，不适随诊。

按语：患者躯干、四肢多发大小不等的孤立丘疹，中心呈火山口样，填充淡黄色角化性物质，周围绕以红晕。一诊时未明确内脏受累情况，避免误治，仅以他扎罗汀倍他米松乳膏外用治疗，暂未予中药口服。二诊时患者已完善相关检查，未见异常，且单纯外用乳膏效果不理想，虽原皮疹有所减轻，但仍有新发皮疹，病情未能控制，故予口服复方甘草酸苷片抗炎、盐酸非索非那定片、盐酸西替利嗪片抗过敏止痒，外用马应龙麝香痔疮膏活血生肌，并联合口服中药清热解毒、利湿通络。

方中连翘、金银花、蒲公英清热解毒，透血分之热外散；蛇莓、白英清热解毒利湿，重在清血分毒热；生地、赤芍清热凉血，为治疗皮肤红斑的要药；紫草凉血活血、清热解毒，亦可引药至四肢；夏枯草、路路通利湿散结、通络止痒，使局部湿热瘀毒得以消散；土茯苓、黄柏、苦参、白鲜皮清热利湿；全蝎、乌蛇搜剔络脉湿热邪毒，针对垢浊、厚硬角化物，以破陈逐瘀，使其脱落生出正常皮肤。全方兼顾湿、热、毒、瘀，祛邪之力较为强劲，使诸邪得解，而正气自和，故能截病势、生新肉。

小结

反应性穿通性胶原病首次报道于 1967 年，为少见皮肤病。本病多见于儿童，出疹前有搔抓等刺激皮肤的历史，皮疹初发为针头大小的皮色丘疹，逐渐扩大至直径 5～6mm，质地硬，中心出现脐凹，内充难以剥离的角化性物质，撕脱后不易出血，皮疹可自行消退，留有暂时性色素减退区，一般无萎缩性瘢痕。本病易反复发作，在旧的皮疹消退时或消退后，可在其他部位出现新的皮疹，病情反复可长达数年。本病首发于成年人往往合并严重的糖尿病、慢性肾衰竭、肝病、结核样麻风、艾滋病、霍奇金淋巴瘤等，此型又称为获得性反应性穿通性胶原病。西医学认为本病可能为常染色体遗传疾病，还与创伤密切相关。

目前西医无特效治疗办法，中医对本病亦缺乏治疗经验，结合本病的皮损及全身表现特征，应属"疮疡"范畴，本于先天禀赋不足，复又感受湿热毒邪而成。皮疹呈革样质地，脐凹中有淡黄色不易剥脱的角化性物质，为湿热毒邪瘀阻经络，外发肌肤而成。治疗上应予清热利湿，通络解毒之法，方用四妙勇安汤加减。若郁结甚者，可予莪术、鬼箭羽活血破陈逐瘀；痰湿气结者，可予夏枯草、生牡蛎、玄参、浙贝母化痰散结；病程久者，积重难返，可予全蝎、乌蛇等虫类药搜剔经络。此外，钱教授在口服药方中常用连翘、半枝莲、金钱草、白花蛇舌草等清热解毒凉血；黄柏、苦参等清热利湿；生槐花、土茯苓等利湿凉血。外用药可予白及、连翘、生地榆等煎煮后外敷凉血解毒生肌，或具有清热解毒生肌作用的中药膏外用治疗。